病案的生理学解析

张松江 编著

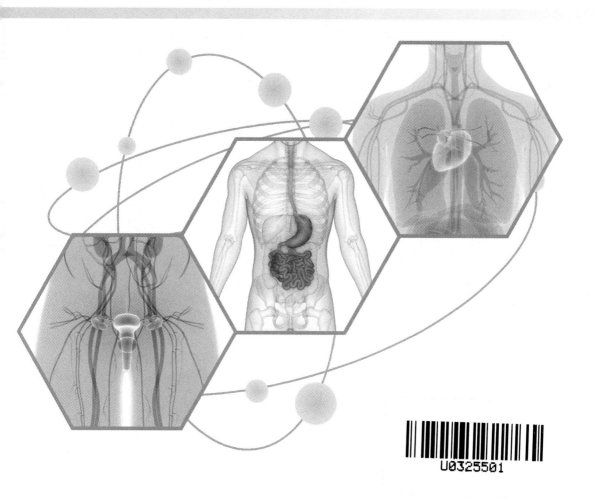

郑州大学出版社

图书在版编目（CIP）数据

病案的生理学解析 / 张松江编著. —— 郑州：郑州大学出版社，2023.9
ISBN 978-7-5645-9775-7

Ⅰ. ①病…　Ⅱ. ①张…　Ⅲ. ①临床医学 - 病案　Ⅳ. ①R4

中国国家版本馆 CIP 数据核字（2023）第 111981 号

病案的生理学解析
BINGAN DE SHENGLIXUE JIEXI

策划编辑	李龙传	封面设计	曾耀东
责任编辑	薛　晗	版式设计	曾耀东
责任校对	刘　莉	责任监制	李瑞卿

出版发行	郑州大学出版社	地　　址	郑州市大学路 40 号（450052）
出版人	孙保营	网　　址	http://www.zzup.cn
经　销	全国新华书店	发行电话	0371-66966070
印　刷	河南大美印刷有限公司		
开　本	787 mm×1 092 mm　1 / 16		
印　张	12	字　　数	279 千字
版　次	2023 年 9 月第 1 版	印　　次	2023 年 9 月第 1 次印刷

书　　号	ISBN 978-7-5645-9775-7	定　　价	48.00 元

前　言

　　目前的医学教育存在基础理论和临床科目脱节的情况，导致学生学习效果大打折扣。为了更好地把理论与实践进行有机结合，使基础与临床融会贯通，作者以生理学知识为编写主线，用生理学知识对案例中涉及的基础理论问题进行解析，帮助医学生及青年医生更加深入地理解疾病的临床发病机制、诊断和用药原理，更好地服务于临床诊疗。

　　本书采用新颖的编写模式，先概述每个系统的名词概念和生理学知识点，再引入临床常见病案，围绕病案，以基础理论思考、临床应用分析和知识要点巩固练习3种方式进行基础和临床问题解析，达到基础与临床的有机结合。希望通过灵活多变、短小精悍的小模块克服长篇大论、枯燥无味的文字，调动读者的学习兴趣，提高学习效果。

　　本书虽然是以生理学为主线，解决临床问题，但书中涉及病理学、病理生理学、药理学等相关学科的知识，所以对于这些相关科目的学习也有帮助。需要特别说明的是，某一系统的病案不一定划归到同一个疾病系统，而是按照需要重点解决的基础理论知识划归到所述系统。另外，为了达到每个病案短小精悍又能解决多个问题的效果，有些复杂而常见的同一病症可能在不同的系统章节出现两次甚至以上。

　　笔者在编著过程中查阅了大量文献，并结合自己的观点和理解，力求精益求精，但是，由于水平有限，编写过程中难免会出现一些错误和不当之处，敬请读者朋友多提宝贵意见。

张松江

2023 年 4 月

目　录

第一章　总　论

术语概念解释

1. 神经调节　通过神经系统完成的调节。即中枢神经系统的活动通过神经的联系,对机体各部分的调节。

2. 体液调节　通过体液中的某些化学物质(如激素、细胞的代谢产物)完成的调节,包括全身性体液调节和局部性体液调节。

3. 自身调节　指某些组织或器官不依赖神经、体液调节,而自身对环境的改变也可做出一些适应性的反应。

4. 负反馈　反馈信息使控制系统的作用向相反效应转化。

5. 稳态　内环境的各项指标呈现一种相对的、动态的稳定状态。

6. 兴奋性　机体、组织或细胞对刺激发生反应的能力。

7. 被动转运　小分子物质顺浓度梯度或电梯度的跨膜转运。

8. 易化扩散　水溶性小分子物质在膜蛋白质的"帮助下",顺电化学梯度的跨膜转运,包括"载体"介导的易化扩散和"通道"介导的易化扩散。

9. 主动转运　指细胞膜将某种物质分子或离子逆浓度或电位差跨膜转运的耗能的过程。

10. 静息电位　在安静状态下存在于细胞膜两侧的电位差。

11. 动作电位　细胞受到适宜的刺激后,在静息电位的基础上,在细胞膜两侧发生的暂时的、快速的、可向远处传播的电位波动。

12. 局部电位　如果刺激没有达到阈电位水平,细胞发生轻微的去极化后膜电位又恢复到静息电位水平,这样的膜电位波动称为局部电位。

13. 阈电位　能够使细胞发生动作电位的临界膜电位。

14. 阈强度　在刺激作用时间和强度时间变化率固定不变的条件下,能引起组织细胞兴奋所需的最小刺激强度,称作阈强度,也叫阈值。

15. 三联管结构　每一横管与其两侧的终池构成三联管结构。

16. 肌节　肌原纤维上相邻的两条 Z 线之间的区域,是肌肉收缩和舒张的最基本单位。每一个肌节由中间一整条暗带和两侧各1/2 的明带构成。

17.兴奋-收缩耦联 把肌膜电兴奋和肌细胞收缩过程联系起来的中介过程。

18.横桥周期 横桥与肌动蛋白结合、扭动、复位的过程。

19.前负荷 在肌肉收缩之前就加在肌肉上的负荷,它使肌肉在收缩前即处于某种被拉长的状态,又称初长度。

20.后负荷 当肌肉开始收缩时才遇到的负荷或阻力。

21.等长收缩 肌肉收缩时,其长度不会缩短,但肌肉所产生的张力增大。

22.等张收缩 肌肉收缩后张力并不改变,但长度明显缩短。

23.单收缩 肌肉受到一次刺激,引起一次收缩和舒张的过程。

24.强直收缩 肌肉受到连续刺激,前一次收缩和舒张尚未结束,新的收缩在此基础上出现的过程。

25.不完全强直收缩 当新刺激引起的收缩落在前一次收缩的舒张期,所出现的强而持久的收缩过程。

26.完全强直收缩 当新刺激引起的收缩落在前一次收缩的缩短期,所出现的强而持久的收缩过程。

基础理论阐释

1.体液的组成 见表1-1。

$$体液(占体重的60\%)\begin{cases}细胞内液(占体重的40\%)\\细胞外液(占体重的20\%)\begin{cases}血浆(占体重的5\%)\\组织液(占体重的15\%)\end{cases}\end{cases}$$

表1-1 体液的组成

2.人体功能的调节形式及各自的特点 见表1-2。

表1-2 人体功能的调节形式及各自的特点

形式	特点
神经调节	精确、迅速、短暂
体液调节	缓慢、广泛、持续
免疫调节	多系统参与,调节幅度和范围大,具有网络性和复杂性
自身调节	调节能力有限,不灵敏

3.负反馈、正反馈及前馈的生理意义 见表1-3。

表1-3　负反馈、正反馈及前馈的生理意义

反馈形式	生理意义
负反馈	维持机体稳态
正反馈	使某种生理活动持续完成
前馈	使生理活动更加具有预见性和准确性

4.跨膜物质转运　根据是否顺电化学梯度,将小分子或离子类物质的跨膜转运分为被动转运和主动转运两大类(表1-4)。而某些大分子、团块物质通过细胞膜则与伪足形成、膜暂时断裂和再融合等更为复杂的生物学过程有关,即胞吞和胞吐。

表1-4　小分子或离子类物质跨膜转运的方式、特点及各种方式的区别

跨膜转运方式		被转运物质	特点	区别
被动转运	单纯扩散	O_2、CO_2、NO、乙醇、尿素等	①单纯的物理扩散；②顺浓度梯度；③不消耗 ATP；④脂溶性越高、分子量越小,通透性越高	和易化扩散的区别：①只有少数几种脂溶性高分子量小的物质通过这种方式转运；②不需要膜蛋白的帮助
		水(渗透)	①由渗透压梯度驱动；②大部分细胞中转运缓慢；③某些组织有膜蛋白(水通道)帮助	
	易化扩散	经载体易化扩散	葡萄糖和氨基酸等	①顺浓度梯度；②不消耗 ATP；③需要膜蛋白(载体)的帮助；④化学结构特异性高；⑤饱和现象；⑥竞争性抑制	载体介导的和通道介导的易化扩散的区别是：①转运的物质不同；②前者有饱和现象和竞争性抑制现象；③后者的离子通道大多有闸门,体现门控特点
		经通道易化扩散	带电离子	①顺电化学梯度；②不消耗 ATP；③需要膜蛋白(离子通道)的帮助；④有选择性；⑤门控现象	
主动转运	原发性主动转运(泵转运)	带电离子	①逆电化学梯度；②消耗 ATP；③需要膜蛋白(离子泵)的帮助	原发性和继发性主动转运的区别是：①前者是直接利用 ATP 分解产生的能量,后者是间接利用 ATP 的能量(钠泵建立的膜内外钠离子浓度差)；②转运的物质不同
	继发性主动转运	葡萄糖和氨基酸等	①逆浓度梯度；②间接利用 ATP 的能量；③需要膜蛋白(协同转运体)的帮助	

5.跨膜信号转导　根据受体分子结构和信号转导途径的不同,跨膜信号转导方式大体上可以分为三大类:①G 蛋白耦联受体介导的信号转导；②酶耦联受体介导的信号转

导;③离子通道受体介导的信号转导。见表1-5。

表1-5　跨膜信号转导的方式和各自的特点

跨膜信号转导类型	亚型	配体(举例)	受体	第二信使
G蛋白耦联受体介导的信号转导	cAMP途径	含氮激素:下丘脑调节性多肽、神经垂体激素、腺垂体激素、甲状旁腺激素、消化道激素、肾上腺素、去甲肾上腺素等	需要与G蛋白和腺苷酸环化酶耦联	cAMP
	磷脂酰肌醇途径		需要与G蛋白和磷脂酶C耦联	IP_3、DG和Ca^{2+}
酶耦联受体介导的信号转导	酪氨酸激酶受体介导的信号转导	促进生长类激素:胰岛素、生长激素等	需要与酪氨酸激酶耦联	无
	鸟苷酸环化酶受体介导的信号转导		需要与鸟苷酸环化酶耦联	cGMP
离子通道受体介导的信号转导	化学门控	乙酰胆碱	N_2-乙酰胆碱受体	无

注:cAMP为环磷酸腺苷;IP_3为肌醇三磷酸;DG为甘油二酯。

6. 神经或骨骼肌细胞的生物电　细胞的生物电有3种表现形式:静息电位、动作电位和局部反应(表1-6)。

表1-6　神经或骨骼肌细胞静息电位、动作电位和局部反应的离子机制和特点

生物电	离子机制	特点
静息电位	钾离子平衡电位	①存在于几乎所有的细胞膜内外;②为内负外正,细胞膜内外电位相差10~100 mV不等;③生理情况下,静息电位比较稳定,受细胞内外钾离子浓度梯度的影响
动作电位	钠离子平衡电位	①"全或无"现象:动作电位一旦产生,即使再增加刺激强度,动作电位的幅度也不因刺激强度的增强而增大;②可扩布性:动作电位产生后可以迅速沿着细胞膜向周围扩散,直至整个细胞膜都依次产生动作电位;③不衰减传导:动作电位在扩布过程中其幅度不因传导距离的增加而减小
局部反应	由刺激引起的少量钠离子内流	①局部反应不是"全或无"的,在阈下刺激的范围内,它可随刺激的增强而增大;②局部膜电位变化只能向邻近细胞膜以电紧张方式扩布,且随着传导距离的增大电变化逐渐减小以至消失;③局部反应没有不应期,因此,几个阈下刺激所引起的局部反应可以叠加起来,称为总和,包括时间总和和空间总和

（1）静息电位：静息电位的产生主要是钾离子（K^+）跨膜扩散所致。由于钠钾泵不停地运转，使细胞内 K^+ 浓度高于细胞外。在安静情况下，K^+ 通道持续开放，K^+ 将通过 K^+ 通道顺浓度梯度出细胞，造成细胞内电压低于细胞外，形成静息电位。

（2）动作电位：在静息电位时，钠离子（Na^+）通道大多关闭，对 Na^+ 几乎无通透性。当细胞（如神经细胞、骨骼肌细胞和心肌快反应细胞）受到有效刺激时，Na^+ 通道开放，膜对 Na^+ 通透性增大引起 Na^+ 顺浓度梯度和电梯度内流，使静息电位绝对值减小，形成动作电位去极相。

（3）局部电位：细胞受到阈下刺激时，不足以引起细胞兴奋产生动作电位，细胞膜会产生电紧张电位并引发 Na^+ 内流，使膜进一步轻微去极化。在刺激停止后膜电位又复极到静息电位水平，这样的膜电位波动称为局部电位。

7.横纹肌细胞的肌丝组成

（1）粗肌丝：由肌球或称肌凝蛋白组成，其头部有一膨大部（横桥），其特点如下。①能与细肌丝上的结合位点发生可逆性结合；②具有 ATP 酶的作用，与细肌丝结合后，分解 ATP 提供横桥扭动和做功的能量。

（2）细肌丝：①肌动蛋白，表面有与横桥结合的位点，静息时被原肌球蛋白掩盖；②原肌球蛋白，静息时掩盖横桥结合位点；③肌钙蛋白，与钙离子（Ca^{2+}）结合变构后，使原肌球蛋白位移，暴露出结合位点。

8.横纹肌细胞的兴奋-收缩耦联和肌丝滑行基本过程

（1）肌膜上的动作电位通过横管系统向肌细胞的深处传导，激活肌膜和横管膜上的 L 型钙通道。

（2）激活的 L 型钙通道通过变构作用（骨骼肌）或内流的 Ca^{2+}（心肌）激活终池膜上的 Ca^{2+} 释放通道，通道开放，Ca^{2+} 释放入胞浆，使胞浆内的 Ca^{2+} 浓度升高。

（3）胞浆内 Ca^{2+} 浓度的升高，Ca^{2+} 迅速与肌钙蛋白结合并引起其构型改变，原肌球蛋白移位，肌动蛋白分子上能与肌球蛋白横桥结合的位点暴露。横桥与肌动蛋白结合后，ATP 酶被激活，水解 ATP 而释放出能量，引起横桥扭动，牵引肌动蛋白丝向 M 线方向移动，启动肌丝滑行过程，肌肉收缩。

（4）胞浆内 Ca^{2+} 浓度升高的同时激活纵管膜上的钙泵，将胞浆的 Ca^{2+} 回收入肌质网，使得胞浆 Ca^{2+} 浓度降低，Ca^{2+} 与肌钙蛋白脱离，原肌球蛋白也恢复到原来位置，在肌肉弹性的被动牵引下，肌丝复位，肌肉舒张。

9.影响横纹肌收缩的因素　前负荷、后负荷和肌肉的收缩能力。

临床应用/病例分析探讨

（一）高钾性周期性瘫痪（跨膜物质转运、生物电）

男，7 岁，父母发现其踢完足球后四肢活动困难，离开足球场后 10 min，男孩变得非常虚弱以至于 0.5 h 内无法站立。问诊得知男孩平时吃完香蕉后会感觉无力，有经常性的肌肉痉挛，偶尔有肌肉僵直，不能松手。经过全面的体格检查，诊断为高钾性周期性瘫痪。建议家属给孩子喂食高糖类、低钾食物。运动的时候给予孩子含糖饮料，避免高强度运动和禁食。

【基础理论思考】

（1）钠钾泵的作用是什么？

（2）神经、骨骼肌细胞的静息电位和动作电位的离子机制是什么？

（3）神经、骨骼肌细胞 Na^+ 通道的状态对细胞兴奋性有什么影响？

★答案与解析

（1）钠钾泵是膜中镶嵌着的一种特殊蛋白质，具有 ATP 酶的活性，分解 ATP 释放出能量，每分解 1 分子 ATP，可泵出 3 个 Na^+，同时泵入 2 个 K^+，使细胞内高钾，细胞外高钠。

（2）神经、骨骼肌细胞静息电位的产生主要是 K^+ 跨膜向细胞外扩散所致。动作电位的产生主要是 Na^+ 跨膜向细胞内扩散所致。

（3）神经、骨骼肌细胞动作电位的产生与 Na^+ 通道的功能状态有关。在静息电位时，Na^+ 通道大多关闭，对 Na^+ 几乎无通透性，但能接受刺激而开放，这种状态称为备用状态。当细胞受到有效刺激时，Na^+ 通道开放，膜对 Na^+ 通透性增大引起 Na^+ 顺浓度梯度和电梯度内流，使细胞膜去极化，此时通道呈激活状态。当去极化程度加深接近 Na^+ 平衡电位时，Na^+ 通道关闭，即进入失活状态。

【临床应用分析】

高钾性周期性瘫痪是一种显性遗传性疾病，由 *SCN4A* 基因突变引起，该基因编码电压门控钠通道1.4。骨骼肌 Na^+ 通道 α 亚单位无效的闭合导致持续的小内向电流，持续地使肌膜去极化；这会降低动作电位阈值，产生过度兴奋性，导致静息状态下的肌束震颤（自发抽搐）和痉挛。如果去极化进一步增加，钠离子通道失活，阻止肌肉中动作电位的启动，并导致瘫痪。

当 Na^+ 持续小量内流时，为了平衡细胞内外的电荷，细胞内的 K^+ 就顺着浓度梯度外移，导致细胞外高钾。所以高钾性周期性瘫痪的高血钾不是疾病的起病原因，而是结果。这个高血钾结果会加剧细胞的兴奋性变化，出现恶性循环。所以，可以通过降低血浆 K^+ 水平来改善高钾对周期性瘫痪攻击。胰岛素通过激活钠钾泵可以促进细胞外 K^+ 向细胞内的运输。食用高糖类饮食或纯葡萄糖会增加胰岛素分泌，从而降低细胞外 K^+。所以，预防和治疗主要为经常摄入高盐、低钾、高糖类饮食。

大约每 10 万人中就有 1 例高钾性周期性瘫痪，在男性中更常见、更严重。高钾性周期性瘫痪始于童年，可持续到成年中期，甚至可能持续到成年后期。高钾性周期性瘫痪症状是肌肉无力和麻痹，有时会先出现肌强直、痉挛。幸运的是，肋间肌或膈肌几乎从未出现明显的麻痹，因此呼吸没有受限，不会危及生命。症状可以自发发生，但通常由运动、压力、禁食或摄入大量 K^+（例如香蕉）引发。运动导致的高钾性周期性瘫痪总是在运动之后发生，而不是在运动期间发生，出现此种现象的机制还不十分明确。

根据血钾水平的高低，周期性瘫痪在临床上分为 3 种类型：低血钾性周期性瘫痪、高血钾性周期性瘫痪及正常血钾性周期性瘫痪，其发病机制也各不相同。由于低钾性和高钾性周期性瘫痪的临床症状相似，应注意鉴别诊断。

【知识要点巩固练习】

(1) 刺激引起兴奋的基本条件是使跨膜电位达到

　　A. 局部电位　　　　　　　　　　B. 阈电位

　　C. 锋电位　　　　　　　　　　　D. 正后电位

(2) 神经、骨骼肌细胞的阈电位是哪种离子的门控电位

　　A. K^+　　　　　　　　　　　　B. Na^+

　　C. Ca^{2+}　　　　　　　　　　D. Cl^-

★答案与解析

(1) B。膜电位去极化达到某个临界值时,细胞膜上的电压门控 Na^+ 通道才能快速被激活,大量 Na^+ 通道开放,Na^+ 大量内流,诱发动作电位,这个临界值称为阈电位。

(2) B。神经、骨骼肌细胞去极化达到阈电位水平,大量的 Na^+ 通道开放,Na^+ 内流,引发动作电位的产生。

(二)普萘洛尔致高血钾性肌无力(跨膜物质转运、生物电)

女,48岁,患有胰岛素依赖型糖尿病,伴高血压症,医生同时给其使用胰岛素降血糖和普萘洛尔治疗高血压。患者近来感觉明显的肌肉无力。血液检查发现其血钾为 6.5 mmol/L(正常值参考为 3.5~5.5 mmol/L)。医生决定减少其服用普萘洛尔的剂量并增加了胰岛素的用量。数日后,血钾降至 4.7 mmol/L,患者的肌无力也恢复了正常。

【基础理论思考】

(1) 血钾的变化对神经、骨骼肌细胞的兴奋性有何影响?

(2) 试分析患者肌无力的原因。

(3) 医生减少其服用普萘洛尔的剂量并增加了胰岛素的用量为何有利于改善肌无力的症状?

★答案与解析

(1) 血钾升高将使细胞内外 K^+ 浓度差降低,静息电位绝对值减小,即静息电位升高,去极化。轻度高血钾,即静息电位轻度升高,膜电位距离阈电位水平近,神经肌肉细胞兴奋性升高,表现为感觉异常、刺痛等症状,但常被原发病掩盖;重度高钾血症,即静息电位重度升高,由于 Na^+ 通道是电压门控通道,如果静息电位过高,可使 Na^+ 通道直接进入失活状态,神经肌肉细胞兴奋性降低,表现为肌肉无力。

(2) 血钾升高是肌无力的主要原因。血钾升高,骨骼肌细胞静息电位升高,升高到一定程度时,Na^+ 通道失活,阈电位水平升高,细胞兴奋性下降,不能产生收缩。

(3) 医生减少其服用普萘洛尔的剂量并增加了胰岛素的用量,可以恢复血钾浓度,即恢复静息电位水平和细胞的兴奋性:① 胰岛素能激活钠钾泵促进细胞外 K^+ 向细胞内的运输;② 普萘洛尔作为 β 受体阻断剂通过干扰钠钾泵活性而妨碍细胞摄取钾。

【临床应用分析】

高血钾最常见的原因是肾衰竭的少尿期和无尿期、肾上腺皮质功能减退等。另外,输入含 K^+ 溶液太快、太多,输入储存过久的血液或大量使用青霉素钾盐等。输入不相合的血液或其他原因引起的严重溶血、缺氧、酸中毒以及外伤所致的挤压综合征等可使

细胞内钾外移。治疗方法如下。

血钾轻度升高(5~6 mmol/L)的治疗:主要是促进血钾排出。①利尿剂,如呋塞米40~80 mg静脉注射;②离子交换树脂。

血钾中度升高(6~7 mmol/L)的治疗:主要将血钾转移至细胞内。①葡萄糖加适量胰岛素;②碳酸氢钠。

血钾>7 mmol/L并伴有明显心电图变化的治疗:将血钾转移到细胞内的同时,促进血钾排出。①10%氯化钙5~10 mL静脉注射;②碳酸氢钠50 mmol静脉注射,但对肾衰竭者效果差;③葡萄糖25 g+胰岛素10 U静脉注射;④呋塞米;⑤血液透析。

【知识要点巩固练习】

(1)人工增加神经纤维浸浴液中的K^+浓度,静息电位的绝对值将

    A.不变   B.增大

    C.减小   D.先增大后减小

(2)人工增加细胞浸浴液中Na^+浓度,则单根神经纤维动作电位的幅度将

    A.增大   B.减小

    C.不变   D.先增大后减小

★答案与解析

(1)C。人工增加神经纤维浸浴液中的K^+或Na^+浓度,是模拟血钾升高或血钠升高的临床现象。当细胞外液K^+浓度升高,细胞内外K^+浓度梯度变小,带正电荷的K^+外流减少,使细胞膜内电压升高,即静息电位绝对值减小。

(2)A。当细胞外液Na^+浓度升高,细胞内外Na^+浓度梯度变大,带正电荷的Na^+内流增多,使细胞膜内电压升高,即动作电位的幅度增大。

(三)河鲀中毒(跨膜物质转运、生物电)

男,34岁,进食河鲀后不久恶心、呕吐,感觉舌尖麻木,随后四肢肌肉无力,进而出现行走困难。送医过程中,患者出现昏迷、瞳孔散大、心跳呼吸停止。立即抢救,心肺复苏术无效,死亡。诊断为河鲀中毒。

【基础理论思考】

(1)河鲀中毒的机制是什么?

(2)河鲀中毒对窦房结起搏细胞有直接影响吗?

★答案与解析

(1)河鲀的有毒成分主要是河鲀毒素(tetrodotoxin,TTX),可高选择性和高亲和性地阻断可兴奋细胞(神经细胞、心肌细胞、骨骼肌细胞、平滑肌细胞和腺细胞)的Na^+通道,使细胞动作电位产生及传导发生障碍,最后导致细胞兴奋性丧失,主要是神经肌肉的麻痹。TTX对呼吸和心血管的抑制是对中枢和外周神经共同作用的结果。其次,TTX对肠道有局部刺激作用。

(2)河鲀中毒对窦房结起搏细胞没有直接影响。窦房结起搏细胞动作电位0期去极化是由于Ca^{2+}内流而引起的,与Na^+通道没有关系。

【临床应用分析】

TTX 是氨基全氢喹唑啉型化合物,是自然界中所发现的毒性最大的神经毒素之一,其毒性比剧毒的氰化钠还要高 1 250 多倍,对人体的致死剂量为 1.5～2.0 mg(血液水平 9 ng/mL)。TTX 对热稳定,盐腌或日晒均不能使其破坏,只有在高温加热 30 min 以上或在碱性条件下才能被分解。220 ℃加热 20～60 min,或 100 ℃处理24 h,或 120 ℃处理 20～60 min 方可使毒素完全破坏。在烹调过程中 TTX 很难除去。河鲀中毒潜伏期很短,短至 10～30 min,长至 3～6 h 发病,如果抢救不及时,中毒后最快 10 min 内死亡,最迟 4～6 h 死亡。

根据其作用机制,目前 TTX 已经被广泛用于研究 Na^+ 通道的工具药。同时,当其剂量远远低于半数致死剂量(LD 50)时,TTX 显示出治疗特性,特别是用于治疗癌症相关疼痛、神经性疼痛和内脏疼痛。此外,TTX 有可能治疗多种疾病,包括海洛因和可卡因戒断症状、脊髓损伤、脑外伤和某些肿瘤。所以,TTX 作为一种治疗药物有着巨大的前景,在临床药物研发中有着重要的研究意义。

【知识要点巩固练习】

(1)神经纤维传导动作电位的特点不包括

　　A. 结构完整性　　　　　　　　B. 功能完整性

　　C. 绝缘性　　　　　　　　　　D. 单向性

(2)神经细胞在接受一次阈上刺激后,兴奋性的周期变化是

　　A. 相对不应期—绝对不应期—超常期—低常期

　　B. 绝对不应期—相对不应期—低常期—超常期

　　C. 绝对不应期—低常期—相对不应期—超常期

　　D. 绝对不应期—相对不应期—超常期—低常期

★答案与解析

(1)D。神经纤维传导动作电位是双向的。

(2)D。神经细胞在接受一次阈上刺激后,兴奋性的周期变化是绝对不应期—相对不应期—超常期—低常期。这种兴奋性的变化与 Na^+ 通道的状态和膜电位与阈电位的距离有关。

(四)肠切除后遗症(跨膜物质转运、生物电)

男,20 岁,1 年前因打架外伤导致大段小肠和回盲瓣被切除。出院后出现持续的腹泻、贫血、消瘦等症状。实验室检查:红细胞 4.0×10^{12}/L,血红蛋白 96 g/L,血浆白蛋白 29 g/L,球蛋白 22 g/L,周围血象出现大量幼稚红细胞。骨髓涂片:巨幼红细胞贫血。余检查正常。

【基础理论思考】

(1)小肠对葡萄糖和氨基酸的吸收存在哪两种跨膜转运方式?

(2)水的吸收存在什么跨膜转运方式?

★ **答案与解析**

（1）小肠对葡萄糖和氨基酸的吸收存在以下两种跨膜转运方式：①在吸收的初期，小肠液中存在高浓度的葡萄糖和氨基酸，这两种物质可以载体介导的易化扩散，顺浓度梯度通过管腔面进入肠黏膜上皮细胞，再通过管周面出细胞进入黏膜下层，继而扩散进入血管。②随着吸收的进行，小肠腔内的葡萄糖和氨基酸浓度下降，等于或低于小肠黏膜细胞内的浓度时，需要通过继发性主动转运方式跨过管腔面进入细胞，然后再通过管周面易化扩散出细胞进入黏膜下层，继而扩散进入血管。

（2）水可以通过跨细胞转运（通过管腔面上的水通道）和细胞旁转运（通过黏膜细胞间紧密连接的缝隙）两种形式被吸收。不论什么样的转运途径，水分都主要是靠渗透压作用而被动吸收，促进水分吸收的主要动力是 NaCl 主动吸收所产生的渗透压差。

【临床应用分析】

小肠切除一段，可能带来的影响与切除的具体长度有关，具体如下：①如果切除了很小的一段小肠，通常不会造成明显的影响，术后恢复正常后肠道对食物的消化和吸收功能不受明显影响，一般不出现明显的临床症状。②如果切除的小肠比较多，但是保留的小肠仍然在 100 cm 及以上，在切除小肠后的短时间内，可能出现消化不良、吸收不良的表现，但随着术后时间延长，肠道的适应性增强，功能逐渐被代偿，一般也不会有大的影响。③如果切除了大部分小肠，保留的小肠不足 100 cm，而且回盲瓣被切除，或者虽然回盲瓣保留、结肠完整，但是保留的小肠不足 75 cm，在手术后将会引起明显的短肠综合征，出现比较严重的腹泻，电解质及各种营养物质随着大便排出，继而导致尿量减少、皮肤弹性变差和皱缩、疲乏无力、形体消瘦等一系列症状。部分患者可能因此而引起营养不良性贫血、骨质疏松等并发症。

此患者出现白蛋白减少可能与氨基酸吸收减少有关。巨幼红细胞贫血可能与回肠末端切除后导致维生素 B_{12} 吸收障碍有关，维生素 B_{12} 吸收的部位是在回肠末端。消瘦和腹泻症状可能与脂肪吸收障碍引起的脂肪泻有关。

【知识要点巩固练习】

（1）在腹泻患者中，口服含有 NaCl 和葡萄糖的溶液比仅含 NaCl 的溶液更有效地预防脱水，这是因为

A. 服用氯化钠和葡萄糖溶液可减少大便排出量

B. 葡萄糖被用作燃料，影响钠和氯通过肠上皮细胞顶膜的共同转运

C. 葡萄糖和钠通过肠上皮细胞顶膜的共同转运促进钠和水的吸收

D. 与仅含 NaCl 的溶液相比，NaCl 和葡萄糖溶液从胃中排空的速度更快

（2）研究发现，某种口服药物的吸收率随着摄入剂量的增加而增加，直至剂量的进一步增加不会导致吸收率的进一步增加。吸收时不会额外消耗 ATP。这种药物很可能是通过什么方式被人体吸收

A. 载体介导的易化扩散　　　　　　　B. 原发性主动转运

C. 通道介导的易化扩散　　　　　　　D. 继发性主动转运

（3）一种药物引起肠上皮细胞静息膜电位从−60 mV升高到−50 mV,则

  A.进入细胞的 K^+ 会减少 B.进入细胞的 K^+ 会增加
  C.进入细胞的 Na^+ 会减少 D.进入细胞的 Na^+ 会增加

★答案与解析

（1）C。溶液中葡萄糖的存在大大增加了钠和水的吸收,是因为在肠上皮细胞上有许多钠–葡萄糖共转运蛋白,使得钠与葡萄糖互相促进,共同转运吸收。

（2）A。即使膜外浓度增加,吸收率也达到了最大值,这一事实表明了饱和动力学。不需要ATP说明是被动转运,而不是主动转运。因此,载体介导的易化扩散最能符合这个转运过程。

（3）C。在非兴奋性细胞(如肠上皮细胞)中,较低的膜内负电位(−50 mV)会减少 Na^+ 向细胞内扩散,同时,它会增加 K^+ 向细胞外扩散。生理状态下 K^+ 在细胞内的浓度远高于细胞外,这种细胞内外的化学势能差远大于电势能差,所以 K^+ 主要受化学势能差的作用只能由细胞内向细胞外扩散(A 和 B)。

（五）霍乱(跨膜物质转运、信号转导)

男,19岁,最近两天出现腹泻。患者远赴外地探亲后刚刚返回家中,突然开始"水"样腹泻,大便呈"米泔水"样。无腹痛或大便带血。检查发现有脱水、肌肉痉挛,其他方面无异常。患者被诊断为感染性腹泻,很有可能是霍乱弧菌感染。

【基础理论思考】

（1）霍乱患者为何会发生肌肉痉挛?

（2）霍乱弧菌如何引起腹泻?

★答案与解析

（1）由于急剧泻吐使得钠盐大量丢失,低钠严重时,细胞水肿,钠钾泵功能障碍,细胞内外 Na^+ 浓度梯度下降,钠钙交换减少,大量 Ca^{2+} 聚集在细胞内,与肌钙蛋白结合,粗细肌丝保持持续滑行缩短,引起腓肠肌和腹直肌等痉挛疼痛。

（2）霍乱毒素可以选择性催化 Gs 蛋白 α 亚基核糖化,抑制 Gs 蛋白 α 亚基的鸟苷三磷酸(GTP)酶活性,使 GTP 不能水解成鸟苷二磷酸(GDP),造成 Gs 蛋白 α 亚基处于不可逆性激活状态,不断刺激腺苷酸环化酶催化 ATP 生成 cAMP,胞浆中的 cAMP 含量大量增加,导致小肠上皮细胞膜蛋白构型改变,大量氯离子(Cl^-)和水分子通道打开,持续转运入肠腔,引起剧烈的水样腹泻。

【临床应用分析】

霍乱是由霍乱弧菌引起的一种烈性肠道传染病,本病例患者急骤起病,腹泻每日十余次至数十次,大便初为黄色稀便,迅速变为"米泔水"样,不含血,无腹痛。由于严重腹泻、呕吐会造成严重脱水。同时,由于其有旅游史,高度怀疑为霍乱,而确诊有赖于血液和细菌学检查等。霍乱弧菌大量侵入人体后,在碱性环境的小肠液中迅速繁殖,引起剧烈的水样腹泻,每日可达 20 L。由于迅速脱水致使血容量减少,患者出现周围循环衰竭、低钠、低钾及代谢性酸中毒,亦可继发肾功能衰竭。

临床上导致腹泻的疾病机制大概有4种:渗透性疾病(乳糖不耐受)、渗出性疾病(炎

症性肠病)、分泌性疾病(霍乱弧菌感染)和肠运动障碍(甲状腺功能亢进)。霍乱引起的腹泻起病迅速,导致进行性脱水甚至死亡。潜伏期为24~48 h,之后患者开始出现无痛性"米泔水"样腹泻。患者经常会出现电解质异常导致的肌肉痉挛等并发症。当患者充分补充水分并平衡电解质,并发症将在几天内缓解。此病可通过鉴定粪便中的霍乱弧菌进行诊断。我国《传染病防治法》将本病列为甲类传染病,其传染源是患者和带菌者。患者吐泻物和带菌者粪便污染水源后易引起局部暴发流行,因此,对患者应严密隔离,对其吐泻物及食具等均须彻底消毒。

【知识要点巩固练习】

(1)口服补液配方有助于吸收氯化钠和水,因为其中含有
    A. 胆盐   B. 其他氯盐
    C. 糖类   D. 脂肪酸

(2)G蛋白耦联受体介导的信号转导,下列哪个说法是错误的
    A. 第二信使有$cAMP$、Ca^{2+}、IP_3、DG等
    B. G蛋白耦联受体是目前已经发现的种类最多的受体
    C. G蛋白的α亚单位具有GTP酶活性
    D. 依赖$cAMP$的蛋白激酶是蛋白激酶C(PKC),而依赖Ca^{2+}的蛋白激酶是蛋白激酶A(PKA)

(3)囊性纤维化患者的许多上皮细胞的顶端氯通道存在缺陷。这类患者体内以下哪项功能会有障碍
    A. 结肠氯化钠与水分吸收   B. 胃酸分泌
    C. 小肠氯化钠和水分分泌   D. 空肠葡萄糖吸收

★答案与解析

(1)C。由于肠上皮细胞中存在钠耦联葡萄糖转运体,糖类的加入大大增强了钠和水的吸收。虽然氨基酸和胆盐吸收也是钠耦合的,但这些转运蛋白并不丰富。脂肪酸的吸收不是钠耦合的。

(2)D。依赖$cAMP$的蛋白激酶是蛋白激酶A(PKA),而依赖Ca^{2+}的蛋白激酶是蛋白激酶C(PKC)。

(3)C。Na^+、K^+和Cl^-通过其基底外侧膜主动转运到肠腺窝细胞。Cl^-通过顶端Cl^-通道沿着电化学梯度离开细胞。这些通道在囊性纤维化患者中有缺陷。胃壁细胞分泌的HCl不涉及这些氯通道。此外,在小肠中与钠一起吸收的葡萄糖不会通过这些通道。胆汁酸是回肠中存在的阴离子,与氯化物吸收无关。

(六)避孕(神经内分泌、信号转导)

女,28岁,尝试了各种形式的避孕方法,最后医生根据她的综合情况决定使用孕酮激素甲羟孕酮,并要求在3个月后进行下一次注射。

【基础理论思考】

(1)机体内下丘脑-腺垂体-外周靶腺轴上的3个内分泌腺体的功能关系是什么样的?使用孕激素为何能够避孕?

（2）激素的信号转导方式有哪些？在细胞水平上，孕酮信号转导方式是什么？其受体位于哪里？

★答案与解析

（1）机体内下丘脑-腺垂体-外周靶腺形成3个调节轴：①下丘脑-腺垂体-甲状腺轴；②下丘脑-腺垂体-肾上腺皮质轴；③下丘脑-腺垂体-性腺轴。这3个轴上自下丘脑-腺垂体-外周靶腺是依次兴奋的，而外周靶腺的分泌激素对腺垂体和下丘脑的腺体分泌功能绝大多数情况是负反馈抑制作用。循环孕酮的增加会负反馈抑制垂体前叶的功能，导致卵泡刺激素（FSH）和黄体生成素（LH）的分泌受到抑制，抑制卵泡发育和排卵，起到避孕作用。

（2）激素的信号转导有跨膜信号转导和细胞内的基因表达两种方式。跨膜信号转导是指激素不能进入细胞内，而是作用于细胞膜上的相应受体，通过受体的激活，影响细胞的功能。大体上可以分为三大类：①G蛋白耦联受体介导的信号转导；②酶耦联受体介导的信号转导；③离子通道介导的信号转导。细胞内的基因表达方式是激素直接进入细胞内，与相应的受体结合，继而进入核内，与相应的受体结合，通过基因影响蛋白质的表达，改变细胞的功能。甾体类激素包括孕酮多是通过这种方式影响细胞功能。孕酮的受体定位于细胞核。

【临床应用分析】

避孕是指通过各种方法使妇女暂时不受孕的现象。其机制包括抑制生殖细胞的生成与排放、扰乱女性生殖道的内部环境、阻止卵子受精、影响胚泡的着床与生长等。避孕的方式主要有以下几种。①自然避孕法：即"安全期避孕法"，识别排卵时间，避免在排卵前4～5 d内的易受孕期性交。②甾体药物避孕法：抑制卵泡的正常发育和排卵；改变宫颈黏液，不利于精子穿透；抑制子宫内膜增殖，抑制腺体发育，不适于孕卵着床。③工具避孕法：阻止精子进入宫腔或影响精子在女性生殖道内移行；影响精子和卵子结合；影响精子的运送等过程。④免疫避孕法：利用某种生育调节激素，形成抗原抗体免疫反应，抑制生育能力。⑤促黄体释放激素类似物：当促黄体释放激素类似物超过生理剂量时，对垂体产生抑制作用，抑制卵泡发育与排卵。⑥输卵管绝育术：人为阻塞、阻断或剪除一部分输卵管，阻断受精过程。

本病例为一28岁年轻女性采取注射孕激素的方式避孕，属于上述的第二种方式。孕激素主要有孕酮、20α-羟孕酮和17α-羟孕酮，以孕酮的生物活性为最强。外源性给予大量孕激素时，可以通过负反馈抑制垂体分泌黄体生成素，从而抑制排卵，达到避孕目的。另外，孕激素可以抑制宫颈分泌黏液，增加宫颈黏液稠度，不利于精子穿过进入子宫，也有助于避孕。但是这种避孕方式会导致月经不调，用药初3个月可能发生月经周期不规则或经量增多，处理时可以对症用止血药，或用雌激素和（或）短效口服避孕药调整。

【知识要点巩固练习】

(1) 神经生长因子(NGF)是一种关键的第一信使,控制某些神经元的发育和存活,如背根神经节的感觉神经元。NGF 与其受体 TrkA 受体酪氨酸激酶结合后信号转导所需的早期步骤是

  A. TrkA 与 G 蛋白的耦联　　　　　B. 蛋白激酶 A 对 TrkA 丝氨酸残基的磷酸化

  C. TrkA 的自磷酸化　　　　　　　D. 蛋白酶对 TrkA 胞外 N 端结构域的切割

(2) 肾上腺素可以诱导糖原分解。在骨骼肌细胞中,肾上腺素的这种作用是通过与 β_2 肾上腺素能受体结合介导的,该受体通过 G 蛋白与效应酶结合,作为调节糖原分解的一种途径。与 β_2 受体耦联以诱导这种反应的是

  A. 磷脂酶 C　　　　　　　　　　　B. 磷脂酶 A_2

  C. 磷脂酶 D　　　　　　　　　　　D. 腺苷酸环化酶

(3) 2 型糖尿病的机制是胰岛素受体的问题。下列描述对 2 型糖尿病最准确的是

  A. 可能是因为胰岛素缺乏　　　　　B. 可能是因为反馈性调节激素致过量

  C. 可能会影响胰岛素受体　　　　　D. 可能会影响第二信使

★答案与解析

(1) C。NGF 与 TrkA 单体结合形成二聚体,继而迅速诱导每个单体的自磷酸化以激活受体。

(2) D。肌肉 β_2 肾上腺素能受体是通过耦联 Gs 蛋白的 α 亚基,激活腺苷酸环化酶导致 cAMP 的产生。cAMP 的升高导致蛋白激酶 A 的激活和磷酸化酶激酶活性形式的诱导形成,进而激活糖原磷酸化酶,导致糖原分解(增加 6-磷酸葡萄糖的产生和葡萄糖代谢)。同时,蛋白激酶 A 导致糖原合成酶的抑制,从而抑制葡萄糖转化为糖原。

(3) D。2 型糖尿病是一种影响第二信使的后受体问题。胰岛素充足,胰岛素受体正常;然而,激素受体复合物的信号发生改变,导致出现胰岛素抵抗反应。

(七)蜜蜂叮咬引起的过敏反应

男孩,9 岁,在院内玩耍时被蜜蜂蜇伤,几分钟后开始出现呼吸困难,身体的大部分部位出现了"蜂窝状"皮疹,呼吸也越来越困难。当救护人员到达时,给予皮下注射肾上腺素,大部分症状得以缓解。在急救中心,男孩被诊断为蜜蜂叮咬引起的过敏反应。

【基础理论思考】

(1) 支气管中存在哪种类型的平滑肌(单个单位与多单位)?

(2) Ca^{2+} 在平滑肌收缩肌丝滑行中起什么作用?

★答案与解析

(1) 平滑肌分为单个单位平滑肌和多单位平滑肌两类,但许多平滑肌的特性介于这二者之间。单个单位平滑肌主要包括小血管、消化道、输尿管和子宫的平滑肌。肌肉中所有的肌细胞作为一个单位对刺激发生反应,功能活动的形式类似于合胞体。其原因是细胞间存在大量的缝隙连接,使电信号在细胞间迅速传递。这类肌细胞中有少数细胞具有自动产生节律性兴奋的能力,可发动整个肌肉的电活动和机械活动。多单位平滑肌主要包括呼吸道和大血管的平滑肌、睫状肌、虹膜肌和竖毛肌等。肌细胞间的缝隙连接很

少,因此每个肌细胞的活动都是彼此独立的,一般没有自律性。

(2)平滑肌细胞的收缩也是由胞内 Ca^{2+} 浓度升高所启动,通过粗、细肌丝相互滑动完成。平滑肌细胞兴奋时,细胞外的 Ca^{2+} 内流,同时激活肌质网膜上相应的钙释放通道,肌质网释放 Ca^{2+} 进入胞浆,共同引起胞浆 Ca^{2+} 浓度的升高。胞浆内 Ca^{2+} 浓度升高时,与钙调蛋白(CaM)结合生成复合物(Ca^{2+}-CaM),引起肌丝滑行。相反,平滑肌细胞内的 Ca^{2+} 通过主动转运外流,胞浆内 Ca^{2+} 浓度下降,则粗细肌丝解离,平滑肌舒张。

【临床应用分析】

本病例患者为蜂毒引起的过敏性休克,蜂毒主要含蚁酸和神经毒。蜂蜇伤可引起局部或全身反应,严重者可因过敏性休克而死亡。过敏性休克是特异性过敏原引起的以急性循环衰竭为主的全身性速发型超敏反应,是典型的Ⅰ型超敏反应,主要机制为抗原物质进入人体后,刺激机体产生 IgE,IgE 借其 Fc 段与分布于皮肤、气管、血管壁上的肥大细胞、嗜碱性粒细胞的 Fc 段受体结合,当相同的变应原再次进入机体,可迅速与体内已经存在的相应亲细胞 IgE 结合,使肥大细胞、嗜碱性粒细胞释放大量的组胺、5-羟色胺、白三烯、激肽、血小板活化因子、乙酰胆碱、过敏休克素等,引起许多脏器组织在极短时间内发生一系列剧烈的反应,包括中小血管的充血、扩张、通透性增加、渗出增多,导致喉头水肿、鼻塞、分泌物阻塞、血压下降、荨麻疹、瘙痒和血管性水肿等;胃肠道症状包括恶心、呕吐、腹泻和痉挛性腹痛;支气管平滑肌及许多脏器平滑肌痉挛,可出现呼吸困难、窒息及脏器绞痛,直至休克。肾上腺素治疗可同时产生 β 和 α 肾上腺素能效应,引起支气管扩张和血管收缩,从而缓解过敏反应症状。如果患者出现急性气道水肿,控制气道至关重要。

【知识要点巩固练习】

(1)如果给患者服用能抑制肌球蛋白轻链激酶的药物,这可能会导致

　　A.动脉性高血压　　　　　　　　　　B.气道阻力降低

　　C.心脏收缩力减弱　　　　　　　　　D.姿势肌肉张力降低

(2)一名 55 岁男子服用 β 肾上腺素受体拮抗剂治疗心律失常。最近,他注意到自己呼吸困难,尤其是在服药后不久。造成这种困难最可能的原因是这种药物正在减少

　　A.气道平滑肌中的 ATP 水平

　　B.气道平滑肌细胞质游离钙水平

　　C.内源性平滑肌松弛剂对气道平滑肌的影响

　　D.气道平滑肌中三磷酸肌醇的产生

(3)研究发现,即使神经支配中断,某一束肌肉细胞也会有节律性地同步收缩。尽管收缩依赖于细胞外钙离子的存在,但这些细胞的 T 小管发育不良。这种肌肉很可能是一种

　　A.心肌　　　　　　　　　　　　　　B.快缩骨骼肌

　　C.多单位平滑肌　　　　　　　　　　D.单个单位平滑肌

★**答案与解析**

(1)B。肌球蛋白轻链激酶的抑制主要影响平滑肌,因此对心肌或骨骼肌的影响很小甚至没有。因为药物会抑制平滑肌收缩,动脉和肠道平滑肌会松弛,从而产生低血压和便秘。然而,气道平滑肌舒张会降低气流阻力。

(2)C。气道平滑肌有β肾上腺素受体,当内源性儿茶酚胺(主要是肾上腺素)刺激时,会引起平滑肌舒张。阻断这些受体将使内源性收缩剂占主导地位,阻止平滑肌舒张。降低ATP、细胞质游离钙和三磷酸肌醇的水平都会导致平滑肌松弛,而不是收缩。

(3)D。骨骼肌只有通过运动神经激活才能收缩。同时,骨骼肌也不需要细胞外钙。心肌不需要神经支配来协调有节奏的收缩,但是,需要细胞外钙;同时,它有高度发达的T管。在平滑肌中,只有单个单位的平滑肌可以节律性地同步收缩,同时,不需要外部神经支配,依赖细胞外钙。

第二章 血液系统

术语概念解释

1. 血细胞比容　血细胞在全血中所占的容积百分比。

2. 血浆晶体渗透压　溶解于血浆中的晶体物质（80% 来自 NaCl）形成的渗透压。

3. 血浆胶体渗透压　由血浆中的蛋白质（主要是白蛋白）形成的渗透压。

4. 红细胞沉降率　又叫血沉。通常以红细胞在第 1 小时末下沉的速度，即以血浆柱的高度来表示。

5. 红细胞可塑变形性　红细胞可发生卷曲变形，随后又恢复原状的特性。

6. 红细胞渗透脆性　红细胞在低渗盐溶液中发生膨胀、破裂，甚至溶血的特性。

7. 红细胞悬浮稳定性　红细胞在血浆中悬浮不易下沉的特性。

8. 血液凝固　血液由流动的溶胶状态变成不流动的凝胶状态的过程。

9. 生理性止血　正常人小血管破损后的出血在数分钟内自行停止的现象。

10. 内源性凝血途径　参与血液凝固的因子全部来自血浆，由因子XII被激活所启动的凝血途径。

11. 外源性凝血途径　由来自血液之外的组织因子（因子III）进入血液而启动凝血过程的途径。

12. 纤维蛋白溶解　体内纤维蛋白和纤维蛋白原水解的过程。

13. 血型　指血细胞膜上所存在的特异抗原的类型。通常所谓血型，主要是指红细胞血型，即红细胞膜上凝集原的类型。

基础理论阐释

1. 血浆渗透压的构成及其相对稳定的生理意义　见表 2-1。

表 2-1　血浆渗透压的构成及其相对稳定的生理意义

血浆渗透压	比例	形成	生理意义
晶体渗透压	99.5%	主要由 NaCl 形成	维持细胞的正常形态和功能
胶体渗透压	0.5%	主要由白蛋白形成	血浆和组织间的水平衡

2.红细胞的生理特性　可塑变形性、渗透脆性、悬浮稳定性。

3.红细胞生成的调节物质　爆式促进因子、促红细胞生成素和雄激素。

4.白细胞的生理特性　渗出、趋化性、吞噬。

5.白细胞的分类及生理功能　见表2-2。

表2-2　白细胞的分类及生理功能

分类	生理功能
中性粒细胞	吞噬细菌
嗜碱性粒细胞	参与机体的过敏反应
嗜酸性粒细胞	①限制嗜碱性粒细胞和肥大细胞在速发型过敏反应中的作用;②参与对蠕虫的免疫作用
单核巨噬细胞	①吞噬并消灭致病的微生物;②激活淋巴细胞的特异性免疫功能;③能识别杀伤肿瘤细胞;④能识别和清除变性的血浆蛋白、脂类等大分子物质和衰老破裂的细胞碎片
淋巴细胞	参与特异性免疫反应

6.血小板的生理特性　黏附、聚集、释放、吸附、收缩。

7.血小板的功能　①参与生理性止血;②促进凝血;③对血管壁有修复支持作用。

8.生理性止血的过程　①血管收缩;②血小板血栓形成;③血液凝固。

9.血液凝固的步骤　①凝血酶原激活物形成;②凝血酶原转变成凝血酶;③纤维蛋白原转变成纤维蛋白。

10.内、外源性凝血系统的主要相同点　在形成活化因子Xa以后的过程均相同。不同点见表2-3。

表2-3　内、外源性凝血系统的主要不同点

区别	内源性凝血系统	外源性凝血系统
启动因子	XII	III
参与的凝血因子来源	完全依靠血浆内的凝血因子逐步使因子X激活	依靠血管外组织释放的因子III来参与因子X的激活
参与的凝血因子数目	多	少
生理和病理状态	生理和病理情况均可发生	只在病理情况下发生

11.体内的抗凝物质　组织因子途径抑制物、丝氨酸蛋白酶抑制物、肝素、蛋白C系统。

12.纤维蛋白溶解的过程和意义　纤维蛋白溶解的基本过程包括纤溶酶原的激活和纤维蛋白的降解。其作用是清除体内多余的纤维蛋白血凝块和血管内的血栓,使血流通

畅,保持血管内血液处于液态。

13.纤溶酶原激活物　主要有3类:①组织型纤溶酶原激活物(tissue‐type plasminogen activator,t‐PA):主要由血管内皮细胞产生。②尿激酶型纤溶酶原激活物(urokinase‐type plasminogen activator,u‐PA):由肾小管、集合管上皮细胞产生。③参与内源性凝血的凝血因子和凝血物质:Ⅻa、Ⅺa、激肽释放酶等能使纤溶酶原转变成纤溶酶。

14.ABO血型系统　天然抗体IgM,分子量大,不能穿过胎盘。

15.交叉配血　分主测和次测。主测是指将供血者的红细胞与受血者的血清进行配合试验;次测是指将受血者的红细胞与供血者的血清进行配合试验。

16.Rh血型系统　免疫抗体IgG,分子量小,能穿过胎盘。

临床应用/病例分析探讨

(一)再生障碍性贫血

女,16岁,10 d前无明显诱因出现足背部、手、上肢、躯干、头面部皮肤出血点,当时未注意。5 d前开始出现鼻出血、牙龈出血。体格检查:面色苍白,全身皮肤瘀点、瘀斑,结膜苍白。血液实验室检查如下:血象示全血细胞减少。骨髓象示增生极度低下,粒、红系和巨核细胞明显减少,形态大致正常;非造血细胞(网织细胞、浆细胞及淋巴细胞等)比例增高。骨髓活检示大量脂肪组织,造血组织明显减少。

【基础理论思考】

(1)红细胞的生成过程是什么?

(2)临床上有哪些贫血类型?

★答案与解析

(1)血细胞包括红细胞、白细胞和血小板,它们均起源于造血干细胞。在胚胎发育阶段,随着胚胎的生长发育,造血中心也发生变迁,依次为卵黄囊、肝、脾、骨髓。到婴儿出生时,几乎完全依靠骨髓造血,但在造血需要增加时,肝、脾可参与代偿性造血以补充骨髓功能的不足。成人的造血骨髓仅位于一些扁骨、脊柱骨和长骨近端骨骺处的红骨髓。

红细胞的生成经历3个阶段:多能干细胞阶段,红系祖细胞阶段,原红细胞进一步发育成熟为成熟红细胞阶段。

(2)根据引起贫血的原因,临床上有以下贫血类型。①失血性贫血:可见于消化道出血、泌尿道出血、咯血、月经过多等引起出血性贫血,又可分为急性和慢性失血性贫血。②溶血性贫血:溶血机制比较复杂,发生原因有红细胞寿命缩短(地中海贫血、蚕豆病等)、微血管病、自身免疫性溶血性贫血。根据发病急缓可分为急性和慢性溶血性贫血。③骨髓造血障碍引起贫血:可分为骨髓造血障碍如再生障碍性贫血以及其他原因导致的红细胞生成减少,如肾衰导致促红细胞生成素减少引起的肾性贫血。④营养不良性贫血:如缺铁、叶酸或者维生素 B_{12} 等。

【临床应用分析】

贫血指外周血红细胞容积减少,导致患者红细胞容量低于正常值范围。由于红细胞容量测定较复杂,临床上常以血红蛋白(Hb)浓度来代替。世界卫生组织(WHO)制定的诊断标准为在海平面地区 Hb 低于下述水平诊断为贫血:6 个月至 6 岁儿童 110 g/L,6~14 岁儿童 120 g/L,成年男性 130 g/L,成年女性 120 g/L,孕妇 110 g/L。

应注意,久居高原地区居民的血红蛋白正常值较海平面居民为高;在妊娠、低蛋白血症、充血性心力衰竭、脾大及巨球蛋白血症时,血浆容量增加,此时即使红细胞容量是正常的,但因血液被稀释,血红蛋白浓度降低,容易被误诊为贫血;在脱水或急性大失血等循环血容量减少时,由于血液浓缩,即使红细胞容量偏低,但因血红蛋白浓度增高,贫血容易漏诊。

再生障碍性贫血简称再障,是以全血细胞减少为主要表现,伴以出血和感染的一组综合征。其致病基础是红骨髓总容量减少,由造血干细胞数量减少和质的缺陷所致的造血障碍。当机体受到放射物质照射或应用某些药物(如氯霉素族、化疗药等)时,抑制骨髓造血功能,使红细胞生成减少,称为再生障碍性贫血。急性型再障起病急,进展迅速;慢性型再障起病缓慢,若治疗得当,坚持不懈,可获得长期缓解甚至痊愈。再障患者的血象呈全血细胞减少,属正常细胞性贫血,红细胞无明显畸形,网织红细胞显著减少具有诊断价值。

【知识要点巩固练习】

(1)维生素 B_{12} 和叶酸缺乏引起的贫血是
  A. 再生障碍性贫血　　　　　　　　B. 缺铁性贫血
  C. 巨幼红细胞贫血　　　　　　　　D. β 地中海贫血

(2)慢性少量失血引起的贫血是
  A. 再生障碍性贫血　　　　　　　　B. 缺铁性贫血
  C. 巨幼红细胞贫血　　　　　　　　D. β 地中海贫血

(3)调节红细胞生成的主要体液因素是
  A. 雄激素　　　　　　　　　　　　B. 促红细胞生成素
  C. 雌激素　　　　　　　　　　　　D. 红细胞提取物

★答案与解析

(1)C。叶酸是合成 DNA 所需的重要辅酶,维生素 B_{12} 参与叶酸的活化。缺乏这两种物质可使 DNA 合成障碍,巨幼红细胞分裂增殖成熟减慢,红细胞体积增大,发生巨幼红细胞贫血。

(2)B。慢性少量失血引起的铁丢失,导致缺铁性贫血。

(3)B。所有调节红细胞生成的物质里面以促红细胞生成素的作用最强,所以肾衰竭患者会出现肾性贫血。

(二)缺铁性贫血

女,20 岁,农民,头昏、心悸、颜面苍白 5 年,并感吞咽困难,血红蛋白 45 g/L,红细胞 $2×10^{12}$/L,白细胞及血小板正常,血片中见红细胞大小不均,以小细胞为主,中心染色过浅。口服铁制剂后上述情况有所改善。

【基础理论思考】

(1)为什么缺铁会导致小细胞性贫血?

(2)为什么正常成人膳食中含铁量少也不易患缺铁性贫血?

★答案与解析

(1)铁是合成血红蛋白的基本原料。如果缺铁,将导致血红蛋白因原材料短缺而生成减少。血红蛋白减少会导致红细胞体积变小和(或)数量下降。

(2)成人缺铁性贫血最常见的原因是慢性失血(胃肠道出血、月经过多、痔核出血、钩虫病等);其次可见于需铁增加而摄入不足,如反复妊娠、哺乳;也可见于慢性胃肠道疾病,如萎缩性胃炎和慢性腹泻,前者因胃酸过低影响铁的游离化,从而影响铁的吸收,后者直接影响铁的吸收。由于人体内储铁丰富,一般可供身体制造1/3血容量的血红蛋白的合成,加之体内血红蛋白分解释放的铁几乎全部被重复利用,因此膳食中含铁量少对成人来说不易成为缺铁性贫血的原因。

【临床应用分析】

正常人每日合成血红蛋白需要 20～30 mg 的铁。其中 5% 来自从食物中吸收的铁,95% 来自衰老红细胞破坏后释放的铁。当铁的摄入不足或吸收障碍,或因长期慢性失血导致机体缺铁时,可使血红蛋白合成减少,引起低色素小细胞性贫血,即缺铁性贫血。

正常人体内铁总量的 65% 组成血红蛋白,30% 为储存铁,组织铁约占 5%(存在于肌红蛋白、血色素和细胞氧化还原酶中),而转运铁仅占 0.08%。

缺铁性贫血发展过程分为 3 期:①缺铁潜伏前期。无症状,仅有储存铁减少,故血清铁蛋白下降,骨髓细胞内外铁减少。②缺铁潜伏期。无明显临床症状,因储存铁耗竭,出现血清铁降低、血清铁饱和度下降,骨髓外铁减少或缺如。③红细胞形态由正常细胞型发展为小细胞低色素型,血清铁下降,总铁结合力上升,骨髓外铁缺如。因此缺铁性贫血发展过程中最早的表现是骨髓细胞内、外铁减少或血清铁蛋白降低。骨髓涂片的铁粒染色是目前诊断缺铁性贫血最可靠的方法。

除了缺铁性贫血外,临床上还有一种是因为原材料缺乏导致的贫血叫巨幼红细胞贫血,是由于 DNA 合成障碍所引起的贫血。患者血象的突出表现是大卵圆红细胞数目增多和中性粒细胞核分叶增多。重症者全血细胞减少,网织红细胞减少。巨幼红细胞贫血主要临床类型有:①营养性巨幼红细胞贫血,以食物缺乏维生素 B_{12} 和叶酸为主要原因。②恶性巨幼红细胞贫血,因胃黏膜萎缩导致内因子分泌障碍,进而缺乏维生素 B_{12} 所致。③药物性巨幼红细胞贫血,是由于干扰维生素 B_{12} 和叶酸吸收的某些药物(如对氨基水杨酸钠、甲氨蝶呤等)所致。

【知识要点巩固练习】

(1)维生素 B_{12} 和叶酸缺乏引起的贫血是

　　A.再生障碍性贫血　　　　　　　　B.缺铁性贫血

　　C.巨幼红细胞贫血　　　　　　　　D.β 地中海贫血

（2）慢性少量失血引起的贫血是

  A. 再生障碍性贫血   B. 缺铁性贫血

  C. 巨幼红细胞贫血   D. β 地中海贫血

（3）肾性贫血是

  A. 缺乏铁质   B. 缺乏维生素 B_{12}

  C. 缺乏叶酸   D. 促红细胞生成素减少

★**答案与解析**

（1）C。叶酸是合成 DNA 所需的重要辅酶。维生素 B_{12} 是合成 DNA 所需要的重要辅酶，参与叶酸的活化。缺乏维生素 B_{12} 和叶酸可使 DNA 合成障碍，幼红细胞分裂增殖减慢，红细胞体积增大，发生巨幼红细胞贫血。

（2）B。因长期慢性失血导致机体缺铁时，可使血红蛋白合成减少，引起低色素小细胞性贫血，即缺铁性贫血。

（3）D。促红细胞生成素（erythropoietin, EPO）是一种糖蛋白，主要由肾皮质肾小管周围的间质细胞合成，肝脏也可合成少量 EPO。EPO 主要促进晚期红系祖细胞的发育、增殖。慢性肾功能不全时，肾脏促红细胞生成素生成减少，红细胞生成减少，此称肾性贫血。

（三）特发性血小板减少性紫癜

男孩，6 岁，最近几天发现下肢皮下不明原因多处大片瘀斑。1 周前有轻度发冷发热的感冒症状。辅助检查如下。①血象：血小板计数 $40 \times 10^9/L$。轻度贫血，白细胞正常。②出血时间延长，血凝块收缩不良。③骨髓象：巨核细胞数轻度增多，以小型巨核细胞为主。诊断：特发性血小板减少性紫癜。治疗：应用免疫抑制剂。

【**基础理论思考**】

（1）为什么阿司匹林能防止血小板聚集？

（2）血小板在其三大基本功能中具体发挥什么样的作用？

★**答案与解析**

（1）阿司匹林抑制花生四烯酸、环氧化酶，从而阻断血栓烷 A_2（TXA_2）的合成。TXA_2 通过与 G 蛋白耦联受体结合引起磷脂酶 β 的活化，从而导致血小板被激活聚集。所以，血栓素 A_2 是血小板的致聚剂和血管收缩强有力的激动剂，阿司匹林通过抑制血栓素 A_2 的生成发挥抗血小板聚集的作用。

（2）血小板的三大基本功能：①参与生理性止血。首先，血小板释放 5-羟色胺（5-HT）、儿茶酚胺、TXA_2 等使小血管收缩协助止血。其次，血小板通过黏附聚集作用形成血小板血栓，堵塞伤口达到初步止血。②促进凝血。血小板有很强的促凝血作用。首先，血小板质膜表面能吸附多种凝血因子；其次，血小板提供的磷脂表面促使凝血的发生，如血小板因子 3（PF3），参与凝血酶原酶复合物的形成和凝血酶的激活；另外，血小板释放促凝物质，如因子Ⅰ、因子ⅩⅢ、各种血小板因子。③修复血管壁。通常情况下，血小板能够融入血管内皮细胞，使之体积增大，以填补内皮细胞脱落留下的空隙，使红细胞不能逸出血管外。此外，血小板还可释放血管内皮生长因子（vascular endothelial growth factor,VEGF)和血小板源生长因子(platelet-derived growth factor,PDGF),促进血管内皮细胞、平滑肌细胞和成纤维细胞的增殖,从而促进受损血管的修复。

【临床应用分析】

血小板正常值是(100~300)×10^9/L,当减少至50×10^9/L以下时,血小板对血管壁的修复支持作用减弱,毛细血管壁脆性增加,微小创伤,甚至仅血压升高,即可使毛细血管破裂出血。大部分患者血液中可检出抗血小板抗体,故又称为免疫性血小板减少性紫癜。分为急性型和慢性型两种。急性型常见于儿童,其发病多与病毒感染有关,发病急骤,发热、恶寒、突发广泛而严重的皮肤黏膜紫癜,甚至大片瘀斑或血肿,血小板大量减少,常<20×10^9/L。慢性型多见于年轻女性,起病隐匿,症状较轻。出血反复发作,皮肤紫癜,以下肢远端多见,血小板计数一般在(30~80)×10^9/L,外周血涂片可见巨大而畸形血小板。出血程度与血小板数量成正比。

糖皮质激素治疗是首选的治疗方案,但与其他自身免疫性疾病一样,复发的风险很高。二线治疗方案包括静脉注射免疫球蛋白、促血小板生成素受体激动剂、利妥昔单抗或免疫抑制剂,但这些治疗通常也是暂时的。脾切除术(清除血小板破坏部位)是一种有效、稳定的治疗方法,有效率为70%~80%,并发症发生率低。

【知识要点巩固练习】

(1)下列关于血小板的描述错误的是

    A.由巨核细胞裂解脱落形成,是血细胞中最大的

    B.有维护血管壁完整性的作用

    C.对于血液凝固有重要作用

    D.在生理止血中起重要作用

(2)较松软的止血栓子的形成要经过的过程是

    A.黏附与凝集   B.黏附与聚集

    C.聚集与凝集   D.凝集与收缩

(3)血小板减少可导致皮肤呈现出血斑点,主要原因是血小板

    A.不易聚集成团   B.不能修复和保持血管内皮细胞完整性

    C.血管回缩障碍   D.释放血管活性物质的量不足

★答案与解析

(1)A。血小板是骨髓中成熟的巨核细胞胞质脱落而成的具有生物活性的胞质小片,但有完整的质膜,是体积最小的血细胞。

(2)B。黏附与聚集是血小板的两个生理特性。凝集在生理学中是指红细胞膜上的凝集原与血清中的抗体结合后,红细胞会凝集成簇的现象。

(3)B。当血小板减少至50×10^9/L以下时,修复和保持血管内皮细胞完整性下降。

(四)甲型血友病

男孩,6岁,其母述患儿常出现无明显原因的皮下大片瘀斑,轻微碰伤后常出血不止,可持续数小时,乃至数周,有时自发出血。患儿的父亲和叔叔也有类似现象发生。实验室检查:凝血时间延长;血小板计数、出血时间、血凝块收缩正常;凝血酶原时间正常;

血浆凝血因子Ⅷ活性极低。诊断为甲型血友病。

【基础理论思考】

(1)凝血因子Ⅷ参与血液凝固的哪个环节?

(2)患儿有经常出血的现象、凝血时间延长说明什么? 血小板计数、出血时间和血凝块收缩正常说明什么? 血浆凝血因子Ⅷ活性极低与本病有何关系?

★答案与解析

(1)Ⅷ参与内源性凝血途径,因子Ⅻ被激活后,Ⅻa 转而使因子Ⅺ激活,成为因子Ⅺa,因子Ⅺa 在 Ca^{2+} 的参与下将因子Ⅸ转变为因子Ⅸa。因子Ⅸa 再与因子Ⅷa、Ca^{2+}、血小板膜磷脂结合形成复合物,即可使因子Ⅹ激活成因子Ⅹa。所以,Ⅷ参与凝血过程三大环节中(见基础理论概述)的第一个环节。

(2)患儿有经常出血的现象、凝血时间延长说明血液凝固发生了障碍。血小板计数、出血时间和血凝块收缩正常说明血小板的数量和功能无异常。血浆凝血因子Ⅷ活性极低是引起本病的根本原因。

【临床应用分析】

血友病是一类遗传性凝血因子缺乏所引起的出血性疾病。根据凝血因子缺乏的不同可将其分为 3 种类型:①甲型血友病(因子Ⅷ缺乏症是先天性因子Ⅷ缺乏,为性染色体隐性遗传,即女性传递,男性患病,女性传递者虽有不同程度的因子Ⅷ活性减低,但一般无出血表现)。②乙型血友病(因子Ⅸ缺乏症是先天性因子Ⅸ缺乏,遗传规律与甲型血友病相同)。③丙型血友病(因子Ⅺ缺乏症是先天性因子Ⅺ缺乏,为常染色体隐性遗传,双亲都能遗传,子女均可患病)。其中以甲型血友病发病率最高,乙型血友病次之,丙型血友病发病率很低。少数血友病患者并无明显家族史,可能是基因突变所致。出血倾向是血友病的典型表现之一。重型患者往往在幼儿期即有出血倾向,轻型患者可在青年乃至成年才发病。出血症状出现越早,预示病情越重。血友病发病后虽有缓解期,但一般出血倾向持续终生。患者往往在轻微受伤、拔牙或其他小手术后出血不止,可持续数小时,乃至数周。也可有自发出血。常见出血多在以下几个部位。①皮下、肌肉与深部组织:常见皮下大片瘀斑,往往因为皮下及肌肉血肿在筋膜面和更深的组织内扩展而出现疼痛,有时当血肿压迫重要器官(如舌、喉、颈)时后果严重。腹膜后出血和肠系膜出血导致腹痛者并不少见。重型患者可有鼻出血、胃肠道出血和泌尿生殖系统出血,乃至颅内出血。出血程度与各自相应凝血因子的浓度相关。②关节:关节积血为血友病的又一特征,发生于 2/3 的患者,以踝、膝关节的关节腔出血最常见,肘、髋、肩及指关节等均可累及。反复出血后导致慢性血友病关节炎,造成永久性关节破坏,使关节畸形,活动受限,最终丧失功能而致残。丙型血友病的症状较轻,大多数患者为皮下瘀斑、鼻出血或月经过多等轻度出血。在外科手术、拔牙或外伤后才由轻度到重度出血,自发性出血很少见,因此关节积血或肌肉出血甚为罕见。血友病确诊必须依靠实验室检查,以证实相应的凝血因子缺乏。

【知识要点巩固练习】

(1)血凝块回缩是由于

  A.血凝块中纤维蛋白收缩   B.红细胞发生叠连而压缩

  C.白细胞发生变形运动   D.血小板的收缩蛋白发生收缩

(2)凝血因子Ⅷ的作用是

  A.激活因子Ⅸ   B.使因子Ⅹa激活因子Ⅱ的作用加快

  C.使因子Ⅸa激活因子Ⅹ的作用加快 D.使因子Ⅱa激活因子Ⅰ的作用加快

★答案与解析

(1)D。血凝块回缩是血小板内收缩蛋白收缩的缘故。

(2)C。凝血因子Ⅷ的作用是使因子Ⅸa激活因子Ⅹ的作用加快。

(五)新生儿ABO溶血

男婴,足月顺产,出生后第2天发现患儿皮肤发黄。检查见患儿全身皮肤呈黄色,巩膜有轻度黄染。全身健康状况尚好,轻度嗜睡和拒食。实验室检查:母O型血;血清抗体IgG抗A阳性;患儿A型血,脐血胆红素15 mg/dL(正常值<2.5 mg/dL),尿中胆红素阳性,粪内胆色素明显增多。诊断为新生儿ABO溶血。

【基础理论思考】

(1)ABO血型天然抗体和免疫抗体是怎么回事?

(2)患儿皮肤黄染,脐血胆红素增高,尿中胆红素阳性,粪内胆色素明显增多,Hb降低说明什么?母O型血,血清抗体IgG抗A阳性;患儿A型血。这些与患儿的临床表现有何关系?

★答案与解析

(1)血型抗体有天然抗体和免疫抗体两种。ABO血型系统存在天然抗体。新生儿出生后2~8个月自然产生,8~10岁时达高峰。天然抗体多属IgM,分子量大,不能透过胎盘。因此,ABO血型与胎儿不合的孕妇,不会使胎儿的红细胞发生凝集而破坏。免疫抗体是由于机体输血等原因接受异型红细胞抗原刺激所产生的。免疫抗体属IgG抗,分子量小,可以透过胎盘进入胎儿体内。若母亲体内因怀孕前外源性A抗原或B抗原进入体内产生免疫性抗体IgG时,与胎儿ABO血型不合,可因母亲体内免疫性抗体进入胎儿体内而引起胎儿红细胞的破坏,发生新生儿溶血。

(2)患儿皮肤黄染,脐血胆红素增高,尿中胆红素阳性,粪内胆色素明显增多,Hb降低说明胎儿发生了溶血(红细胞破裂)。母O型血,血清抗体IgG抗A阳性;患儿A型血。这样母亲的抗A IgG进入胎儿体内与胎儿红细胞膜上的A抗原特异性结合,引起胎儿溶血,出现新生儿黄疸。

【临床应用分析】

新生儿溶血是由于母体存在与胎儿血型不相容的血型抗体(IgG)引起。因胎儿红细胞进入母体,刺激母体产生相应的血型抗体,此抗体通过胎盘进入胎儿循环,则引起胎儿红细胞凝集和破坏。

　　ABO 血型不合引起的溶血,多发生于 O 型血产妇所生的 A 型或 B 型血的婴儿。因为 O 型血孕妇中的抗 A、抗 B 抗体 IgG 可通过胎盘屏障进入胎儿血液循环。理论上母 A 型血、胎儿 B 型或 AB 型血,或母 B 型血、胎儿 A 型或 AB 型血,也可发病,但临床少见。主要是由于 A 型或 B 型血的产妇,其抗 B、抗 A 的"天然"抗体主要为 IgM,不易通过胎盘屏障进入胎儿血液循环。

　　由于 A、B 抗原因子在自然界广泛存在,O 型血妇女在孕前可能受血型物质的刺激,如寄生虫感染、注射疫苗及进食某些含有 A 抗原和 B 抗原的植物等,使机体产生抗 A、抗 B 的 IgG,妊娠期间这些抗体可通过胎盘进入胎儿体内而引起溶血。故本病约一半可发生在第一胎。

【知识要点巩固练习】

(1)血型抗体主要是

　　A. IgG 与 IgA　　　　　　　　　　　B. IgM 与 IgA

　　C. IgG 与 IgM　　　　　　　　　　　D. IgG 与 IgD

(2)某人血细胞与 B 型血的血清凝集,而其血清与 B 型血的血细胞不凝集,此人血型是

　　A. A 型　　　　　　　　　　　　　　B. B 型

　　C. O 型　　　　　　　　　　　　　　D. AB 型

★答案与解析

(1)C。血型抗体有 IgG 与 IgM 两种。IgG 是免疫抗体,IgM 是天然抗体。IgA 存在于消化道、呼吸道以及泌尿生殖系统。黏膜组织具有黏膜层淋巴组织,会生成 IgA 以避免遭到病原的入侵,也存在于唾液、泪液以及乳汁当中,尤其是初乳,其 IgA 的含量相当高。IgD 在血清含量很低,可作为膜受体存在于 B 细胞表面,其作用可能是参与启动 B 细胞产生其他抗体。IgE 血清中含量极低,主要由鼻咽部、扁桃体、支气管、胃肠等黏膜固有层的浆细胞产生,这些部位常是变应原入侵和Ⅰ型变态反应发生的场所。IgE 为亲细胞抗体,可与嗜碱性粒细胞、肥大细胞结合。变应原再次进入机体与已固定在嗜碱性粒细胞、肥大细胞上 IgE 结合,可引起Ⅰ型变态反应。寄生虫感染或过敏反应发作时,局部的外分泌液和血清中 IgE 水平都明显升高。

(2)D。B 型血的红细胞膜上是 B 凝集原,血清含抗 A 抗体,此人的血细胞能与 B 型血的血清凝集,此人的血细胞膜上肯定含有 A 凝集原。而其血清与 B 型血的血细胞不凝集,说明此人不含 B 抗体,那他的血细胞膜上必定有 B 凝集原。此人血细胞膜上既有 A 又有 B 凝集原,他的血型是 AB 型。

(六)新生儿 Rh 溶血

　　早产儿,出生后第 2 天皮肤发黄并迅速加深,且出现嗜睡和拒食。小便呈酱油色。检查见患儿一般情况较差,全身皮肤呈黄色,巩膜严重黄染。肝脾大,吸吮无力,拥抱反射消失。实验室检查:母为 Rh 阴性血型,血清中抗 Rh 抗体阳性。患儿为 Rh 阳性血型,Hb 为 50 g/L。诊断为新生儿 Rh 溶血。

【基础理论思考】

（1）Rh 血型及其抗体有什么特点？

（2）Rh 阴性血型的人应注意什么？

★**答案与解析**

（1）在 Rh 血型系统中有 6 种抗原（C、c、D、d、E、e），其中以 D 抗原的抗原性最强。E、e、C、c 次之，d 目前尚未发现，国内多见于少数民族。与 ABO 血型系统不同，Rh 血型系统人的血清中不存在抗 Rh 的天然抗体。只有当 Rh 阴性者在接受 Rh 阳性的血液后，才会通过体液免疫产生抗 Rh 抗体，但首次一般不产生明显的反应。但当再次接受 Rh 阳性血液时，就会发生凝集反应。

（2）Rh 阴性的人接受 Rh 阳性两次以上的供血易引起溶血反应。另外，Rh 血型系统的抗体主要是 IgG，分子量小，能透过胎盘。因此，当 Rh 阴性的母亲孕育 Rh 阳性的胎儿末期或分娩时，胎儿的红细胞因某种原因（如分娩时胎盘剥离）进入母体，使母体产生抗 Rh 抗体，但是母体血清中抗体的增加过程是缓慢的，需要几个月时间。所以 Rh 阴性的母亲孕育第一胎 Rh 阳性的胎儿时，很少出现新生儿溶血；但在第二次妊娠时，母体内的抗 Rh 抗体可通过胎盘进入胎儿体内而引起新生儿溶血，严重时可导致胎儿死亡。

【临床应用分析】

患儿是因 Rh 血型不合引起的溶血。Rh 母婴不合溶血病时，孕母为 Rh 阴性，婴儿为 Rh 阳性，婴儿的阳性血型来自 Rh 阳性杂合子的父亲。总体来看，Rh 溶血病较 ABO 溶血病重。其主要的临床表现有黄疸、肝脾大、胆红素脑病等。患儿病情轻重取决于溶血的程度，溶血的轻重取决于进入胎儿抗体的多少。因此本病临床表现差异很大。轻者进展缓慢，对身体状况影响小；重者病情进展快，出现嗜睡、厌食，甚至发生胆红素脑病或死亡。当 Rh 阴性母亲生育第一胎 Rh 阳性子女后，应及时注射特异性抗 D 免疫球蛋白，可以防止 Rh 阳性胎儿红细胞对母体的致敏作用。

【知识要点巩固练习】

（1）新生儿溶血性贫血可能发生在

　　A. Rh 阳性母亲所生 Rh 阳性婴儿　　　B. Rh 阳性母亲所生 Rh 阴性婴儿

　　C. Rh 阴性母亲所生 Rh 阳性婴儿　　　D. Rh 阴性母亲所生 Rh 阴性婴儿

（2）Rh 血型系统的抗体不具有下列哪项特点

　　A. 免疫抗体　　　　　　　　　　　　B. 属于 IgG

　　C. 可通过胎盘进入胎儿体内　　　　　D. 出生后 6 个月左右时自行产生

（3）Rh 血型的临床意义在于

　　A. Rh 阳性受血者第二次接受 Rh 阴性的血液

　　B. Rh 阴性受血者第二次接受 Rh 阴性的血液

　　C. Rh 阳性女子再次孕育 Rh 阳性的胎儿

　　D. Rh 阴性女子再次孕育 Rh 阳性的胎儿

★**答案与解析**

（1）C。新生儿溶血是 Rh 阳性患儿的红细胞遭受到来自母亲的抗体的攻击，只有 Rh

阴性母亲才会产生 Rh 抗体。

（2）D。Rh 血型系统的抗体属于免疫抗体 IgG，所以是后天获得的，由于分子量小，可以通过胎盘。出生后 6 个月左右时自行产生是 ABO 血型抗体的特点。

（3）D。Rh 血型的临床意义在于 Rh 阴性女子再次孕育 Rh 阳性的胎儿，这样母亲体内的抗 D 抗体可能进入胎儿体内，攻击胎儿红细胞膜上的 D 抗原。

（七）输血反应

男,37 岁,因外伤术后输血。10 min 后患者出现头痛、面潮红、恶心、寒战、高热、呼吸困难,腰背部剧烈疼痛,心前区压迫感,全身荨麻疹,血浆游离血红蛋白 60 mg/L,诊断为输血导致的溶血反应。

【基础理论思考】

（1）输血要遵守哪些原则？

（2）"O 型血是万能供血者,AB 型血是万能受血者",这句话的含义和原理是什么？

★答案与解析

（1）输血原则：①输血前必须做血型鉴定,首选同型输血,每次必做交叉配血试验；②在紧急情况下无同型血源时可少量慢速输入 O 型血。

（2）O 型血作为供血者时,其红细胞上没有 A 和 B 凝集原,因而不会被受血者的血清凝集,即交叉配血的主测不发生凝集反应。但 O 型血人血清中的抗 A 和抗 B 凝集素,能与其他血型受血者的红细胞发生凝集反应,即次测会发生凝集反应。这时异型受血者输入 O 型血时只能少量缓慢输入,量较大时,供血者血清中的凝集素未被受血者的血清足够稀释时,受血者的红细胞会被广泛凝集。同理,当缺乏同型血源时,AB 型血的人可以少量缓慢输入其他血型的血液。

【临床应用分析】

输血反应是指在输血过程中或输血后,受血者发生的不良反应。在输血当时或输血 24 h 内发生的为即发反应,而在输血后几天或几个月发生者为迟发反应。输血反应主要表现有发热反应（严重者可因高热而发生抽搐和昏迷）、过敏反应（严重者可产生过敏性休克）、溶血反应（严重者可发生弥散性血管内凝血、肾衰竭）,以及输血后抑制物抗宿主病等。

输血导致的溶血反应主要是输入不合适的血发生 II 型变态反应。抗体作用于异种红细胞膜,引起红细胞大量破坏,释放出一些凝血物质,导致弥散性血管内凝血,出现一系列临床症状。典型者为头部胀痛、面部潮红、恶心呕吐、心前区压迫感和腰背部剧烈疼痛,并可出现荨麻疹。严重者可出现寒战和高热,呼吸困难。由于大量血红蛋白释放,致游离血红蛋白增加。

ABO 血型不合是输血反应最常见的原因,主要是责任心不强或技术差错,误输异型血,引起抗原抗体凝集反应。我国 99% 以上为 Rh 阳性血型,故发生 Rh 血型不合的情况少见。A 亚型中,我国人主要是 A_1 型,A_2 型约占 1%,A_2B 型占比不到 1%,故发生 A 亚型不合的溶血反应很少见。

【知识要点巩固练习】

（1）ABO 血型系统中有天然凝集素；Rh 系统中

　　A.有天然凝集素　　　　　　　　B.无天然凝集素

　　C.有天然 D 凝集素　　　　　　　D.有抗 D 凝集素

（2）在紧急情况下进行少量输血时主要考虑未发生凝集反应的是供血者的

　　A.红细胞与受血者的血清相混合　　B.血清与受血者的红细胞相混合

　　C.红细胞与受血者的红细胞相混合　　D.血清与受血者的血清相混合

（3）严重贫血患者适宜输注

　　A.右旋糖酐溶液　　　　　　　　B.浓缩红细胞悬液

　　C.含凝血因子的新鲜血浆　　　　D.血浆

★答案与解析

（1）B。与 ABO 血型系统不同，Rh 血型系统人的血清中不存在抗 Rh 的天然抗体。只有当 Rh 阴性者在接受 Rh 阳性的血液后，才会通过体液性免疫产生抗 Rh 抗体。

（2）A。交叉配血试验有主、次测之分，主测是指将供血者的红细胞与受血者的血清进行配合试验；次测是指将受血者的红细胞与供血者的血清进行配合试验。若主、次测均不发生凝集反应，则为配血相合，可以进行输血；若主测发生凝集反应，则为配血不合，不能输血；若主测不发生凝集反应，而次测发生凝集反应，则只能在紧急情况下，缓慢少量（不宜超过 400 mL）输血，且密切监视输血过程。

（3）B。随着医学科学技术的发展，输血疗法已从输注全血发展到成分输血。成分输血是把人血中的各种不同成分，如红细胞、粒细胞、血小板及血浆，分别制备成高纯度或高浓度的制品，根据患者的不同需求进行输注。如严重贫血的患者主要是红细胞缺乏，总血量不一定减少，可输入浓缩红细胞悬液。

第三章 循环系统

术语概念解释

1. 房室延搁　指兴奋通过房室交界时,传导速度较慢,延搁时间较长。

2. 期前兴奋　心室肌被一次额外刺激所引起的一次提前的兴奋和收缩,因该次兴奋和收缩是在下一次窦房结的兴奋到达之前,故又称早搏或期前收缩。

3. 心动周期　心脏每收缩和舒张一次,构成一个心脏机械活动周期称为一个心动周期。

4. 每搏输出量　一侧心室每次搏动所射出的血液量,简称搏出量。

5. 心输出量　每分钟一侧心室排出的血液总量。

6. 射血分数　每搏输出量占心舒末期容积的百分比。

7. 心指数　在安静和空腹状态下,每平方米体表面积的心输出量。

8. 心力储备　心输出量能随机体代谢需要而增长的能力。

9. 动脉血压　血液对主动脉管壁的侧压强。

10. 有效滤过压　促进水和小分子物质由血管进入组织的静压力。生成组织液的有效滤过压＝(毛细血管血压+组织液胶体渗透压)-(血浆胶体渗透压+组织液静水压)。

基础理论阐释

1. 工作细胞(以心室肌工作细胞为例)的电位　静息电位为-80～-90 mV,属于钾离子平衡电位。动作电位分为 5 个时期,其产生机制见表 3-1 和图 3-1。

表 3-1　心室肌工作细胞动作电位各期的离子机制

项目	0 期	1 期	2 期	3 期	4 期
时相	去极相	复极初期	平台期	复极末期	静息期
离子机制	快 Na^+ 通道开放,Na^+ 快速内流	K^+ 外流	K^+ 外流+ Ca^{2+} 内流(L 型 Ca^{2+} 通道开放)	K^+ 外流	主动转运:排出 Na^+ 和 Ca^{2+},摄回 K^+

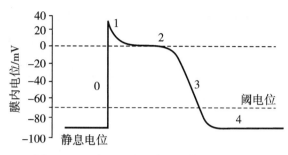

图 3-1　心室肌工作细胞动作电位及其分期

2. 浦肯野细胞的动作电位　分为 0、1、2、3、4 期,其中 0、1、2、3 期的离子机制和工作细胞是一样的,只有 4 期不是静息期,而是自动去极化,其自动去极化与 I_f Na^+ 通道开放,Na^+ 内流有关。最大复极电位也为 $-80 \sim -90$ mV。见图 3-2。

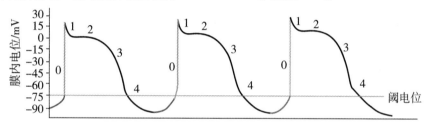

图 3-2　心肌浦肯野细胞动作电位

3. 窦房结 P 细胞的动作电位特点

(1)由 0 期、3 期和 4 期组成,没有 1 期和 2 期。

(2)最大复极电位(-70 mV)和阈电位(-40 mV)均小于浦肯野细胞。

(3)0 期去极化是由于慢钙内流,所以除极幅度小,速度慢。

(4)自动去极化速度快,由多种离子参与自动去极化,K^+ 外流递增性减小,I_f 通道介导 Na^+ 内流,T 型 Ca^{2+} 通道介导的 Ca^{2+} 内流。

窦房结 P 细胞的动作电位图见图 3-3。

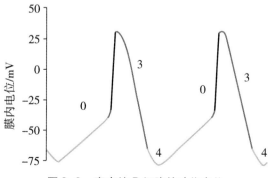

图 3-3　窦房结 P 细胞的动作电位

4. 快反应心肌细胞动作电位和慢反应心肌细胞动作电位的区别　见表 3-2。

表3-2　快反应心肌细胞动作电位和慢反应心肌细胞动作电位的区别

项目	快反应动作电位	慢反应动作电位
细胞类型	工作细胞、房室束、浦肯野细胞	窦房结细胞、房室交界细胞
特点	①动作电位分5个期：0、1、2、3、4期；②电位幅度高；③0期主要与Na^+内流有关；④0期去极速度快；⑤具有快、慢通道；⑥静息电位大：-85～-90 mV；⑦通道阻断剂：河鲀毒素	①动作电位分3个期：0、3、4期；②电位幅度低；③0期主要与Ca^{2+}内流有关；④0期去极速度慢；⑤只有慢通道；⑥静息电位小：-60～-65 mV；⑦通道阻断剂：Mn^{2+}、维拉帕米

5. 心肌细胞的生理特性

（1）自律性：所有自律细胞，即除了房室结以外的特殊传导系统的细胞。

（2）传导性：所有心肌细胞。

（3）兴奋性：所有心肌细胞。

（4）收缩性：心肌工作细胞，即心房肌和心室肌细胞。

6. 影响心肌四大生理特性的生理因素　见表3-3。

表3-3　影响心肌四大生理特性的生理因素

生理特性	影响因素
自律性	①4期自动去极化速度；②最大舒张电位，与阈电位之间的距离
兴奋性	①静息电位（或最大舒张电位）与阈电位之间的距离；②Na^+（Ca^{2+}）通道的状态
传导性	①动作电位0期去极化的速度和幅度；②膜电位水平；③邻近未兴奋部位膜的兴奋性
收缩性	①血浆中钙离子的浓度；②低氧和酸中毒；③交感神经和儿茶酚胺

7. 心肌兴奋后其兴奋性周期变化、特点及生理意义　见表3-4和图3-4。

表3-4　心肌兴奋后其兴奋性周期变化、特点及生理意义

兴奋性周期变化	有效不应期		相对不应期	超常期
	绝对不应期	局部反应期		
时程	从0期开始到复极相-60 mV		从复极相-60 mV到复极相-80 mV	从复极相-80 mV到复极相-90 mV
	从0期开始到复极相-55 mV	从复极相-55 mV到复极相-60 mV		
兴奋性	无论再给它一个多强的刺激，都不能引起再次兴奋		给予一个高于阈值的刺激，可以引起兴奋	低于阈值刺激就可引起兴奋
	无论多强的刺激也不能引起膜的任何去极化	足够强的刺激可引起局部去极化		

续表3-4

兴奋性 周期变化	有效不应期		相对不应期	超常期
	绝对不应期	局部反应期		
特点及其 生理意义	有效不应期长,相当于整个收缩期和舒张早期,所以,心肌不会像骨骼肌那样产生强直收缩,从而保持心脏收缩和舒张交替的节律性活动			

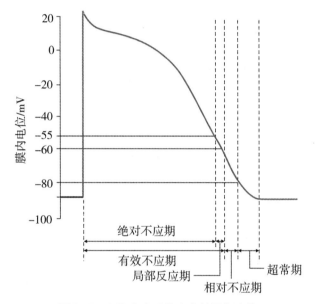

图3-4 心肌兴奋后其兴奋性周期变化

8.心肌收缩的特点 ①同步收缩(全或无式收缩);②不发生强直收缩;③对细胞外液中钙离子的依赖性。

9.心脏泵血的全过程 见表3-5。

表3-5 心脏泵血的全过程

项目	心室内压	房室瓣	动脉瓣	血压流动情况	心室容积
等容收缩期	心房<心室<动脉	关	关	无	不变,最大
快速射血期	心房<心室>动脉	关	开	由心室流向动脉	缩小
减慢射血期	心房<心室>动脉	关	开	由心室流向动脉	缩小
等容舒张期	心房<心室<动脉	关	关	无	不变,最小
快速充盈期	心房>心室<动脉	开	关	由心房流向心室	增大
减慢充盈期	心房>心室<动脉	开	关	由心房流向心室	增大
房缩期	心房>心室<动脉	开	关	由心房流向心室	增大

10. 影响心输出量的因素　见表3-6。

表3-6　影响心输出量的因素

心输出量	影响因素	影响结果
每搏输出量	心肌初长—前负荷(异长自身调节)	正变
	动脉血压—后负荷	反变
	心肌收缩能力—等长自身调节	正变
心率	>180 次/min	反变
	40~180 次/min	正变
	<40 次/min 以下	反变

11. 影响动脉血压的因素　见表3-7。

表3-7　影响动脉血压的因素

项目	收缩压	舒张压	脉搏压	平均动脉压
每搏输出量↑	↑↑	↑	↑	↑
心率↑	↑	↑↑	↓	↑
外周阻力↑	↑	↑↑	↓	↑
大动脉管壁的弹性↓	↑↑	↓	↑↑	↑
循环血量↓	↓	↓↓	↓↓	↓
血管容积↑	↓		↓	↓

12. 影响静脉回流的因素　①循环系统平均充盈压;②心肌收缩力;③体位改变;④骨骼肌的挤压作用;⑤呼吸运动。

13. 微循环的3条通路及其作用和血流特点　见表3-8。

表3-8　微循环的3条通路及其作用和血流特点

名称	血流通路	血流特点	作用
迂回通路	微动脉→后微动脉→毛细血管前括约肌→真毛细血管→微静脉	血流缓慢	物质交换
直捷通路	微动脉→后微动脉→通血毛细血管→微静脉	血流较快	利血回流
动静脉短路	微动脉→动静脉吻合支→微静脉	随温度变化	调节体温

14. 组织液的生成及其影响因素　组织液生成的动力是有效滤过压。

有效滤过压=(毛细血管血压+组织液胶体渗透压)-(血浆胶体渗透压+组织液静水压)

组织液生成的影响因素见表3-9。

表3-9　组织液生成的影响因素

主要因素	生成量	回流量	机制
毛细血管血压↑	↑	↓	压迫,左右心力衰竭引起的水肿
血浆胶体渗透压↓	↑	↓	营养不良、肝功能下降、肾炎所致的水肿
毛细血管壁通透性↑	↑	↓	烫伤、细菌感染等所致的水肿
淋巴回流受阻	↑	↓	丝虫病、癌症等使受阻部位远端阻塞致水肿

15.心交感神经、心迷走神经和交感缩血管神经对心血管的作用　见表3-10。

表3-10　心交感神经、心迷走神经和交感缩血管神经对心血管的作用

项目	递质	受体	心脏	血管	血压
心交感神经	去甲肾上腺素	心脏β₁	正性变时、变力和变传导	—	血压升高
心迷走神经	乙酰胆碱	心脏M	负性变时、变力和变传导	—	血压下降
交感缩血管神经	去甲肾上腺素	血管α	—	收缩	血压升高

16.颈动脉窦、主动脉弓压力感受性反射的反射弧、反射特点及生理意义　见表3-11。

表3-11　颈动脉窦、主动脉弓压力感受性反射的反射弧、反射特点及生理意义

项目	反射弧	特点	生理意义
感受器	颈动脉窦、主动脉弓压力感受器	①负反馈调节（降压反射）;②双向调节;③对血压的突然变化敏感;④在血压正常波动范围内敏感	维持动脉血压的相对恒定
传入神经	窦神经(吞咽神经)及主动脉神经(迷走神经)		
中枢	心交感中枢和缩血管中枢、心迷走中枢		
传出神经	心交感神经、心迷走神经、交感缩血管神经		
效应器	心脏和血管		

17.肾上腺素与去甲肾上腺素对心血管的作用比较　见表3-12。

表 3-12 肾上腺素与去甲肾上腺素对心血管的作用比较

项目	肾上腺素	去甲肾上腺素
所结合的受体	能与 α、β_1 和 β_2 受体结合	主要作用 α 受体,对 β 受体作用小
心脏	心肌收缩力增强,心输出量增多	心脏有兴奋作用,但作用弱
血管	皮肤及内脏血管 α 受体兴奋,使血管收缩;骨骼肌、肝脏、冠状血管 β_2 受体兴奋,使血管舒张	对体内大多数血管有明显收缩作用
心率	心率加快	心率变慢
血压	不变	升高

■临床应用/病例分析探讨

(一)运动致心动过速

女,20 岁,正在实施运动减肥,当她锻炼时,心跳很快,虽然没有胸痛,但是为此很担心。她和她的家庭成员没有过往病史。经过全面体检,显示一切正常,医生告诉她锻炼时心率增加应该是对运动的正常反应。

【基础理论思考】

(1)运动时心跳加快的同时,还会出现心脏功能的什么变化?

(2)运动后心跳加快的调节机制是什么?

(3)冠脉循环和骨骼肌循环的血流量调节有什么区别?

★答案与解析

(1)运动时心跳加快的同时,还会出现心肌收缩力增加,二者共同作用使心输出量增加。

(2)心跳频率受窦房结自律性的影响,窦房结自律性又受两个因素的影响:①4 期自动去极化速度。如运动时,儿茶酚胺释放增多,可以增强 I_f 离子流,I_f 离子流是浦肯野细胞 4 期自动去极化的内向离子流,主要是 Na^+ 内流,因而可加速自律细胞 4 期自动去极化速度,提高自律性,使心率加快。②最大舒张(复极)电位与阈电位之间的距离。安静时,迷走神经张力增高,兴奋时可使窦房结自律细胞 K^+ 外流增加,最大舒张电位绝对值增大(膜呈超极化),与阈电位距离加大,故自律性降低,心率减慢。

(3)冠脉循环和骨骼肌循环血量的调节都依赖交感神经、体液因素和局部代谢产物调节,但是各有侧重。冠脉循环主要依赖代谢产物调节,缺氧时产生某种使血管舒张的代谢物质,主要是腺苷,使冠状动脉扩张;而交感神经、体液因素和局部代谢产物 3 种调节途径对骨骼肌循环血量的影响程度没有明显的差别。

【临床应用分析】

要更全面地了解在不同生理条件和药物影响下发生的心血管变化,需要了解调节特定血管床血流的因素。运动时骨骼肌血流量的增加是由外在因素和内在因素共同作用的结果。随着肌肉代谢的增加,能使血管扩张的代谢产物,如乳酸钾和腺苷也会增加。这是对骨骼肌循环的内在控制因素。外在因素包括交感神经系统激活,这会导致心率加快和静脉压升高,从而增加心输出量。如果运动强度很大,交感神经还会使胃肠道、肾脏和其他器官的小动脉收缩,外周阻力增加,使更多的血液分流到运动的肌肉,使组织中的细胞和血液之间进行充分的物质交换。

该病例患者为运动引起的窦性心动过速。运动时,大脑皮质兴奋,降压反射受到抑制,心交感紧张性升高,心迷走紧张性降低,导致心收缩力增加,心率加快,心输出量升高。另外,运动时交感缩血管紧张性增加,容量血管也会收缩,呼吸运动加强,骨骼肌活动加强,这些都会促进静脉回流量增加;同时,局部代谢产物增加,运动肌肉中的血管舒张,冠状动脉舒张,而内脏和皮肤血管收缩,这些都使血流重新分配,以适应运动这一生理过程。

【知识要点巩固练习】

(1)一名21岁的受试者安静地坐着,开始用中等强度在右手中反复挤压一个橡胶球。在此期间,与运动前相比,她的平均动脉压没有增加。她在运动期间的心血管状况包括

    A.总外周阻力无变化　　　　B.通过右肱动脉的血流量增加

    C.心输出量无变化　　　　　D.左肱动脉血流减少

(2)如果患者因失血导致心输出量下降,则其外周阻力增加。在下面列出的器官中,对外周阻力的增加贡献最小的是

    A.脑　　　　　　　　　　　B.小肠

    C.肾　　　　　　　　　　　D.骨骼肌

(3)肾脏疾病导致尿液中白蛋白的损失超过白蛋白的产生。由此产生的低蛋白血症将导致手、脸和脚水肿。下列可能会发生的是

    A.组织间隙流体静水压降低　B.毛细血管静水压的增加

    C.淋巴流量增加　　　　　　D.血浆胶体渗透压升高

(4)如果在进行血压测量期间,流向手臂的血流受阻超过30 s左右,松开血压袖带后,手臂的血流将恢复到原来安静时水平。暂时较高的血流量

    A.伴随着总外周阻力的增加　B.由平均动脉压暂时升高引起

    C.称为活动性充血　　　　　D.由局部代谢物累积引起的局部血管舒张引起

★答案与解析

(1)B。受试者右臂肌肉代谢活动的增加将导致小动脉松弛,从而降低局部阻力和总外周阻力,使右肱动脉的血流量增加。由于平均动脉压没有变化,这将导致通过右肱动脉的血流量增加。流向右臂的血流量增加将通过心率和心输出量的增加来实现,而不是通过减少流向其他器官的血流量来实现。

（2）A。在心输出量不足的情况下，通过代偿机制，尽可能地保留流向心脏和大脑等重要器官的血液。其中一个机制是交感神经的激活，以收缩受到神经支配的器官中的小动脉和小静脉。脑和心的血管受神经的影响最少。

（3）C。低蛋白血症导致血浆胶体渗透压降低，进一步导致毛细血管过滤增加，淋巴流量增加，组织间隙流体静水压增加到高于大气的水平。一旦超过水肿安全系数，就会出现水肿。此外，低蛋白血症对毛细血管静水压没有直接影响。

（4）D。在血管闭合过程中，代谢物在手臂组织中积聚。这些代谢物导致小动脉平滑肌松弛，降低局部血管阻力。在此期间，平均动脉压和流向其他器官的血流都不需要改变。

（二）麻醉致低血压

女，25岁，身体健康的足月产妇。为了减轻生产的疼痛，医生给其实施硬膜外神经阻滞（包括交感神经阻滞）麻醉。硬膜外注射麻醉药不久，患者感到头晕。体检有心动过速和低血压。麻醉师给予静脉输液和少量静脉滴注麻黄碱，患者的症状和低血压得以缓解。

【基础理论思考】

（1）为什么硬膜外麻醉会导致低血压？

（2）麻黄碱如何对抗低血压？

★答案与解析

（1）硬膜外麻醉使交感神经阻滞，外周血管舒张，大量血液滞留在外周血管，主动脉血量减少，血压降低，低血压患者脑部供血不足会感觉头晕。

（2）麻黄碱是 α_1 受体激动剂：一方面，外周静脉收缩，回心血量增加，使心输出量增加，血压升高；另一方面，外周小动脉收缩，外周阻力增加使血压升高。

【临床应用分析】

产妇出现头晕、血压下降和心率加快现象是因为机体的血管系统主要接受交感缩血管神经控制。安静状态下，交感缩血管纤维持续发放低频冲动（1~3次/s），称为交感缩血管紧张，它使血管保持一定的收缩状态，形成一定的外周阻力，对维持正常的动脉血压具有重要作用。硬膜外麻醉通常用于分娩和其他类型的手术以缓解疼痛。伴随着交感神经的阻断，支配子宫的传入交感神经（ T_{10} ~ L_3 ）阻滞，所以疼痛缓解与交感神经的传入感觉纤维阻断有关。这同时会影响交感神经传出纤维的功能，从而降低静脉张力和外周阻力。当交感系统被阻断时，静脉和动脉平滑肌会松弛，导致无应力容积增加和外周阻力降低。这些变化会导致静脉压、心输出量和平均动脉压降低。心输出量＝心率×每搏量，因此为了保持心输出量，机体会通过增加心率来进行补偿。这一点在硬膜外麻醉中尤其明显。麻醉师通常会预料到这种并发症，并在给患者注射硬膜外麻醉之前，预先给患者注射等渗液体（500~1 000 mL）。这种预负荷会增加循环血量，使心输出量增加。如果这种预负荷还不够，低血压一旦发生，可以用5~10 mg麻黄素静脉注射治疗，来增加血管平滑肌收缩（减少无应力容积），必要时可重复用药。

【知识要点巩固练习】

（1）一名患者颈静脉压升高可能的原因是

　　A.心率加快　　　　　　　　　B.心肌收缩力降低

　　C.血容量减少　　　　　　　　D.总外周阻力增加

（2）一名十二指肠溃疡出血患者到达医院时平均动脉压明显较低。此外,该患者还可能表现出

　　A.总外周阻力降低　　　　　　B.心肌收缩力降低

　　C.心率降低　　　　　　　　　D.静脉压降低

（3）一名患有恶性高血压的47岁男性患者服用了一种药物,可以舒张小动脉,从而降低总外周阻力。以这种方式降低的总外周阻力也将导致

　　A.心输出量减少　　　　　　　B.心率降低

　　C.心肌收缩力降低　　　　　　D.静脉压升高

★答案与解析

（1）B。中心静脉压升高可由静脉平滑肌收缩和血容量增加引起,但最常见的原因是心脏功能障碍,如心肌收缩力降低。

（2）D。失血会导致平均循环充盈压降低,可以表示为静脉压降低和心输出量减少,这将导致平均动脉压降低,心率、心肌收缩力和总外周阻力代偿性增加。

（3）D。总外周阻力的降低将导致血液从循环的动脉侧转移到静脉侧,从而在不改变血容量的情况下增加静脉压和心输出量。总外周阻力的降低也可能会导致平均动脉压降低,心率和心肌收缩力的代偿性增加。

（三）糖尿病合并高血压

男,55岁,患有长期糖尿病和早期高血压。患者一直试图改变饮食习惯和锻炼,但高血压持续存在。患者开始服用血管紧张素转化酶抑制剂(ACEI),降压效果较好。医生嘱咐他继续服用这种药物,并在几个月内进行随访。

【基础理论思考】

（1）正常衰老所致的单纯收缩压升高和原发性高血压病有什么区别?

（2）为什么说糖尿病和高血压是姊妹病?

★答案与解析

（1）老龄人血管壁主要表现在大动脉硬化,顺应性降低。主动脉硬化则其弹性储器功能降低,当心脏射血时,主动脉缓冲收缩压升高作用减弱,故引起收缩压升高。原发性高血压病是临床上的常见病,随着年龄的增加,发病率也逐渐增高,其病理基础是外周小血管痉挛和硬化,引起血管阻力增大而致舒张压升高。绝大多数的降压药物是通过舒张小血管,降低外周阻力来达到降压目的。药物虽然能降低舒张压,但收缩压仍保持在较高水平,导致脉压明显增大。

（2）糖尿病患者高血压的患病率为非糖尿病患者的两倍,且糖尿病患者高血压患病率的高峰比正常人提早10年出现。一方面,血糖水平过高,会引起血脂的代谢异常,血中的脂类物质沉积到血管当中,使血管壁增厚,血管硬化尤其是加速肾动脉和全身小动

脉硬化,使外周阻力增加,血压升高。另一方面,高血压又可加重糖尿病引起的损害,包括它对小血管和肾脏的影响,形成恶性循环。

【临床应用分析】

临床上将高血压分为原发性高血压和继发性高血压。继发性高血压是指高血压继发于其他疾病(如肾脏疾病所致肾性高血压),病因明确;原发性高血压是最常见的一种高血压,病因不明确,称为高血压病。高血压病的病因至今未明,目前认为是在一定的遗传易感性基础上由多种后天因素作用所致。其主要生理学基础如下。①神经元学说:在外因刺激下,患者出现长期较明显的精神紧张、焦虑、烦厥等情绪变化时,大脑皮质不能正常行使调控皮质下中枢活动的功能,杏仁核/下丘脑/蓝斑等去甲肾上腺素神经元活动过强,心交感和交感缩血管中枢神经元紧张性增强,脊髓交感节前神经元传出冲动增多进而兴奋交感缩血管神经,促进去甲肾上腺素释放增多,导致小动脉收缩,外周阻力升高,动脉血压升高。②肾素-血管紧张素-醛固酮系统(RAS)平衡失调:交感缩血管神经兴奋,促进小动脉收缩,导致肾缺血,激活了肾素-血管紧张素-醛固酮系统,使血管紧张素释放增多。该系统中对心脏和血管作用最强的成分是血管紧张素Ⅱ(angiotensin Ⅱ,AⅡ),它是由血管紧张素Ⅰ(AⅠ)在血管紧张素转化酶(ACE)的作用下生成的。AⅡ可使全身小血管收缩,外周阻力增大,升高动脉血压;AⅡ和血管紧张素Ⅲ(AⅢ)均可促进肾上腺皮质球状带分泌醛固酮,醛固酮可促进肾脏远曲小管和集合管对 Na^+ 的重吸收,进而促进水的重吸收,使血容量增加,也可使动脉血压升高。

本例55岁患者患有糖尿病和高血压。严格控制血糖有助于减缓动脉粥样硬化。积极控制高血压也至关重要,尤其是在帮助预防心脏病和肾脏并发症方面。在糖尿病伴随高血压的患者中,ACEI通常是最好的降压药物。RAS对机体动脉血压短暂和长期的稳定具有重要的调节作用。AⅡ通过上述多方面的作用升高动脉血压。此外在心脏、血管、肾脏、脑、胰腺等许多组织都证实存在局部 RAS,通过旁分泌和自分泌调节局部组织的血管张力和血流量。全身和局部 RAS 活动异常增强,在高血压病的发病机制中具有重要作用。使用 ACEI 可抑制 AⅡ 的生成,舒张血管,降低血压。ACEI 还可减少缓激肽的分解,增强缓激肽对心肌和血管 β_2 受体的激动作用,从而抗心肌肥大和促进血管增生。此外,ACEI 还可增加组织对胰岛素的敏感性,因此特别适用于患有糖尿病的高血压病患者。ACEI 可能的不良反应包括咳嗽、高钾血症、可逆性肾功能下降,以及罕见的血管性水肿。

【知识要点巩固练习】

(1)平均动脉压升高的患者通常会服用血管紧张素转化酶抑制剂。仅服用这些药物的患者可能会表现出

    A. 血浆醛固酮水平升高   B. 血浆肾素水平升高

    C. 交感神经活动减弱   D. 血浆血管紧张素Ⅰ水平降低

(2)甘草中含有一种化学物质,可以增强皮质醇的醛固酮样作用。因此,摄入大量甘草的患者会表现出

    A. 血浆肾素水平升高   B. 血压升高

C.血浆醛固酮水平升高　　　　　　　D.总外周阻力增加

（3）作为对失血的反应，代偿机制在不同时间发挥作用，以减缓平均动脉压的下降，并使血容量恢复正常。其中3种机制有效性的时间顺序从快到慢是

A.醛固酮、交感神经、血管紧张素Ⅱ　　B.血管紧张素Ⅱ、醛固酮、交感神经

C.血管紧张素Ⅱ、交感神经、醛固酮　　D.交感神经、血管紧张素Ⅱ、醛固酮

★答案与解析

（1）B。抑制血管紧张素转换酶将减少血管紧张素Ⅱ的形成，血管紧张素Ⅱ是动脉平滑肌的收缩剂，从而降低总的外周阻力。血管紧张素Ⅱ的降低也会导致醛固酮分泌减少。血管紧张素Ⅱ和平均动脉血压的降低会负反馈地增加肾素的分泌、升高血管紧张素Ⅰ以及加强交感神经的活动。

（2）B。甘草诱导的醛固酮样作用会导致NaCl和水分潴留，并增加血容量。这将导致静脉压、心输出量和平均动脉压增加。血浆肾素和醛固酮水平都会降低。

（3）D。作为压力感受器反应的一部分，交感神经活动几乎会立即增加，以响应失血引起的平均动脉压下降。交感神经活动的增加和肾动脉压的降低将迅速导致肾素的分泌，从而引发级联反应，产生血管紧张素Ⅱ，这是一种强大的动脉平滑肌收缩剂。虽然血管紧张素Ⅱ会很快诱导醛固酮的分泌，但醛固酮的作用开始相当缓慢，因为其作用的表现需要在肾小管上皮细胞中合成醛固酮诱导蛋白质。

（四）手术导致内出血

男，66岁，来到医院接受手术矫正突出的椎间盘。术后约1 h出现极度腹胀和疼痛，伴有低血压和心动过速。体检发现腹部膨胀、紧张，伴有严重的反跳痛，表明有腹膜刺激。立即手术探查发现腹腔有大量血液（约1 000 mL），降主动脉一个小的活动性出血点。紧急止血并修复损伤部位。患者在手术中输血，术后被送往重症监护室。

【基础理论思考】

（1）该患者的失血量约占全身血量的百分比是多少？

（2）失血时神经系统和内分泌系统如何对机体进行适应性调节？

（3）患者动脉血压下降首先会影响哪个重要的反射活动？反射过程是怎么样的？

★答案与解析

（1）正常成年人血液总量占体重的7%～8%。体重50 kg的人血量大概为3 500～4 000 mL，失血1 000 mL，大约占全身血量的25%～29%。失血10%人体可以代偿，失血20%就处于失代偿，失血30%就会危及生命。

（2）创伤、失血和剧烈疼痛等各种伤害性刺激使机体处于紧急状态，机体在紧急情况下，通过交感-肾上腺髓质系统发生适应性应急反应，血中儿茶酚胺含量释放增加，使心输出量增加，血液重新分配，血压升高，保证脑和心等生命器官的血液供应。同时，内分泌系统ACTH释放增加，糖皮质激素也相应增多，兴奋其他各功能系统，产生应激反应，来应对这种应激刺激，以充分发挥机体的代偿功能。

（3）动脉血压突然下降时使颈动脉窦、主动脉弓压力感受器反射减弱。颈动脉窦和主动脉弓压力感受器受到的机械牵张刺激减弱，使其发放冲动的频率下降，分别经窦神经

经与主动脉神经传入冲动减少：①延髓头端腹外侧部神经元紧张性升高，即交感中枢紧张性升高；②抑制延髓迷走神经背核或疑核，使心迷走神经活动减弱；③通过下丘脑，增强视上核、室旁核血管升压素的分泌。以上途径的最后结果是使心迷走中枢紧张性减弱，心交感中枢和交感缩血管中枢紧张性加强，分别通过各自的传出神经，作用于心脏和血管，使心率升高，小动脉、微动脉收缩，外周阻力增大，血压回升。

【临床应用分析】

正常成年人的血量相当于体重的 7% ~ 8%，即每千克体重有 70 ~ 80 mL 血液。安静时绝大部分血液在心血管中流动，称为循环血量；少部分滞留于肝、脾、肺、腹腔静脉及皮下静脉从中，称为储存血量。一般短期内的失血超过 1 L 或循环血量的 20% 时，则血压会显著降低，进而导致机体生理活动障碍而出现一系列临床表现。

该病例患者为手术摘除椎间盘时损伤血管引起的出血性休克。人体急性失血时，通过神经和体液的调节机制，使血压回升，以满足机体最基本的生理需求。主要反应过程为：首先，在失血 30 s 内，全身交感神经活动增强，使血管收缩，容积减少，循环血量与血管床容积相匹配，血压回升，同时由于心和脑的血管对交感神经的缩血管效应反应低于外周器官，器官血流发生重新分配，优先保证脑和心脏等重要器官的血液供应；接着，在失血 10 min 至 1 h 内，通过一系列体液调节（对心血管有调节作用的激素和局部生物活性物质）及自身调节（包括心脏的异常自身调节和血管壁的反应性自身调节）作用，使组织液重吸收入血管增多，血浆量有所恢复；此外，在失血 1 h 后，血管紧张素、醛固酮和血管升压素的生成和释放增加，进一步促进了肾远曲小管和集合管对钠、水的重吸收，有利于血量的恢复；最后，在一天或更长的时间内（数周），通过肝加速合成血浆蛋白，造血器官生成红细胞的功能增强，进而使血液的量和成分也逐渐恢复至正常水平。

循环性休克可能有许多不同的病因，包括出血、败血症和神经源性原因。所有病因的生理反应基本相同，即低血压。这会刺激交感神经系统，增加肾素的产生，导致醛固酮的产生，并增加抗利尿激素（ADH）的分泌。如果不迅速增加循环血容量，从而保障心脏、肺和大脑的血液供应，外周血管收缩将导致其他终末器官缺血，如肾脏和肝脏。监测尿量是评估血容量的好方法。如果患者排尿充足，说明肾脏正在灌注，血容量是充足的。

【知识要点巩固练习】

(1) 一名 33 岁男子因拖拉机事故失血约 1 400 mL。他的初始血压为 96/66 mmHg，心率为 126 次/min。静脉输入乳酸林格液后，血压升至 115/75 mmHg。2 h 后发现患者手脚明显水肿。下列对水肿的解释最佳的是

    A. 毛细血管渗透   B. 高输出量充血性心力衰竭

    C. 静脉输液管通过静脉的渗透   D. 低有效渗透压

(2) 一个人发生车祸，被送到急诊室时处于昏迷状态。检查显示血压 80/50 mmHg，心动过速，脉搏非常微弱，腹部膨胀，皮肤潮湿。实验室检查显示血细胞比容 0.33 和低蛋白血症。诊断为内出血导致的严重低血容量和循环性休克。为避免患者发生不可逆转的休克，急诊室医生应立即开始的治疗是

    A. 使用非胶体容量扩张剂（例如乳酸林格液）   B. 开始血浆输血

　　C. 给氧以更好地给血液充氧　　　　　　　D. 使用肾上腺素诱导血管收缩

（3）一患者因持续数天的腹泻，自感虚弱、头晕和疲劳来到急诊室。检查显示低血压、心动过速与低心输出量。血浆碳酸氢盐含量较低，其他血浆电解质水平改变不显著。尿量极少。患者很可能是

A. 充血性心力衰竭　　　　　　　　　　　　B. 水肿

C. 大便失水过多　　　　　　　　　　　　　D. 内出血

★**答案与解析**

（1）A。乳酸林格液的主要成分是乳酸钠、氯化钠、氯化钾、氯化钙，主要功效是调节体液、电解质平衡，用于代谢性酸中毒或脱水疾病。由于这种液体不含胶体物质，所以大量输入人体后会导致血浆胶体渗透压下降，这样毛细血管有效滤过压增大 [有效滤过压 =（毛细血管血压 + 组织液胶体渗透压）−（血浆胶体渗透压 + 组织液静水压）]，大量水从毛细血管滤出，进入组织液，导致组织水肿。

（2）B。失血性休克患者最佳的即时治疗通常是输注血浆或全血。输血将增加血管容积，并将血流动力学恢复到接近正常的水平。血浆不能恢复血细胞比容，但患者通常可以承受高达 20% 左右的血细胞比容下降，而不会造成严重后果。容积扩张物质，如乳酸林格液可用于增加血管容量，但不像血液那样具有携氧能力。使用血管收缩剂和氧气可能会有所帮助，但同样，如果血容量下降严重，体液替代品对于避免患者进入不可逆休克更加至关重要。

（3）C。持续数天的腹泻，大便失水过多导致脱水。在严重的情况下，患者的血容量会耗尽，直至循环衰竭。血容量感受器（心房、肺静脉中的容积受体）和压力感受器（颈动脉窦、主动脉弓和小动脉压力感受器）都会感应到血容量减少和平均动脉压下降，使交感神经活动增强，心率、心肌收缩力和血管收缩增加，从而提高平均动脉压。此外，交感神经活动的增加刺激肾近球细胞释放肾素，激活肾素−血管紧张素−醛固酮系统，促进 Na^+ 和 Cl^- 从皮质集合管的再吸收；同时也刺激垂体后叶分泌抗利尿激素，导致肾脏集合管的水重吸收增强。所有这些对低血容量的反应都代表着试图使血容量恢复正常。

（五）心房颤动

　　男，43 岁，连日加夜班工作后，感觉心悸、头晕和乏力。曾有类似病史。检查发现第一心音强度变化不定，心室律极不规则；正常 P 波消失，代以大小不等、形态各异的颤动波（f 波），心房活动频率 350 ~ 450 次/min，心室率为 120 ~ 160 次/min。医生诊断为心房颤动，用维拉帕米（钙通道阻滞剂）治疗。

【**基础理论思考**】

（1）正常的窦性心律是多少？

（2）房室结在兴奋传导过程中有何作用？

★**答案与解析**

（1）窦房结的自动节律性是 100 次/min。由于受迷走神经张力的影响，正常人的窦性心律低于 100 次/min，为 60 ~ 100 次/min。

（2）房室结是心脏传导系统中传导速度最慢的部位，有房室延搁作用，保证心房收缩

时心室得以舒张。除兴奋传导速度缓慢外,房室结的有效不应期较长,在心率加快时,不应期缩短也不明显。因此,对高频率的兴奋具有过滤作用。

【临床应用分析】

心房颤动是临床上常见的心律失常之一,其发生机制可能是由于久坐、不良的饮食习惯以及遗传等因素导致心房组织的电重构和结构重构等,异位自律性增高或多个小折返激动所致。患者心房率 350～450 次/min,而心室率只有 120～160 次/min,这是因为大部分心房异位点兴奋在下传心室的过程中,由于房室结的过滤而不能传至心室,使心房纤颤时心室率能保持相对较慢。

心房颤动对心室射血的影响主要表现在两个方面:①使心室率过快。尽管有房室结的过滤作用,但因心室率明显快于窦性频率,心动周期缩短使心舒张期缩短,心室充盈量减少,心搏出量急剧减少。②心房丧失了初级泵的功能,使心室充盈量减少 10%～30%,亦使心搏出量减少。由于心搏出量减少成为矛盾的主要方面,故患者的心输出量减少,不能满足机体代谢的需要,患者出现头晕和乏力。

心房颤动最初的治疗目的是减慢快速的心室率,恢复窦性频率。窦房结和房室交界是慢反应细胞(包括慢反应自律细胞和慢反应非自律细胞,前者如房结区和结希区的细胞,后者就是房室结细胞),这些细胞 0 期去极化是由于 L 型钙离子通道开放,钙内流引起的。维拉帕米能阻滞钙内流,使 0 期去极化速度减慢和幅度减小,使窦房结、房结区和结希区的自律细胞的自律性下降,同时增强房室结的过滤作用,使更多的心房异位点兴奋不能传导至心室,由此使心室率减慢。

【知识要点巩固练习】

(1)房室延搁的生理意义是
    A. 增强心肌收缩力   B. 使心房和心室不同时收缩
    C. 使心室肌不会产生强直收缩   D. 使心室肌动作电位幅度增加

(2)心脏自律性最高的部位是
    A. 房室交界   B. 结区细胞
    C. 房室束   D. 窦房结

(3)心室有效不应期的长短主要取决于
    A. 动作电位 0 期去极的速度   B. 阈电位水平的高低
    C. 动作电位 2 期的长短   D. 动作电位复极末期的长短

★答案与解析

(1)B。房室交界是兴奋由心房传向心室的唯一通道,兴奋在此传导较为缓慢,出现延搁一段时间(0.1 s),称为房室延搁。房室延搁使心室收缩发生于心房收缩完毕之后,因而不会产生房室收缩的重叠,有利于心室的充盈和射血。

(2)D。心脏特殊传导系统的自律细胞均具有自律性,但不同部位自律细胞的自律性存在等级差异。其中窦房结 P 细胞的自律性最高,约为 100 次/min,房室交界自律细胞的自律性次之,其兴奋频率为 40～50 次/min;浦肯野细胞的自律性最低,约为 25 次/min。由于窦房结自律性最高,它产生的节律性冲动按一定顺序传播,引起心脏其他各部位心肌细胞兴奋,产生与窦房结一致的节律性活动,因此窦房结是心脏的正常起搏点,所形成的心跳节律称为窦性心律。其他自律组织的自律性较低,通常处于窦房结的控制之下,其本身的自律性并不表现,只起传导兴奋的作用,故称为潜在起搏点。当潜在起搏点控制部分或整个心脏的活动时,就成为异位起搏点。

（3）C。心肌兴奋性周期变化的特点是有效不应期长,占时 200～300 ms,相当于心肌整个收缩期和舒张早期,故心肌不会像骨骼肌那样产生完全强直收缩,而始终保持着收缩和舒张交替的节律活动,这是实现心脏泵血功能的重要前提。心室有效不应期的长短主要取决于动作电位 2 期平台期的长短。

（六）心肌梗死伴完全性心脏传导阻滞

女,69 岁,因呼吸急促、头晕和胸痛来到急救中心,自述像有一头大象坐在胸前。心率为 40 次/min。心电图显示虽然有 P 波,但似乎与 QRS 波群分离。患者被诊断为心肌梗死引起的完全性心脏传导阻滞,被送往重症监护室,给予氧气和阿司匹林咀嚼,并计划植入起搏器。

【基础理论思考】

（1）为什么这个患者有心动过缓?

（2）心脏的哪个部位传导速度最快和最慢? 传导速度的快慢与什么结构因素有关?

（3）此患者在使用心脏起搏器时需要注意什么?

★答案与解析

（1）心动过缓的原因:如果房室交界因梗死而受损,其传导能力和作为备用起搏点的能力都可能丧失,从而只能由房室束（又称希氏束）或浦肯野系统中的低频率的潜在起搏点带动心室跳动。

（2）浦肯野系统传导速度最快,房室结的传导速度最慢。心肌细胞兴奋传导速度除了与其电生理特性密切相关外,还与心肌细胞的结构有关。在结构方面,心肌细胞兴奋传导速度与细胞直径大小有关。细胞的直径越大,细胞内电阻越小,则传导速度越快。反之,亦然。另外,心肌细胞兴奋传导速度与心肌细胞之间通信连接的密度有关。

（3）窦房结的快速节律活动,对潜在起搏点较低频率的兴奋有直接抑制作用,称为超驱动阻抑。超驱动阻抑具有频率依从性,即超速驱动频率与自律细胞固有频率差别越大,抑制作用越强,那么自律细胞恢复起搏所需要的时间越长。因此,当窦房结停止发放冲动或下传受阻后,则首先由自律性相对较高、受超驱动阻抑较弱的房室交界来替代,而不是由自律性更低的心室传导组织来替代。同理,当房室交界损伤后,则首先由房室束恢复起搏带动心室跳动,而不是浦肯野纤维。临床应用人工起搏,如要中断人工起搏器时,在中断前应逐渐减慢起搏频率,以免发生心搏骤停。

【临床应用分析】

胸部疼痛是心肌梗死最先出现的症状。心肌梗死患者中 75%～95% 的患者可见心律失常,多发生在起病 1～2 周内,而以 24 h 内多见。可伴乏力、头晕、晕厥等症状。心律失常和心脏传导阻滞是心肌梗死后常见的症状。根据心脏组织损伤的位置,可以看到不同的心律失常。各种心律失常中以室性心律失常最多见,其次为房室传导阻滞和束支传导阻滞。

传导阻滞是指心脏的某一部位传导兴奋的能力降低,使兴奋传导速度延缓、部分甚至全部兴奋不能下传的现象。传导阻滞可发生在心脏的各个部位,包括窦房传导阻滞、房室传导阻滞和室内传导阻滞等。其中尤以房室传导阻滞和室内传导阻滞较为重要和常见。临床心电图学通常把房室传导阻滞分为 3 类:一度房室传导阻滞(房室传导时间延长),表现为心电图 PR 间期的延长,是由于房室结或房室束和浦肯野纤维传导减慢所致;当一小部分心电冲动无法传导到心室时,就会发生二度心脏传导阻滞;所有心房的电冲动无法到达心室时发生三度或完全性的心脏传导阻滞。发生房室传导阻滞时,来自窦房结的兴奋不会传导到心室,具有次快的健康心肌自律细胞将负责起搏,如房室束或浦肯野系统中的细胞。室内传导阻滞分为 3 类,即单分支阻滞、双分支阻滞和三分支阻滞。

该患者出现剧烈的前胸疼痛、气短、头晕;体检患者心率减慢,心电图出现了 P 波与 QRS 波群分离。由此可诊断患者患心肌梗死伴有严重的心律失常,三度(完全性)房室传导阻滞。窦房结是心脏的正常起搏点,由窦房结发出的兴奋沿心房肌、心房“优势传导通路”、房室交界、房室束、左右束支、浦肯野纤维网和心室肌传遍整个心脏,当发生完全性房室传导阻滞时,因心房的兴奋不能传导至心室,心室的自律细胞恢复起搏,带动心室肌收缩,心房与心室各自独立活动、互不相关。这名患者可能存在右冠状动脉闭塞,导致房室结的破坏,心动过缓引起头晕。可首先经静脉安装临时起搏器,然后安装永久起搏器。

【知识要点巩固练习】

(1)一名 32 岁女性因室上性心动过速来到急诊中心。她血压过低。心脏科医生向患者解释,快速的心率使心室充盈减少,从而降低心输出量。正常情况下,心房收缩时心室能够舒张得到充盈是由于

A. 心室肌收缩力增强

B. 房室结细胞中纤维直径窄、去极化慢和缝隙连接密度低的结果

C. 高密度的去极化激活了房室结细胞中的 Na^+ 通道

D. 心室肌肌浆网 Ca^{2+} 泵的基础活性较低

(2)一名 59 岁男子因心肌梗死住进重症监护室。他被给予 β 肾上腺素受体拮抗剂,并嘱咐要避免情绪激动,以减少对心脏的交感刺激。从细胞的层面来看,心脏的交感刺激

A. 降低心室肌腺苷酸环化酶活性　　　　B. 降低心房肌肌浆网中的钙泵活性

C. 减少房室结内的 $I_{Ca^{2+}}$ 　　　　　　D. 增加窦房结中去极化激活的 I_{K^+}

(3)一名 28 岁的运动员基础心率为 55 次/min,他的教练将其归因于出色的副交感神经(迷走神经)张力。除其他外,这种副交感效应增加了在房室结释放的乙酰胆碱。乙酰胆碱会增加房室结中的

A. 动作电位振幅　　　　　　　　　　　B. 传导速度

C. K^+ 平衡电位　　　　　　　　　　　D. 房室传导阻滞

★答案与解析

(1)B。心房收缩期间的心室充盈取决于动作电位从心房向心室传播的充分延迟(房室延搁)。房室传导是所有心房至心室的电通信通过房室结漏斗状的传导,这种延迟的传

导是通过房室结细胞直径较小(直径越小,传导速度越慢)、缓慢激活的 Ca^{2+} 通道(而不是快速激活的 Na^+ 通道)以及房室结低密度缝隙连接来实现的。所有这些因素都会减缓动作电位通过房室结。相反,心室肌收缩力升高(选项 A)不会直接影响心室充盈。选项 C 和 D 会阻碍而不是增强心室充盈。

(2)D。交感神经激通过增加窦房结中去极化激活的 I_{K^+},减少窦房结中每个动作电位的持续时间,使得单位时间内产生更多的电脉冲,从而产生更高的心率。选项 A、B 和 C 与交感刺激产生的效应相反。

(3)D。支配房室结的迷走神经节后纤维释放的乙酰胆碱使房室结超极化,从而增加了通过房室结阻断电脉冲传导的可能性。这也会降低而不是增加动作电位振幅和传导速度(选项 A、B)。迷走神经刺激不会改变 K^+ 平衡电位(选项 C)。

(七)心肌梗死

男,58 岁,来到急救中心,主诉胸痛,并向左臂和下颌辐射,焦虑、发汗和气短。有 2 型糖尿病和高脂血症病史。检查发现患者呈中度痛苦和焦虑状态。心电图显示下壁导联有急性心肌损伤的迹象。急诊室医生怀疑左前降支受累。

【基础理论思考】

(1)此患者心肌梗死表现为下颌和左臂疼痛属于一种什么现象?

(2)为什么说相对于心电图,心肌酶的检测才是评判心肌损伤的金标准?

★答案与解析

(1)某些内脏疾病往往引起远隔的体表部位感觉疼痛或痛觉过敏,称为牵涉痛,如心肌缺血时可发生心前区、左肩和左上臂疼痛。由于牵涉痛往往发生在与疼痛原发内脏具有相同胚胎来源节段和皮节的体表部位,目前通常用汇聚学说和易化学说对牵涉痛的产生机制加以解释。

(2)心电图检查通常是很有必要的,然而,有一部分心肌梗死患者心电图检查呈阴性。因此,正常心电图并不能排除心肌梗死。应进行心肌酶实验室检测,这些标志物是心肌损伤的敏感指标。

【临床应用分析】

冠心病是冠状动脉粥样硬化性心脏病的简称,也称缺血性心脏病。主要是由于冠状动脉粥样硬化使其管腔狭窄或阻塞导致心肌缺血、缺氧而引起的心脏病。若管腔轻度狭窄(<50%)时,对心肌血供无明显影响,患者无症状。当管腔重度狭窄(>50%)时,对心肌供血能力大幅降低。若病程发展缓慢,通过侧支循环代偿性血流量增加,改善心肌供血。但这只能满足安静状态的需求,休息时可无症状;往往由于心脏负荷(劳力性或精神性)增加,心肌缺血、缺氧加重,引发心绞痛发作;若发病急骤,冠状动脉血栓形成或冠状动脉持续痉挛,使管腔发生持久而完全的闭塞,此时侧支循环来不及充分建立,导致心肌严重持久的急性缺血,产生心肌坏死,即心肌梗死。

心电图反映心脏兴奋的产生、传导和恢复过程中的生物电变化,而与心脏的机械收缩活动无直接关系。正常典型心电图的波形由 P 波(反映左右两心房的去极化过程)、QRS 波群(反映左右两心室去极化过程的电位变化)、T 波(反映心室复极过程中的电位变化)和 U 波(可能与浦肯野纤维网的复极化有关)组成。另外,测量 PR 间期(从 P 波起点到 QRS 波起点之间的时程,代表由窦房结产生的兴奋经由心房、房室交界和房室束到达心室并引起心室肌开始兴奋所需要的时间)、QT 间期(从 QRS 波起点到 T 波终点的时程,代表从心室开始去极化到完全复极所经历的时间)和 ST 段(从 QRS 波群终点到 T 波起点之间的线段,代表心室各部分由于其心肌细胞均处于动作电位的平台期而无显著电位差的一段时间)对于心脏病的诊断也有重要价值。

心电图可以识别各种异常,包括心脏动脉硬化、梗死、缺血和肥大。此患者有典型的心肌梗死症状。心肌梗死患者的心电图通常会显示 ST 段急性升高呈弓背向上型,并在几天后出现宽而深的病理性 Q 波。某些导联的心电图变化有助于确定损伤可能发生的位置。当稳定型心绞痛患者接受运动应激试验时,会进行心电图检查,ST 段压低或抬高的出现表明心肌缺血,则是应激试验阳性。心肌肥厚通常会导致平均电轴的改变,这可以通过比较不同导联上 QRS 波群的相对大小来确定。

【知识要点巩固练习】

[(1)~(3)共用选项]

A. P 波　　　　B. PR 间期　　　　C. QRS 波群　　　　D. T 波

(1)代表心室动作电位复极化末期的是

(2)在一度心脏传导阻滞期间延长的是

(3)由心房肌纤维去极化产生的是

(4)急诊室医生进行颈动脉按摩,试图减缓室上性心动过速患者的心率。医生向患者解释说,这种操作会增加迷走神经刺激。迷走神经节前轴突活性的显著增加很可能

　　A. 减少 RR 间隔　　　　　　　　B. 相对于 P 波的数量,减少 QRS 波群的数量

　　C. 缩短 PR 间隔　　　　　　　　D. 缩短 ST 段的持续时间

★答案与解析

(1)D。P 波代表心房去极化,QRS 波群代表两心室去极化,T 波代表两心室复极化末期。

(2)B。PR 间期延长是因为在一度心脏传导阻滞期间房室结传导显著降低。

(3)A。P 波由心房去极化产生。P 波比 QRS 波群慢且时程短,因为心房缺少与房室束和浦肯野纤维系统对应的快速传导系统,以使心房工作纤维同步去极化。

(4)B。迷走神经节前轴突强烈刺激节后神经元释放乙酰胆碱(ACh)显著增加,将使房室结纤维超极化,足以阻断通过房室结传导的部分电脉冲,形成部分(二度)或全部(三度)房室传导阻滞。迷走神经活动也会减少而不是增加心率(选项 A)和通过房室结的传导速度(选项 C),对心室的动作电位几乎没有影响(选项 D),因为心室的副交感神经支配相对较少。

(八)房颤诱发的心力衰竭

女,61 岁,有心房颤动病史,自诉在仰卧位平躺时呼吸困难、脚踝水肿。体检:血压为 90/65 mmHg,心房颤动,心率为 121 次/min,不规则,没有杂音,肺部听诊双侧肺部啰

音,颈静脉扩张。诊断为充血性心力衰竭,住院接受进一步治疗。

【基础理论思考】

(1)第一、二、三、四心音产生的原因分别是什么?

(2)什么因素影响心输出量? 导致该患者心输出量下降主要是哪个因素?

(3)毒蕈碱受体兴奋主要影响心房还是心室的收缩力?

★答案与解析

(1)第一心音发生在等容收缩期初,形成原因包括心室肌收缩、房室瓣突然关闭以及随后射血入动脉等引起的振动。第二心音发生在等容舒张期初,形成原因是动脉瓣关闭、大动脉中血流减速和室内压迅速下降引起的振动。第三心音出现在心室舒张的早期,快速充盈之末,是由于心室快速的充盈,血流冲击室壁,使心室壁腱索和乳头肌突然的紧张振动所致。第四心音是心房收缩充盈心室而产生振动发出的声音,也可以称为心房音。用听诊器听诊一般只能闻及第一和第二心音。第三心音可在部分青少年中闻及。该患者患有心房颤动,没有心房收缩,所以更是没有第四心音。

(2)影响心输出量的因素:心肌收缩力、心脏前负荷(心室舒张末压和心室舒张顺应性)和后负荷(主动脉压)。导致该患者心输出量下降主要是房颤导致心房没有有效收缩,起不到初级泵的作用,心室充盈不足,同时心脏前负荷太小,由于异长自身调节的作用,致使心室收缩力下降,引起心衰。

(3)毒蕈碱受体即 M 型乙酰胆碱受体,是心迷走神经在心脏的作用受体。因为迷走神经主要分布在心房,所以主要降低心房的收缩力。心房在心动周期的大部分时间里都处于舒张状态,其主要作用是临时接纳、储存从静脉不断回流的血液。只有在心室舒张期的后 1/8 期间,心房才收缩。因心房壁薄,收缩力不强,收缩时间较短,故心房收缩对心室充盈量仅起辅助作用。但在心率增快、心室顺应性下降而影响心室的被动充盈时,心房的主动收缩作用在心室充盈中将变得重要,故心房纤颤的治疗目标为控制心室率。

【临床应用分析】

这位 61 岁的女性是一名由于心房颤动导致充血性心力衰竭的患者。心房颤动是指心房发生高频率(350~600 次/min)的、方向紊乱而不规则的兴奋,同时丧失协调收缩而无泵血功能,是器质性心脏病常见的心律失常之一。心房颤动伴室性心律不齐导致心室充盈不足和搏出量减少,从而诱发心力衰竭。除了心房颤动,可能导致充血性心力衰竭的因素还包括心肌梗死所致的收缩力下降和瓣膜问题(主动脉瓣狭窄)。充血性心力衰竭的症状包括疲劳、脚部水肿、颈静脉怒张、肺水肿致呼吸困难和端坐呼吸(需要高枕睡觉)。肺淤血达到一定程度后,患者不能平卧。因平卧时回心血量增多且膈上抬,呼吸更为困难,高枕位、半卧位甚至端坐时方可使憋气好转。胸部 X 射线片显示双侧肺水肿伴心脏肥大。超声心动图可以用来计算射血分数、测量心肌收缩力。充血性心力衰竭的治疗取决于病因,但通常使用利尿剂来缓解水肿,并使用药物(洋地黄)来增加心肌的收缩力和改善心输出量。心房颤动患者可以通过药物减少房室结的传导,或通过心脏复律将心率转换回正常窦性心律。

【知识要点巩固练习】

（1）健康个体在心动周期的心室等容收缩期

    A. 主动脉血压正在下降　　　　　　　B. 主动脉瓣打开了

    C. 房室瓣打开　　　　　　　　　　　D. 产生第二个心音

（2）心肌病患者出现的较大的心室舒张末期容积（心腔扩张）可以在一定程度上补偿这种情况下心室肌细胞收缩力的降低,机制是

    A. 在心室复极过程中减少钙的流出

    B. 增强肌浆网对钙的再摄取

    C. 增强动作电位期间的钙内流

    D. 增强肌球蛋白横桥与肌动蛋白的相互作用

（3）一名 45 岁男性口服一种影响钙通道的抗高血压药。如果这种药物在心室兴奋时抑制钙流入心室肌细胞,以下说法正确的是

    A. 心室收缩时与肌钙蛋白 C 亚基结合的钙含量将增加

    B. 心室收缩时,肌浆网释放的钙量会增加

    C. 在任何给定的心室容积下,心室收缩力都会减小

    D. 心室收缩时粗细纤维的重叠将减少

★答案与解析

（1）A。在等容心室收缩期间,心室肌细胞去极化并强烈收缩。心室内的压力升高,因此高于心房压力,但低于主动脉压力。因此,房室瓣和主动脉瓣都关闭。当房室瓣关闭时,会听到第一而不是第二个心音。因为在此期间,血液仍在从主动脉流出,所以主动脉压力正在下降。

（2）D。心室肌细胞初长度增加,使横桥与肌动蛋白的相互作用更加优化,因此产生的张力较初长度短时产生的张力更大。心室肌细胞初长度增加对钙通量或肌肉细胞之间的传导几乎没有影响。

（3）C。在动作电位期间抑制钙内流也会减少肌浆网释放的钙量,导致与肌钙蛋白 C 亚基结合的钙减少,收缩力降低。这些变化与心室舒张末期长度无关,因此在所有长度上产生的力都将小于给药前。因为这种由钙离子内流减少导致收缩力的变化与长度无关,所以对粗细纤维的重叠不起作用。

（九）风湿性心脏病（二尖瓣狭窄和关闭不全伴主动脉瓣关闭不全）;心力衰竭

女,31 岁,因发热、心悸和气急就诊。近 7 个月来经常感觉活动后心跳加快、气喘。1 个月前足月分娩,产后有畏寒和低热。入院前 5 d 开始咳嗽,痰中带血,心悸和气急加重,夜间睡觉时呼吸困难,面部和下肢出现水肿。查体:心尖区第一心音减弱,可闻及收缩期和舒张期杂音,主动脉瓣区可闻及高调的舒张期早期杂音;X 射线胸透见左房、左室和右室增大。心电图诊断左房肥厚和心肌损害。检查抗"O"为 125 单位。诊断:风湿性心脏病（二尖瓣狭窄和关闭不全伴主动脉瓣关闭不全）;心力衰竭（心功能 3 级）。

【基础理论思考】

（1）二尖瓣、主动脉瓣狭窄和关闭不全对心脏功能有何影响?

(2)为什么患者体力活动后出现心悸和气急,并最后发展为心力衰竭?

★答案与解析

(1)二尖瓣狭窄使血液从左心房流入左心室阻力增大,左心室充盈减少,心室舒张末期容积减少,并通过心肌异长自身调节机制共同使心肌收缩力减弱,搏出量减少。二尖瓣关闭不全使部分血液在左心室射血时反流回左心房,搏出量减少。主动脉瓣狭窄增加了左心室射血阻力,使心室后负荷加重,心室等容收缩期延长,射血期缩短,引起搏出量减少。为了克服主动脉瓣狭窄增加的阻力,维持足够的搏出量,左心室代偿性肥厚。持续的后负荷过重的心肌必然发生结构和功能改变而导致失代偿,心脏工作能力下降,逐渐发展为左心衰竭。主动脉瓣关闭不全使部分动脉血液反流回左心室,搏出量减少,也可引起左心室扩大和心力衰竭。

(2)心脏瓣膜病导致心功能降低,安静状态下心脏经过代偿尚能维持一定的输出量来满足机体代谢的需要。但在劳动或运动时,机体代谢活动增强,需有更多的血流量才能满足代谢的需要,由于心脏的代偿功能有一定限度,心输出量不能继续增加,外周组织相对缺血、缺氧。通过神经和体液调节引起心率和呼吸加快,因而出现劳力性心悸和气急等症状。

【临床应用分析】

炎症、创伤、缺血性坏死、先天畸形等原因均可导致瓣口狭窄和(或)关闭不全。二尖瓣最常受累,其次为主动脉瓣。本病例是由于风湿性心脏病、瓣膜慢性炎症导致的瓣膜狭窄和关闭不全。

正常心室的充盈主要通过舒张期室内压降低,在心室与心房之间存在的压差所致的泵吸作用。二尖瓣狭窄增大了左心室充盈阻力,使左心室充盈不足,加上主动脉瓣狭窄和关闭不全,使左心室负荷过重,最终导致急性左心衰竭。这样潴留在左心房的血液增多,左心房容量增加,压力增高,使肺静脉回流减少,肺静脉和肺毛细血管压随之升高,促使液体滤过进入肺组织间隙/肺泡,导致肺水肿。肺水肿是液体积聚于肺泡和肺组织间隙,严重影响肺换气功能的病理过程。典型的急性肺水肿发病表现为严重气急喘促,呼吸达 30~40 次/min,口唇发绀,咯大量粉红色泡沫样痰等。机体具有多方面的机制避免肺泡或肺组织间隙液体的积聚,如肺泡表面活性物质降低肺泡表面张力,较低的肺循环毛细血管血压有利于肺泡间隙的组织液重吸收等。

一方面肺静脉回流减少,肺静脉和肺毛细血管压随之升高,引起肺动脉高压;另一方面由于左心房和肺静脉高压可触发肺小动脉收缩,引起反应性肺动脉高压。严重的肺动脉高压导致右心室扩张和右心衰竭。右心衰竭的初期表现是下肢水肿,严重时全身水肿。

水肿是血管外组织间隙体液积聚产生的一种常见临床现象。水肿可分为全身性水肿和局限性水肿。全身性水肿包括心源性水肿、肝源性水肿、肾源性水肿、营养性水肿、内分泌性水肿、特发性水肿等。局限性水肿包括静脉和淋巴回流受阻所致水肿,以及黏液性水肿等。水肿病因繁多,种类不一,但形成水肿的最根本因素是组织液生成异常增多或组织液回流障碍,凡是能促使组织液生成有效滤过压升高或促使淋巴回流障碍的因素,都可使组织液生成回流的动态平衡被破坏,以致组织间隙中有过多液体潴留,形成组织水肿。

【知识要点巩固练习】

（1）心动周期中,心室血液充盈主要是由于

    A. 心房收缩的初级泵作用　　　　B. 心室舒张的抽吸作用

    C. 血液的重力作用　　　　　　　D. 肌肉泵作用

（2）心肌的异长自身调节通过改变下列哪个因素来调节心脏的泵血功能

    A. 肌小节初长　　　　　　　　　B. 肌钙蛋白活性

    C. 肌浆游离 Ca^{2+} 浓度　　　　　　D. 心肌收缩能力

（3）在心肌前负荷和收缩能力不变的情况下,增加后负荷可使

    A. 射血期延长　　　　　　　　　B. 等容收缩期延长

    C. 等容舒张期延长　　　　　　　D. 心室充盈期延长

★答案与解析

（1）B。心室舒张的快速充盈和减慢充盈期,心室内的压力小于心房,所以血液顺着压力梯度由心房流向心室,这叫心室舒张的抽吸作用,靠抽吸使心室充盈的血量占70% ~ 90%,而靠心房收缩使心室充盈的血量只占心室舒张末期充盈血量的10% ~30%。

（2）A。不需要神经和体液因素参与,只是通过心肌细胞本身初长的变化而引起心肌细胞收缩强度变化的过程,称为心肌细胞的异长自身调节。肌小节是心肌细胞收缩的基本单位。

（3）B。后负荷是指肌肉开始收缩时所遇到的负荷。心室肌收缩时,必须克服动脉压的阻力,才能推开动脉瓣将血液射入动脉。因此,大动脉血压是心室收缩射血时所承受的后负荷。在其他条件不变的情况下,动脉压升高,后负荷即增大,导致等容收缩期延长,射血期缩短,心肌缩短的幅度和速度均减小,因而每搏输出量减少。但在正常情况下,每搏输出量减少会引起射血末期心室内剩余血量增加,如果此时静脉回心血量不变,则心室舒张末期充盈量(前负荷)将增加,心肌细胞初长增加,通过心肌细胞的异长自身调节,使心肌收缩强度增加,从而使每搏输出量逐步恢复到正常水平。

（十）慢性阻塞性肺疾病急性发作;慢性肺源性心脏病;慢性右心功能不全

男,66岁,工人,吸烟史约40年。慢性咳嗽、咯痰,气喘30年,某医院诊为"慢性支气管炎、肺气肿"。病情呈逐年加重趋势,下肢水肿3年未明显加重,每至冬季经常感冒咳喘加重,并伴有下肢水肿。20 d前罹患急性肺炎,发热、咳嗽、咯脓性痰、喘急,经当地医院诊治,无明显改善。3 d来,心悸、气短、下肢水肿加重,夜间不能平卧。体格检查:慢性病容,端坐呼吸。颈静脉怒张,桶状胸,肋间隙增宽,叩诊鼓音。肺动脉瓣区第二心音亢进,三尖瓣区可闻及收缩期杂音;双肺布满哮鸣音,两肺底可闻及湿啰音,以右侧为甚。腹软,肝于肋缘下触及2 cm,剑突下触及3 cm,肝缘钝,无触痛。双下肢水肿(++),余正常。辅助检查:略。初步诊断:慢性阻塞性肺疾病急性发作;慢性肺源性心脏病;慢性右心功能不全。

【基础理论思考】

(1)请解释"肺动脉瓣区第二心音亢进,三尖瓣区可闻及收缩期杂音"。

(2)请解释"双肺布满哮鸣音,两肺底可闻及湿啰音,以右侧为甚"。

(3)患者为什么会有端坐呼吸、颈静脉怒张、肝大和双下肢水肿?

★答案与解析

(1)第二心音形成原因主要是动脉瓣关闭引起的振动。其最佳听诊部位是在主动脉瓣听诊区或肺动脉瓣听诊区,前者主要反映主动脉瓣的关闭,后者主要反映肺动脉瓣的关闭。肺动脉瓣区第二心音亢进说明肺动脉高压,导致瓣膜关闭声音加大。肺动脉高压在临床上主要是慢性阻塞性肺疾病引起的。

三尖瓣区可闻及收缩期杂音是由于三尖瓣关闭不全导致右心室收缩时,血液反流入右心房。三尖瓣关闭不全多由肺动脉高压及三尖瓣扩张引起,常见于慢性肺心病、累及右心室下壁的心肌梗死、风湿性或先天性心脏病肺动脉高压引起的心力衰竭晚期、心肌病等。就本案例而言是由于慢性肺心病、动脉高压引起的。

(2)双肺布满哮鸣音是由于呼吸道狭窄导致气体进出时产生声音。两肺底可闻及湿啰音,就本案例而言应该是肺部慢性炎症的急性发作而致。

(3)心力衰竭时,由于心肌收缩力减弱,外周静脉血流回流的动力为外周静脉压与中心静脉压之差。右心衰竭时,右心室搏出量减少,不能及时将静脉回流的血液射入动脉,导致大量血液淤积于右心房和大静脉,致使中心静脉压升高,与外周静脉压的压差减小,静脉血回流受阻,静脉淤血,表现为上腔静脉主要是颈静脉怒张。下腔静脉由于受重力的影响,血液向心回流更加困难,导致毛细血管血压升高,组织液生成增多,回流减少。因此右心衰竭使组织液生成与回流严重失衡,最终导致肝大(体检可触及)、腹水和下肢水肿。另外,右心衰竭,静脉淤血,回心血量减少,可致心输出量减少,动脉血压下降,继而引起肾血流量减少,激活肾素-血管紧张素-醛固酮系统。醛固酮通过其保水保钠作用,引起水钠潴留,进一步加剧水肿的发生。

心力衰竭患者端坐体位可以减少静脉血液回流,降低心脏的负荷,同时减少肺水肿,缓解呼吸困难。

【临床应用分析】

肺心病是由支气管、肺、胸廓或肺血管病变致肺动脉高压,继而引起右心室结构或(和)功能改变的疾病。长期吸烟可损伤支气管上皮纤毛,并使支气管黏膜分泌物增多,从而使气管净化能力减弱;吸烟还可使支气管黏膜充血、水肿、黏液积聚和支气管痉挛,继而引起慢性支气管炎。长期反复发作的慢性支气管炎可累及邻近肺小动脉,引起血管炎,管壁增厚,管腔狭窄或纤维化,甚至完全闭塞,使肺血管阻力增加,产生肺动脉高压;慢性支气管炎引起肺功能和结构不可逆性改变,导致低氧血症,缺氧使收缩血管的活性物质增多,肺血管收缩,是形成肺动脉高压的另外一个原因。患者出现夜间呼吸困难主要是因为睡眠平卧时血液重新分配使肺血量增加,加重了肺动脉高压,肺组织液生成增多,呼吸膜厚度增加,影响肺换气功能。由于肺循环阻力增加,加重了右心室的后负荷,右心发挥其代偿功能,以克服肺动脉压升高的阻力而发生右心室肥厚,并逐渐发展为肺心病和右心衰竭。

此患者诊断为慢性右心功能不全、慢性肺源性心脏病和慢性阻塞性肺疾病(急性发作期)。其发病顺序应该是慢性阻塞性肺疾病→慢性肺源性心脏病→慢性右心功能不全。慢性阻塞性肺疾病导致肺动脉高压。肺循环阻力增加的早期,右心尚可发挥其代偿功能,最后失代偿,右心衰竭。

【知识要点巩固练习】

(1)心肌收缩增强时,静脉回心血量增加,这主要是因为

    A.动脉血压升高   B.血流速度加快

    C.心输出量增加   D.舒张期室内压下降

(2)右心衰竭时组织液生成增加而致水肿,主要原因是

    A.毛细血管血压增高   B.血浆胶体渗透压降低

    C.组织液静水压降低   D.组织液胶体渗透压增高

(3)下列可引起静脉回心血量减少的是

    A.体循环平均充盈压增大   B.心脏收缩力量增强

    C.平卧体位   D.呼气动作

★答案与解析

(1)D。心肌收缩力加强,则射血速度快、射血量多,使心室排空比较完全。在心舒期,心室内压较低,对心房和大静脉中血液的抽吸力量较大,故静脉回心血量增加。

(2)A。心力衰竭患者,由于心肌收缩力减弱,不能及时将静脉回流的血液射入动脉,心舒张期的心室内压较高,以致大量血液淤积于心房和大静脉,造成心脏扩大、静脉高压和静脉回流受阻。如果发生于右心(右心衰竭),则患者出现颈静脉怒张、肝脾大、下肢水肿等体循环静脉淤血症状。

(3)D。吸气时,胸廓扩大,胸膜腔负压值加大,胸腔内的大静脉和右心房被牵拉而扩张,中心静脉压降低,静脉回流加快。呼气时胸膜腔负压值减小,静脉回流量也减少。因此,呼吸运动对静脉回流也起着泵的作用。

(十一)脑卒中

男,66岁,有高血压和冠状动脉病史,主诉左侧面部麻木、无力,说话含糊不清。患者血压、脉搏和其他生命体征也正常。检查时,患者肺部呼吸音清晰,心率正常。对颈动脉的听诊显示双侧发出"嗖嗖"声。患者说话含糊不清,左侧面部下垂。进行计算机断层扫描(CT)。患者被诊断为中风。

【基础理论思考】

(1)可听见的颈动脉杂音的机制是什么?

(2)如何计算血流速度?为什么小动脉的血流速度高于毛细血管?为什么这在生理上是必要的?

(3)雷诺数是多少?它将如何适用于本案例?

★答案与解析

(1)颈动脉杂音的产生是由于血液通过狭窄颈动脉时血流紊乱(湍流)引起的。

（2）血流速度(v)=血流量(Q)/血管横截面积(A)。毛细血管较小动脉具有更大的综合横截面积,从而降低流速,这样更有利于毛细血管壁进行物质交换。

（3）雷诺数(Reynolds number)是一种可用来表示流体流动情况的无量纲数。Re =$\rho vd/\mu$,其中 v、ρ、μ 分别为流体的流速、密度与黏性系数,d 为一特征长度。例如流体流过圆形管道,则 d 为管道的当量直径。利用雷诺数可区分流体的流动是层流或湍流,也可用来确定物体在流体中流动所受到的阻力。雷诺数越高,血液湍流性越高。在血管狭窄情况下,这个数值随着血流速度的增加而增加。雷诺数小于 2 300 的流动是层流,雷诺数等于 2 300 ~ 4 000 为过渡状态,雷诺数大于 4 000 的流动是湍流。

【临床应用分析】

本病例为一老年患者,有高血压和冠心病史,突发左侧面部麻痹和讲话困难,经 CT 扫描诊断为脑卒中(脑血管意外)。这名患者的脑血管意外可能是由颈动脉的粥样硬化疾病引起的。脑是体内对缺氧最为敏感的组织,因此脑卒中是一种甚至比心肌梗死更为紧急的病症,必须在 3 h 内给予有效处理,才能使脑组织免受严重损伤。

脑卒中可由动脉血栓或栓塞引起的缺血或出血(大脑中的出血块对正常脑细胞施加压力)引起。对出血性脑卒中则应尽快降低颅内压,减轻脑水肿。CT 扫描有助于评估出血性中风。在排除出血性中风的情况下,对于缺血性脑卒中应尽快改善脑血液循环,防止血栓伸延及栓子再次脱落;有必要的话进行溶栓治疗。病情稳定后,可以进行颈动脉超声检查,如果确认颈动脉功能不全,可以进行颈动脉内膜切除术。

在临床评估患者时,计算和了解心血管血流动力学至关重要。与其他血管相比,大的传导动脉(如颈动脉)的压力通常较高。这些血管通常对血液流动几乎没有阻力。如本病例当血管变窄时,血流从层流变为湍流,阻力增加,外周组织的血流供应减少。外周组织的血流供应也可能因大的传导动脉的压力降低而受损。快速评估平均动脉压可以确定患者是否休克,以及大脑等重要器官是否得到充分的灌注。随着患者年龄的增长,会发生各种血流动力学变化,例如动脉容量降低,这反过来会增加收缩压和脉压。静脉对血液流动几乎没有阻力,但在静脉系统中血液的容量比例最高。当患者出现低血容量时,肾上腺素能受体受到刺激,静脉收缩,从而使静脉回流增多和心输出量增多。

【知识要点巩固练习】

（1）如果我们认为平躺的人体循环的每个部分中都有一根单独的血管,那么我们可以根据每根血管内的末梢压力从最大到最小来对这些血管排序(如果血管表现出脉冲压力,则可以平均末梢压力计)。在这种情况下,以下顺序正确的是

A. 大动脉>大静脉>小动脉>小静脉>毛细血管

B. 毛细血管>小动脉>小静脉>大动脉>大静脉

C. 大动脉>小动脉>毛细血管>小静脉>大静脉

D. 大静脉>小静脉>毛细血管>小动脉>大动脉

（2）患者肱动脉血压正常,在右颈动脉中可检测到杂音,但在左颈动脉中未检测到杂音,被怀疑脑部血流减少。比较两条颈动脉的血流动力学可以发现

A. 杂音部位附近右侧颈动脉的平均压力低于左侧颈动脉的平均压力

B. 两条颈动脉的血流量相等

C. 右颈动脉血流阻力降低

D. 右颈动脉流速增加

(3) 患者呈现以下数据:动脉收缩压(SP)120 mmHg;动脉舒张压(DP)83 mmHg;静脉血压 2 mmHg;心输出量 4 184 mL/min;主动脉半径 1.2 cm。从这些数据可以确定

A. 平均动脉压(MAP)为 95.3 mmHg　　B. 脉压为 80 mmHg

C. 总的血流阻力约为 45 个阻力单位　　D. 通过主动脉的血流速度为 3 487 cm/s

★答案与解析

(1) C。在平卧位的人中,重力的影响基本上为零,血管内压力是由心脏收缩引起的。因为流体从高压区流向低压区,所以大动脉中的压力必须高于小动脉、毛细血管、小静脉和大静脉中的压力。

(2) D。因为被检测为杂音的湍流,右颈动脉的血流速度必须是增加的。由于没有杂音,左颈动脉的血流一定是层流。右颈动脉中的湍流增加了该动脉中的流动阻力,从而减少了血流量,使其小于通过左颈动脉的血流量。

(3) A。脉压 = SP−DP = 37 mmHg。MAP = DP+1/3(SP−DP) = 83+1/3×37 ≈ 95.3。

血流阻力可通过使用公式:血流量(Q) = 血管两端的压力(P)/血流阻力(R)来计算。因此,R = [MAP−静脉压](95.3−2)/心输出量(4 184) ≈ 0.022 阻力单位。

在主动脉中,流速可通过公式:流速(v) = 心输出量/主动脉横截面积(πr^2)/60 s = 4 184/4.52/60 ≈ 15.4(cm/s)。从给出的数据来看,没有理由怀疑血管系统中的任何地方存在湍流。

第四章　呼吸系统

术语概念解释

1. 呼吸　机体与环境之间的气体交换过程。本质是吸入 O_2 排出 CO_2。呼吸全过程由外呼吸、内呼吸及气体在血液中的运输 3 个环节组成。

2. 肺容积　4 种互不重叠的呼吸气量,包括潮气量、补吸气量、补呼气量、残气量。

3. 肺容量　肺容积中两项或两项以上相加的气量。

4. 深吸气量　从平静呼气末做最大吸气时所能吸入的气量,等于补吸气量和潮气量之和。

5. 功能残气量　平静呼气末肺内存留的气量,即补呼气量和残气量之和。

6. 肺活量　尽力吸气后,尽力呼气所能呼出的气量,通常男性为 3 500 mL,女性为 2 500 mL 左右,是反映呼吸功能储备的重要指标之一。

7. 时间肺活量　在一次最大吸气后,用力以最快速度呼气,在第 1、2、3 秒末呼出的气量占肺活量的百分数。正常人第 1、2、3 秒末分别为 83%、96%、99%。

8. 生理无效腔　解剖无效腔加上肺泡无效腔则为生理无效腔。由于正常肺泡无效腔容积不大,故生理无效腔与解剖无效腔几乎相等。

9. 每分通气量　每分钟呼出或吸入的气体量。

10. 肺泡通气量　每分钟进入肺泡进行气体交换的气体量,由下式表示:肺泡通气量 = (潮气量−无效腔气量)×呼吸频率。

11. 肺泡通气/血流比值　肺泡通气量($\dot{V}$)与每分钟肺血流量($\dot{Q}$)的比值,正常为 0.84。

12. 血氧饱和度　血红蛋白氧含量占血红蛋白氧容量的百分数,叫作血红蛋白氧饱和度。通常叫作血氧饱和度。

13. 氧容量　每 100 mL 血液中,血红蛋白所能结合氧气的最大量。

14. 氧含量　每 100 mL 血液中,血红蛋白结合氧气的实际量。

基础理论阐释

1. **呼吸的几个环节** ①外呼吸:指在肺部实现的外环境与血液间的气体交换过程,包括肺通气和肺泡气体交换。②气体在血液中的运输。③内呼吸:指细胞通过组织液与血液间的气体交换过程。

2. **肺泡表面活性物质** 由肺泡Ⅱ型上皮细胞分泌,其生理作用是降低肺泡表面张力。生理意义是:①降低吸气阻力,减少吸气做功。②维持肺泡容积的相对稳定。③防止肺水肿的发生。

3. **肺通气的动力** 原动力是呼吸运动,直接动力是肺内压与大气压的差。平静呼吸是由肋间外肌和膈肌收缩和舒张完成的。

4. **胸膜腔压的成因及生理意义** 胸膜腔内压=大气压-肺回缩力=-肺回缩力。
生理意义:①保持肺泡及小气道扩张,为肺通气和肺换气提供有利条件。②降低中心静脉压,促进血液和淋巴回流。③维持气管及纵隔的正常位置。

5. **气体扩散的动力** 气体分压差。

6. **气体扩散速率及影响因素**

$$\text{扩散速率}(D) \propto \frac{\text{分压差}(\Delta P) \times \text{扩散面积}(A) \times \text{温度}(T) \times \text{气体溶解度}}{\text{扩散距离}(d) \times \sqrt{\text{分子量}(MW)}}$$

7. **海平面空气、肺泡气、血液和组织内 O_2 和 CO_2 的分压[kPa(mmHg)]** 见表4-1。

表4-1　海平面空气、肺泡气、血液和组织内 O_2 和 CO_2 的分压[kPa(mmHg)]

项目	空气	肺泡气	混合静脉血	动脉血	组织
PO_2	21.15(159)	13.83(104)	5.32(40)	13.3(100)	4.0(30)
PCO_2	0.04(0.3)	5.32(40)	6.12(46)	5.32(40)	6.65(50)

8. **O_2 和 CO_2 在血液中存在形式** 有两种存在形式,即物理溶解和化学结合。
O_2 化学结合主要是以氧合血红蛋白(HbO_2)的形式存在。
CO_2 化学结合有碳酸氢盐(约占88%)和氨基甲酰血红蛋白(约占7%)两种形式。

9. **呼吸的基本节律** 产生于低位脑干,基本中枢在延髓。

10. **呼吸的反射性调节** 见表4-2。

表4-2　呼吸的反射性调节

项目	化学感受性呼吸反射	肺牵张反射	呼吸肌本体感受性反射	防御性呼吸反射
刺激	PO_2、PCO_2 及 pH 值	呼吸道平滑肌在呼吸过程中受到牵拉	呼吸过程中,呼吸肌被动拉长或肌梭中的梭内肌收缩	呼吸道黏膜受到机械性或化学性刺激

续表4-2

项目	化学感受性呼吸反射	肺牵张反射	呼吸肌本体感受性反射	防御性呼吸反射
感受器	外周和中枢化学感受器	呼吸道平滑肌牵张感受器	肌梭	呼吸道黏膜的机械和化学感受器
传入神经	舌咽神经和迷走神经	迷走神经	脊髓背根神经	迷走神经和三叉神经
中枢	延髓	延髓	延髓	延髓
传出神经	支配呼吸肌的运动神经	支配呼吸肌的运动神经	支配呼吸肌的运动神经	支配呼吸肌的运动神经
效应器	呼吸肌	呼吸肌	呼吸肌	呼吸肌
生理意义	维持体内 PO_2、PCO_2 及 pH 值正常范围	加强吸气向呼气转换，使呼吸频率增加	增强呼吸肌的收缩力量、克服呼吸道阻力	防御作用

临床应用/病例分析探讨

（一）支气管哮喘

女孩,13 岁,因呼吸困难被送往急诊室。检查发现她呼吸困难,伴有哮鸣音,诊断为支气管哮喘。患者服用吸入药物(沙丁胺醇)后哮喘症状立即缓解。

【基础理论思考】

(1)支气管哮喘的呼吸阻力主要发生在哪一段支气管?

(2)为什么下呼吸道疾病引起的呼吸困难呼气比吸气更困难?

★答案与解析

(1)支气管哮喘的呼吸阻力主要部位在中等大小的支气管。中等大小的支气管平滑肌丰富,平滑肌的紧张性严重影响气道直径,是气道阻力的主要来源。同时中等大小的支气管相对于大的支气管,其环状软骨逐渐减少,气道直径受平滑肌紧张性的影响比较大。

(2)吸气性呼吸困难主要见于上呼吸道阻塞,如口、鼻、喉和主支气管阻塞、炎症、肿瘤和异物可引起吸入性呼吸困难;呼气性呼吸困难见于慢性细支气管炎、支气管哮喘、慢性阻塞性肺气肿等下呼吸道疾病。胸内的小气道在患者呼气的时候狭窄会更加明显,所以下呼吸道疾病的患者容易出现呼气性呼吸困难。

【临床应用分析】

本病例患者为支气管哮喘,这是一种以嗜酸性粒细胞、肥大细胞反应为主的气道变应性炎症和气道高反应性为特征的疾病。患者表现为不同程度的可逆性气道阻塞症状。支气管哮喘是由于支气管痉挛,导致气道广泛性狭窄和阻力增加,从而引起呼吸困难,尤其是呼气性呼吸困难。因此解除气道痉挛是治疗的一项重要措施。

对于此种疾病的治疗首先要了解自主神经系统对支气管平滑肌功能的调节。支气管平滑肌细胞膜上有 β_2 和 M 受体，激动前者引起平滑肌舒张，而激动后者引起收缩。β_2 肾上腺素受体激动剂通过兴奋相应受体，激活腺苷酸环化酶，增加 cAMP 合成，提高细胞内 cAMP 浓度，进而激活 cAMP 依赖蛋白激酶（PKA），通过细胞内游离钙浓度的下降，肌球蛋白轻链激酶失活和钾通道开放等途径，最终松弛平滑肌，从而舒张气道平滑肌。另外，当 β_2 受体激动剂与气道肥大细胞 β_2 受体结合后还可抑制肥大细胞与中性粒细胞释放炎症介质，增强气道纤毛运动、促进气道分泌、降低血管通透性、减轻气道黏膜下水肿等，这些效应均有利于缓解或消除哮喘。

全身不同的细胞具有不同的受体，具有不同的激动剂和拮抗剂特性，针对特定受体的药物可以选择性地缓解特定器官的症状，同时最小化其他受体介导的不良反应。交感 β_2 受体激动剂沙丁胺醇选择性地引起支气管扩张，从而缓解支气管收缩性疾病，如哮喘。然而，某些药物的选择性靶向不强，作用于多个受体。例如，用于治疗各种心脏和心血管问题的普萘洛尔同时阻断 β_1 和 β_2 受体，禁用于哮喘患者，因为通过阻断 β_2 受体，它将导致支气管收缩和患者哮喘恶化。许多药物都有涉及自主神经系统的不良反应，但如果了解体内不同自主神经受体的分布，就可以预测这些不良反应。

【知识要点巩固练习】

（1）下列关于使呼吸道管径变小的因素叙述，不正确的是

    A. 呼气   B. 胸腔内压升高

    C. 呼吸道周围压力下降   D. 迷走神经兴奋

（2）支气管平滑肌上分布的受体有

    A. β_1 肾上腺素受体和 M 型胆碱受体   B. β_1 肾上腺素受体和 N 型胆碱受体

    C. β_2 肾上腺素受体和 M 型胆碱受体   D. β_2 肾上腺素受体和 N 型胆碱受体

（3）缺氧兴奋呼吸的途径是通过刺激

    A. 外周化学感受器   B. 中枢化学感受器

    C. 延髓呼吸中枢   D. 脑桥呼吸中枢

★答案与解析

（1）C。呼吸道周围压力下降，那么在呼吸道内的气体压力向外，扩张呼吸道。

（2）C。支气管平滑肌上分布交感神经和迷走神经。交感神经末梢释放去甲肾上腺素作用于 β_2 受体，气道平滑肌舒张；相反，迷走神经释放乙酰胆碱作用于 M 受体，气道平滑肌收缩。

（3）A。缺氧刺激外周化学感受器（颈动脉体和主动脉体），通过传入神经兴奋延髓呼吸中枢，再通过传出神经到效应器（呼吸肌），使呼吸加深加快。

（二）重症支气管哮喘

男，43 岁，慢性咳嗽、气喘 15 年，首次发病缘于深秋着凉感冒，喷嚏流涕不止，绵延不愈。后诊断为"变应性鼻炎"。次年春游后，突发喘息，喉中有喘鸣音，伴有阵发性呼吸困难，咯白色黏痰。经青霉素注射和氨茶碱治疗，效果较好，但未能根治。此后，每年春季发作咳嗽、气喘。逐年加重，以至不分季节，每次感冒便诱发哮喘，乃至出行必随身携带

"气喘气雾剂"。10 d 前感冒,咳喘加重,呼吸困难,难以平卧。疗效不佳,喘急,呼吸困难,昼夜持续,来院急诊。体检:心率 105 次/min,呼吸 30 次/min,BP 130/80 mmHg。表情痛苦,面色苍白,口唇发绀。急性病容,呼吸急促,喘鸣音粗重,可见三凹征。端坐位,不时咯白色黏痰。双肺布满哮鸣音,未闻及湿啰音。血液气体分析:pH 值 7.37,PaO_2 55.3 mmHg,$PaCO_2$ 49.1 mmHg,胸部 X 射线检查(胸片)显示两肺纹理增多。初步诊断:重症支气管哮喘。

【基础理论思考】

(1)诱发支气管哮喘的物质有哪些? 来自何处?

(2)此患者血气分析结果如何? 此结果对呼吸有何影响?

(3)该患者呼吸加深加快、心率增加、血压升高是刺激了哪些反射?

★答案与解析

(1)支气管哮喘是变态反应为主的呼吸道慢性病变,患者呼吸道对刺激性物质具有高反应性。引发支气管平滑肌痉挛。发病机制主要是具有过敏体质的人接触抗原以后,机体产生抗体。当再次接触相同抗原时,产生变态反应,肥大细胞和嗜碱性粒细胞释放组胺、5-HT、缓激肽、过敏性慢反应物质等,促使支气管平滑肌痉挛性收缩;支气管壁内炎症细胞释放多种炎性物质,使支气管黏膜水肿、腺体分泌增加。由于呼吸道直径变小,肺通气阻力增大,产生呼气性呼吸困难。

(2)所谓血气分析是指检测动脉血中的氧分压和二氧化碳分压,所以血气中包含几种指标,如 pH 值、动脉血氧分压(PaO_2)、动脉血二氧化碳($PaCO_2$)分压、碳酸氢根等指标。pH 值正常为 7.35 ~ 7.45,是判断酸碱失衡的指标。动脉血氧分压正常在 95 ~ 100 mmHg,低于 80 mmHg 在临床上称为低氧血症,低于 60 mmHg 称为呼吸衰竭。血二氧化碳分压正常在 35 ~ 45 mmHg,高于 45 mmHg 称为呼吸性酸中毒,低于 35 mmHg 称为呼吸性碱中毒。患者血 pH 值 7.37,$PaCO_2$ 49.1 mmHg,处于呼吸性酸中毒代偿期;PaO_2 55.3 mmHg 表示患者已经达到呼吸衰竭的标准。

(3)该患者 PaO_2 下降,$PaCO_2$ 升高,这样会刺激外周化学感受器(颈动脉体和主动脉体化学感受器)和中枢化学感受器(延髓腹外侧浅表部位),外周化学感受器通过传入神经(窦神经→舌咽神经及弓神经→迷走神经)传向延髓孤束核,中枢化学感受器通过与呼吸中枢间的纤维联系,反射性兴奋呼吸中枢,再通过传出神经作用于呼吸肌使呼吸加深加快,从而起到缓解缺氧和二氧化碳潴留的病理状态。

呼吸中枢和心血管中枢都在延髓,互相影响。呼吸中枢兴奋可通过纤维联系引起心血管中枢兴奋。同时,PaO_2 下降和 $PaCO_2$ 升高也可以通过相应的外周化学感受器反射性引起心血管中枢兴奋性改变,使心率加快,心输出量增加,心脏和脑的血流量增加,而腹腔内脏和肾脏的血流量减少,血压升高。

【临床应用分析】

支气管哮喘临床表现为反复发作性喘息、呼吸困难、咳嗽、胸闷。常于夜间或清晨发作或加重。症状可以自行缓解或经治疗后缓解。

发绀一般是缺氧的标志,但值得注意的是,在有些情况下,缺氧的严重程度与发绀程度并不成正比。例如,严重贫血的患者虽然存在缺氧,但由于含量太少,以致毛细血管床血液中去氧 Hb 含量达不到 50 g/L,故不出现发绀;相反,有些患高原性红细胞增多症的人,虽然不存在缺氧,但因为 Hb 总量太多,以致毛细血管床血液中去氧 Hb 含量达到 50 g/L 以上,故出现发绀。

治疗支气管哮喘的药物,主要有如下 3 类。

(1)糖皮质激素:抗过敏、抗渗出、对抗支气管哮喘激发因子。

(2)扩张支气管药物:降低肺通气阻力。包括:①β_2 受体激动剂,如沙丁胺醇雾化吸入;②抗胆碱药物,如异丙托溴铵雾化吸入;③氨茶碱。

(3)合并下呼吸道感染时,须选用强力抗生素。

【知识要点巩固练习】

(1)血红蛋白结合的氧量和饱和度主要取决于

  A.血液的 pH 值   B.红细胞中 2,3-二磷酸甘油酸的浓度

  C.二氧化碳分压   D.氧分压

(2)在动脉血 CO_2 分压轻度升高而引起每分通气量增加的反应中,下列起最重要作用的结构是

  A.颈动脉体化学感受器   B.主动脉体化学感受器

  C.肺牵张感受器   D.延髓化学感受器

(3)关于 H^+ 对呼吸运动的调节,下列叙述中哪一项是错误的

  A.动脉血 H^+ 浓度增加,呼吸加深加快

  B.动脉血 H^+ 通过刺激中枢化学感受器而兴奋呼吸中枢

  C.刺激外周化学感受器,反射性地加强呼吸

  D.脑脊液中的 H^+ 才是中枢化学感受器的最有效刺激

★答案与解析

(1)D。氧分压是指物理溶解的氧量;氧饱和度是指化学结合的氧量。化学结合的氧量受物理溶解的氧量的直接影响。

(2)D。CO_2 分压轻度升高首先可以通过刺激颈动脉体和主动脉体外周化学感受器而兴奋呼吸中枢;同时 CO_2 还可以透过血脑屏障,代谢出 H^+,刺激中枢延髓化学感受器,从而兴奋呼吸中枢。实验证明,后者的兴奋作用更加重要。

(3)B。动脉血 H^+ 不能透过血脑屏障,所以不能通过刺激中枢化学感受器而兴奋呼吸中枢。

(三)闭合性气胸

男,64 岁,因车祸急诊入院。患者面色苍白,呼吸困难,声音微弱。检查:血压82/54 mmHg,右胸部大面积皮下瘀斑,右侧胸廓饱满,气管左移。胸部 X 射线见右锁骨粉碎性骨折,右第 1~5 肋骨骨折,右肺部分萎陷,右胸腔少量积血,纵隔向左移。诊断:右锁骨和肋骨(第 1~5)骨折;闭合性气胸。

【基础理论思考】

(1)胸膜腔负压是怎么形成的? 有什么生理意义?

(2)什么叫气胸? 气胸患者的呼吸和循环功能会发生哪些改变? 为什么?

★答案与解析

(1)胸膜腔是由脏层胸膜和壁层胸膜紧密相贴而形成的一种密闭的潜在腔隙,内有少量浆液。此浆液不仅起着润滑和减少呼吸时两层胸膜摩擦的作用,而且由于液体分子的吸附作用,使两层胸膜互相紧贴,从而保证肺始终处于被胸廓的牵拉而扩张的状态。胸膜腔负压是加于胸膜表面的压力间接形成的。胸膜壁层的表面受到胸廓组织(骨骼和肌肉)的保护,故不受大气压的影响。胸膜脏层表面的压力有两方面:其一是肺泡内气体向外的压力,称为肺内压,使肺扩张;其二是肺组织被胸廓牵拉而被动扩张形成的回缩力,其作用方向与肺内压相反,即胸膜腔负压是肺回缩力所形成的。因此胸腔内的压力即是:胸膜腔内压=肺内压(大气压)-肺回缩力。若以大气压力为零,肺内压在吸气末或呼气末等于大气压,则胸膜腔内压=-肺回缩力。胸膜腔内压有重要的生理意义:①保持肺的扩张状态,利于肺通气和肺换气;②促进静脉血和淋巴的回流。

(2)气胸是指气体进入胸膜腔,造成胸膜腔积气状态。在外伤或疾病导致胸壁或肺破裂时,胸膜腔与大气相通,空气将立即自外界或肺泡进入胸膜腔内,形成气胸。发生气胸时,肺将因本身的回缩力而萎陷,使肺通气功能下降,同时静脉血液和淋巴液回流也受阻。严重的气胸可因肺通气功能发生严重障碍而危及生命。同时,由于负压减小,对于外周静脉血和淋巴回流的促进作用减小,即回心血量下降,最终使心输出量下降,血压下降。

【临床应用分析】

骨折导致剧烈疼痛,软组织挤压伤以及肋间血管和肺血管损伤导致出血,肺萎陷致摄入 O_2 减少等因素,使整体处于应激状态。当胸膜腔的密闭性遭到破坏时,空气立即进入胸膜腔,形成气胸。气胸时,胸膜腔负压减小或消失,两层胸膜彼此分开,肺将因回缩力而塌陷,影响通气功能,严重时可因呼吸、循环功能障碍而危及生命。治疗的关键是使胸膜腔密闭,并恢复胸膜腔内压。

【知识要点巩固练习】

(1)维持胸膜腔内压的必要条件是
　　A.吸气肌收缩　　　　　　　B.胸膜腔密闭
　　C.呼气肌收缩　　　　　　　D.肺内压低于大气压

(2)关于胸膜腔内压的叙述,错误的是
　　A.胸膜腔内压=-肺回缩力　　B.通常较大气压低
　　C.维持肺的扩张状态　　　　　D.吸气时负值绝对值减小,呼气时负值绝对值增大

(3)肺通气的动力来自
　　A.肺的舒缩活动　　　　　　B.肺的弹性回缩
　　C.呼吸肌的舒缩　　　　　　D.胸膜腔内压的周期性变化

★答案与解析

(1)B。胸膜腔必须是由脏层胸膜和壁层胸膜紧密相贴而形成的一种密闭的潜在腔隙,这样才能形成负压。

（2）D。胸膜腔内压是肺回缩力所形成的，故当吸气时，肺被扩张，回缩力增大，则胸膜腔内压也增大；呼气时则胸膜腔内压减小。

（3）C。气体之所以能进出肺是靠压力差的推动。肺与外界的压力差是靠呼吸肌的舒缩运动引起胸廓与肺的张缩，改变了肺内压所致。因此，呼吸肌收缩、舒张的呼吸运动是肺通气的原动力。

（四）早产儿窒息

孕妇，26岁，在妊娠仅26周时分娩了一名早产儿。分娩后，婴儿有哭声，但随后开始喉鸣，尽管补充了氧气，但仍有缺氧迹象。立即气管插管，并通过气管插管给予表面活性物质。婴儿的缺氧问题得到解决，随后被转移到新生儿重症监护室进一步进行病情稳定。

【基础理论思考】

（1）肺表面活性物质的作用是什么？

（2）肺泡表面张力是如何产生的？其作用是什么？

★答案与解析

（1）肺表面活性物质由排列在肺泡壁上的Ⅱ型肺泡上皮细胞产生的一种脂蛋白（二棕榈酰卵磷脂+表面活性物质结合蛋白），以单分子层分布在肺泡内壁的气-液界面上，其密度随肺泡的胀缩而改变。可降低肺泡表面张力，防止肺泡萎缩。

（2）肺泡表面张力来源于肺泡内液体和气体界面分子之间的吸引力。由于肺泡是球形的，所以吸引力总的方向是朝向肺泡中心的，是使肺泡缩小的力量。肺扩张后的回缩力，除小部分来自肺弹性组织外，约2/3来自肺泡表面张力。

【临床应用分析】

该病例中早产儿妊娠26周出生，胎儿肺表面活性物质在妊娠28周之内一直处于低水平。早产儿由于发育不成熟，产生或释放肺泡表面活性物质不足，导致新生儿呼吸窘迫综合征发生。肺表面活性物质是由Ⅱ型肺泡上皮细胞产生，以单分子层分布在肺泡表面，能降低肺泡气-液界面表面张力，防止肺泡塌陷，维持大小不一的肺泡容量的稳定性，以及减小肺泡毛细血管有效滤过压，防止组织液生成过多，以利气体交换。早产儿肺泡表面活性物质生成不足，将造成肺泡内表面张力增加、肺泡萎缩甚至出现肺不张，通气阻力增大，表现为新生儿呼吸窘迫综合征。

出生后在供氧充足的情况下有低氧表现提示早产儿呼吸功能尚未健全，是婴儿呼吸窘迫综合征的表现。肺表面活性物质的使用显著降低了呼吸窘迫综合征患儿的死亡率。早产儿患这种疾病的风险比足月儿大得多。表面活性物质的产生始于子宫内，并在整个妊娠期增加。超过36周的婴儿新生儿呼吸窘迫综合征的发病率较低。患有呼吸窘迫综合征的婴儿会出现喉鸣、缺氧、肺不张、深呼吸和过度使用呼吸辅助肌。患有妊娠糖尿病或有过剖宫产史的患者想要再次剖宫产，通常是在正常分娩前进行剖宫，如果胎龄不能确定，可以在分娩前进行羊膜穿刺术以评估肺成熟度。

【知识要点巩固练习】

（1）肺表面活性物质缺乏的新生儿可能需要利用以下哪些肌肉来完成足够的呼吸

A. 膈肌、肋间外肌、斜角肌、胸锁乳突肌　　B. 膈肌、肋间内肌、胸锁乳突肌、腹直肌
C. 膈肌、肋间外肌、肋间内肌、腹直肌　　D. 膈肌、肋间外肌、斜角肌、腹直肌

(2) 缺乏表面活性物质患者的肺功能改变与肺纤维化患者的肺功能改变不同,只有缺乏表面活性物质的患者才有

A. 小肺泡塌陷和大肺泡扩张　　　　B. 肺顺应性降低
C. 总肺容量下降　　　　　　　　　D. 呼吸功增加

(3) 全身骨骼肌无力但其他方面正常的患者,下列肺容积或肺容量最有可能正常的是

A. 补吸气量　　　　　　　　　　　B. 功能残气量
C. 残气量　　　　　　　　　　　　D. 总肺容量

★答案与解析

(1) A。由于缺乏正常的表面活性剂,肺的表面张力高于正常值。这导致肺泡塌陷,肺顺应性降低。因此,吸气时需要比正常肌肉更大的力量来扩张肺部。肋间内肌和腹直肌的收缩是用力呼气。

(2) A。缺乏表面活性物质不仅会导致肺顺应性的全面降低,也会导致肺泡不稳定。没有表面活性物质,所有大小的肺泡的表面张力几乎相同。因此,正如拉普拉斯定律所预测的,较小的肺泡内的压力更大。这导致小肺泡塌陷和大肺泡扩张。两种情况下肺顺应性的降低都会导致总肺容量降低、呼吸功增加,以及比正常情况下更负的胸腔内压力。

(3) B。功能残气量是指在不消耗肌肉力量,平静呼气情况下肺内剩余的空气量。这只取决于肺和胸壁弹力的平衡。肺部的所有其他容积和容量至少部分取决于肌肉的力量。

(五)肺炎;呼吸窘迫综合征

女,35 岁,糖尿病患者,现出现发热、寒战、背痛、头晕和呼吸急促。干咳,无胸痛,无患者接触史。检查时,患者面色不好,发热,低血压,心动过速。有明显的右肋椎压痛。肺部检查显示,在两个肺野都有啰音。心率快而规律。血氧饱和度只有 80%。胸部 X 射线检查肺部炎性阴影,血常规中性粒细胞百分比为 80%。初步诊断:肺炎;呼吸窘迫综合征伴双侧肺水肿。

【基础理论思考】

(1) 该患者缺氧的原因是什么?
(2) 患者呼吸急促发生的机制是什么?

★答案与解析

(1) 该患者缺氧的原因:①肺水肿导致呼吸膜增厚以及肺毛细血管外多余液体的积聚从而引起局部通气和血流灌注改变,影响气体交换;②肺部炎症导致各种炎症因子的释放。炎症因子刺激支气管平滑肌痉挛,呼吸困难。

(2) 患者呼吸急促发生的机制:①缺氧和二氧化碳潴留刺激化学感受器引起的反射性呼吸兴奋;②急性炎症、缺氧导致患者出现应激反应和应急反应,前者是 ACTH 和糖皮

质激素分泌增多,兴奋呼吸中枢;后者是交感-肾上腺髓质系统兴奋,体内肾上腺素和去甲肾上腺素分泌增多,同样兴奋呼吸中枢。

【临床应用分析】

常压吸氧时 PaO_2 低至 80% ,是诊断成人呼吸窘迫综合征(ARDS)的重要依据。有两大类病因导致患者出现缺氧:影响肺灌注的疾病(肺栓塞)和支气管树疾病(例如肺炎、气胸、ARDS、肺水肿、哮喘、支气管炎)。患者病史和身体状况有助于确定大多数疾病的病因。胸部 X 射线和其他放射学检查也有所帮助。肺功能有问题的患者可能会接受肺功能测试,以测量和测试肺容积、肺容量和肺通气量。例如,用力呼气量减少的患者可能患有阻塞性肺疾病,如哮喘。

糖尿病易诱发急性感染。患者主诉发热、呼吸急促、咳嗽,肺部检查示全肺部啰音,X 射线示双肺水肿,考虑肺部感染严重;头晕、低血压、心动过速和脓毒血症是感染性休克的表现。

ARDS 的主要病理变化为急性呼吸膜损伤,突出表现为肺泡微萎陷、透明膜形成、肺泡毛细血管通透性增加,导致非心源性肺水肿,其结果为通气/血流比值严重失调,气体弥散障碍、肺顺应性降低,引起进行性低氧血症和发绀。低灌注、缺氧、感染等均可抑制肺泡表面活性物质的合成,导致呼吸膜的损伤,使肺通气阻力增加、顺应性下降,造成肺通气功能障碍。因此,治疗原则上应同时改善肺通气和肺换气功能,如控制感染,实施机械通气,给予抗炎症反应和促进肺表面活性物质生成的药物等。

【知识要点巩固练习】

(1)一名 57 岁呼吸困难女性的总肺容量和功能残气量低于正常值,用力呼气量(FEV)/用力肺活量(FVC)略高于正常值。这些检测结果与下列哪一项最为一致

  A. 胸壁肌肉力量减弱   B. 肺血流量减少

  C. 气道阻力增加   D. 肺弹性回缩力增加

(2)患者的总肺容量降低,残气量增加。功能残气量正常。这些结果与下列哪一项最为一致

  A. 肺血流量减少   B. 呼吸肌的力量减弱

  C. 气道阻力增加   D. 胸壁弹性后坐力增加

(3)左侧心力衰竭患者的胸部 X 射线片显示肺水肿。其他的检查可能会发现

  A. 肺静脉压升高   B. 肺淋巴流量减少

  C. 肺动脉压降低   D. 正常动脉氧分压

★答案与解析

(1)D。弹性回缩力增加(顺应性降低)的肺在吸气时会更难填充,在呼吸肌舒张时会倾向于将胸壁向内拉。因此,总肺容量(TLC)和功能残气量(FRC)都会降低。由于气道半径正常甚至增加,即使 FVC 降低,标准化为 FVC 的 FEV 也将正常或增加。肌力下降可导致 TLC 降低,但不会改变 FRC。

(2)B。如果吸气肌无力,肺部无法充气,从而减少补吸气量和总肺容量。如果呼气

肌无力,就不能从肺中排出足够多的空气,补呼气量就会减少,从而增加残气量。胸壁或肺部弹性回缩力的增加以及气道阻力的增加将改变总肺容量和(或)功能残气量。

(3)A。由于心肌收缩力降低,左心室舒张末期压力升高,导致肺静脉和肺毛细血管压力升高。增加的肺毛细血管静水压导致肺毛细血管滤过增加,当滤过超过淋巴回流量时,形成肺水肿进而导致肺动脉压可能会升高。水肿干扰气体交换,因此,动脉氧分压会降低。

(六)慢性阻塞性肺疾病(肺气肿)

男,56 岁,大约 1 年前,诊断患有肺气肿,有吸烟史(25 年来每天一包半),但没有其他健康问题。心脏检查正常,但胸部前后径扩大,伴有呼气性喘息、�’嘴呼吸。胸部 X 射线显示双侧肺野过度膨胀,无浸润。

【基础理论思考】

(1)肺气肿和限制性肺疾病对功能残气量分别有什么影响?

(2)患者为什么呈现呼气性喘息和噘嘴呼吸?

(3)肺有哪些非呼吸功能?

★答案与解析

(1)肺气肿导致增加功能残气量。限制性肺疾病降低功能残气量。

(2)慢性阻塞性肺疾病之所以出现呼气性呼吸困难,是由于其发生病变的部位主要集中在小气道。在吸气时,胸廓扩张带动气道尤其是小气道被动扩张,吸气阻力下降。而在呼气时胸廓缩小,小气道也被动缩小,气道阻力增大,所以患者常常吸气时没有明显的困难,但是呼气时常常出现气泡内排气困难的问题,表现为肺气肿、呼气性喘息和噘嘴呼吸。

(3)肺的非呼吸功能:气道的免疫防御作用和生物活性物质的合成功能。气道黏膜上皮细胞管腔面的纤毛摆动可以帮助清除痰液。支气管黏膜固有层的浆细胞受到变应原的刺激产生 IgE,有助于清除变应原。同时,IgE 能使局部的肥大细胞和嗜碱性粒细胞释放组胺、5-羟色胺、白三烯、激肽、血小板活化因子、乙酰胆碱、过敏休克素等生物活性物质,发生变态反应。肺毛细血管内皮细胞还能生成血管紧张素转化酶(ACE),催化血管紧张素Ⅰ转化为血管紧张素Ⅱ,升高血压。

【临床应用分析】

吸烟是肺气肿的主要病因,心脏检查正常说明气急并非由心脏疾病所致,另一方面也说明肺气肿尚未发展为肺心病。本病例有 25 年吸烟史,且吸烟量较大,近 1 年气急,查体胸廓前后径增大(桶状胸),X 射线示两肺过度充气,肺气肿诊断明确。肺部无浸润改变,排除了肺部感染。肺气肿表现为以下两个呼吸功能障碍。①通气功能障碍:肺气肿早期病变局限于细小气道,静态肺顺应性增加,侵入大气道时,肺通气功能明显障碍,最大通气量降低。②换气功能障碍:随病情的发展,肺组织弹性日益减退,肺泡持续扩大,回缩障碍,功能残气量增加,大量肺泡周围的毛细血管受肺泡膨胀挤压而退化,肺毛细血管大量减少,肺泡及毛细血管大量丧失,气体弥散面积减少,产生通气/血流比值失调,换气功能也发生障碍。通气和换气功能障碍可引起缺氧和二氧化碳潴留,最终可出现呼吸衰竭。

肺气肿是一种肺部疾病,可导致肺内弹性组织破坏。肝脏和某些炎症细胞会生成并释放 α_1 抗胰蛋白酶,在肺内抑制中性粒细胞弹性蛋白酶和其他丝氨酸蛋白酶。丝氨酸蛋白酶在不受抑制时会破坏肺组织。长期吸烟是导致肺气肿的一个因素,因为它会抑制 α_1 抗胰蛋白酶的作用,从而使肺失去 α_1 抗胰蛋白酶的保护作用,弹性组织破坏。患者也可能存在 α_1 抗胰蛋白酶基因缺陷。肺弹性组织的破坏导致肺顺应性增加,并且在呼气时气道有塌陷的趋势,从而将空气滞留在肺中。这在体检时表现为前后径增大(桶状胸部),在胸部 X 射线检查时表现为肺过度膨胀。

【知识要点巩固练习】

(1)当一个人从平躺到站立时,肺尖部的肺泡与肺底部的肺泡相比较

　　A. 表现出更强的顺应性　　　　　　　B. 有较低的通气/血流比值

　　C. 半径更大　　　　　　　　　　　　D. 接受更大比例的肺血流量

(2)囊性纤维化患者的气道上皮细胞比正常情况分泌更黏稠的黏液。因此

　　A. 细菌更容易从呼吸道中清除　　　　B. 上皮细胞上的纤毛更容易摆动

　　C. 吸入颗粒物不会被截留　　　　　　D. 黏液向口腔推进得更慢

★答案与解析

(1)C。在重力的影响下,肺的重量会拉伸肺顶部的结构,压缩肺底部的结构。因此,肺泡在肺的顶部更大。由于肺泡被拉伸,这些肺泡顺应性较低,随着吸气时胸腔内压力的变化,体积变化较小。因此,它们通气不太好。由于肺动脉压力相对较低,流向这些肺泡的血流量也较低。然而,相对于通气量下降,血流量下降更多;因此,通气/血流比值较高。

(2)D。厚厚的黏液仍然可以捕获颗粒,包括细菌。然而,厚厚的黏液会损害纤毛功能,从而阻碍黏液颗粒从口腔排出。

(七)慢性肺源性心脏病

男,60 岁,慢性咳嗽近 20 年,晨间较重,排较多白色黏液痰。稍微活动即感气短,双下肢轻微水肿,下午明显,次晨减轻。检查见桶状胸,呼吸运动减弱,叩诊呈过清音;心浊音界缩小;肺下界和肝浊音界明显下移;听诊心音遥远,肺动脉瓣区第二心音亢进,呼吸音减弱,呼气延长,肺部有湿啰音。剑突下出现心脏搏动。X 射线检查见胸廓扩大,肋间隙增宽,肋骨平行,活动减弱;膈降低且变平,两肺野透明度增大;肺血管外带纹理纤细、稀疏和变直,内带的血管纹理增粗和紊乱;右心室肥大。呼吸功能检查为第一秒用力呼气量占用力肺活量比值($FEV_1/FVC\%$)= 50%,最大通气量低于预计值的 80%,残气量占肺总量比值>40%。动脉血气分析为 PaO_2 54 mmHg,$PaCO_2$ 62 mmHg。白细胞总数增高,中性粒细胞数增高。诊断:慢性肺源性心脏病。

【基础理论思考】

(1)检测用力呼气量有什么意义?

(2)慢性支气管炎、肺气肿和支气管哮喘在通气功能上有什么异同点?

★答案与解析

(1)用力呼气量(FEV)又称时间肺活量(TVC),用以测定一定时间内所能呼出的最大气量。测定时受检者于最大吸气后,以最快速度尽力呼气,分别计算第1秒、2秒、3秒末所呼出的气体量(分别用FEV_1、FEV_2、FEV_3表示)占肺活量的百分数(分别用$FEV_1\%$、$FEV_2\%$、$FEV_3\%$表示)。正常成年人$FEV_1\%$约为83%,$FEV_2\%$约为96%,$FEV_3\%$约为99%。$FEV_1\%$的临床意义最大,如低于65%,则提示有一定程度的呼吸道阻塞。用力呼气量不仅能反映一次呼吸的最大通气量,而且能反映呼气时所遇阻力(主要是呼气阻力)的变化,是评价肺通气功能的较好指标,在临床评价阻塞性肺疾病的肺通气功能中比肺活量更有应用价值。

(2)慢性阻塞性肺疾病包括慢性支气管炎、肺气肿和支气管哮喘等疾病。这3种疾病的共同特点就是有持久的气道阻塞,导致肺通气阻力特别是气道阻力增大,肺通气量减少,产生呼气性呼吸困难。慢性阻塞性支气管炎的特点为气道黏液腺受到侵入物的反复刺激,致使分泌过多的黏液,引起气道持久性阻塞或阻塞性狭窄。肺气肿是终末细支气管远端的气腔(肺泡)异常扩大,伴有肺泡壁的破裂,肺的弹性回缩力降低,影响气体交换速率。支气管哮喘是由多种细胞(如嗜酸性粒细胞、肥大细胞、T淋巴细胞、中性粒细胞、气道上皮细胞等)和细胞组分参与的气道慢性炎症为特征的异质性疾病,这种慢性炎症与气道高反应性相关,气管平滑肌收缩,出现广泛而多变的可逆性呼气气流受限。

【临床应用分析】

慢性支气管炎是指气管、支气管黏膜及其周围组织的慢性非特异性炎症。支气管黏膜充血、水肿或分泌物积聚于支气管管腔内而引起咳嗽、咳痰。

由于支气管的慢性炎症,使管腔狭窄,形成不完全阻塞。吸气时气体容易进入肺泡,呼气时由于胸膜腔内压增加使气管堵塞。残留肺泡的气体过多,使肺泡充气过度。慢性炎症破坏小支气管壁软骨,失去支气管正常的支架作用,吸气时支气管舒张,气体尚能进入肺泡,但呼气时支气管过度缩小、陷闭,阻碍气体排出,肺泡内积聚多量气体,使肺泡明显膨胀和压力升高,肺部慢性炎症使白细胞和巨噬细胞释放蛋白分解酶增加,损害肺组织和肺泡壁致多个肺泡融合成肺大疱或气肿。随着病情发展,肺组织弹性日益减退,肺泡持续扩大,回缩障碍,残气量及功能残气量占肺总容积百分比增加。

由于肺动脉高压,肺循环阻力增加,右心发挥其代偿功能,以克服肺动脉压升高的阻力而发生右心室肥大。心浊音界常因肺气肿而不易叩出。心音遥远,但肺动脉瓣区可有第二心音亢进,提示有肺动脉高压。剑突下亦出现心脏搏动,提示右心室肥大。

【知识要点巩固练习】

(1)评价肺通气功能,下列哪个指标较好

    A.时间肺活量   B.肺活量

    C.潮气量   D.深吸气量

(2)呼吸频率从12次/min增加到24次/min,潮气量从500 mL减少到250 mL,则

    A.肺通气量减少   B.肺泡通气量减少

    C.肺泡通气量增加   D.肺通气量增加

（3）肺的非弹性阻力来自

A. 胸廓和肺的回缩力　　　　　　B. 胸廓的回缩力

C. 肺泡表面张力　　　　　　　　D. 气流通过呼吸道时遇到的摩擦力

★答案与解析

（1）A。肺活量可反映一次呼吸的最大通气量。但由于测定肺活量时不限制呼气的时间，且个体间差异较大，因此该项指标不能确切反映肺通气的能力。用力呼气量不仅能反映一次呼吸的最大通气量，而且能反映呼吸时所遇阻力的变化，是评价肺通气功能的较好指标，为临床所常用。

（2）B。肺泡通气量＝（潮气量－无效腔气量）×呼吸频率。当潮气量减半而呼吸频率加倍或呼吸频率减半而潮气量加倍时，每分通气量不变，但肺泡通气量则发生很大变化。因此，浅而快呼吸的肺泡通气量比深而慢呼吸的肺泡通气量明显减少，从气体交换的效果看，适当深而慢的呼吸，更有利于气体交换。

（3）D。非弹性阻力主要是指气流通过呼吸道时产生的呼吸道阻力、呼吸运动中呼吸器官移位的惯性阻力以及组织的黏滞阻力，约占总阻力的30%。呼吸道阻力是非弹性阻力的主要成分，占80%～90%，它主要是气流通过呼吸道时气体分子间和气流与管壁间产生的摩擦阻力。

（八）结节病

女，38岁，因呼吸急促、关节疼痛和多处皮肤损伤而就诊。检查显示脉搏血氧饱和度读数略低，符合轻度低氧血症。有多处皮肤病变，活检显示与结节病一致的干酪样肉芽肿。胸部X射线检查显示肺门淋巴结肿大，也提示结节病。患者的肺功能测试符合限制性疾病过程。

【基础理论思考】

（1）肺功能测试需要测量哪些参数？哪些参数变化与限制性疾病相一致？

（2）该患者的肺功能可能会发生什么变化？

（3）限制性肺疾病如何导致低氧血症？

★答案与解析

（1）肺功能测试中需要测试吸入的气体量及随时间的变化，比如肺容量和气流速率。限制肺扩张的疾病包括神经肌肉疾病、胸壁问题、胸膜疾病和肺顺应性降低。限制性疾病时肺活量和功能残气量或静息肺容量降低。限制性疾病的性质决定其气流速度可能很少变化或没有变化。

（2）结节病患者肺顺应性降低，肺弹性回缩力增加，静息肺容积（功能残气量）减少，肺活量减少。

（3）限制性肺疾病时肺泡膜增厚，即气体扩散距离增大，导致低氧血症。

【临床应用分析】

结节病为一种原因未明的多系统非干酪样肉芽肿性疾病，几乎在身体的任何部位形成，主要在肺部和（或）胸部淋巴结。环境暴露在基因易感的个体被认为会引起结节病。临床表现和病程的异质性使诊断和治疗具有挑战性。多见于中青年人（儿童及老年人也可罹患),发病率女略多于男。胸部 X 射线检查结节病双侧肺门淋巴结对称肿大,伴或不伴有肺内网格、结节状或片状阴影。结节病可干扰钙的代谢,导致血钙、尿钙增高。

本病例成年女性,呼吸急促、关节痛、多处皮肤损害,胸片肺门淋巴结肿大,组织学活检证实有非干酪样肉芽肿,考虑为结节病。结节病尽管可累及多个器官、组织,但往往首先累及肺或淋巴结,早期表现为肺泡炎,随病变进展形成非干酪样结节病肉芽肿,后期导致肺的广泛纤维化。最终导致以下变化。①肺通气功能障碍:肺顺应性下降,导致肺活量、残气量、肺总容量及第一秒用力呼气量下降,通气功能障碍。②肺换气功能障碍:肺的广泛纤维化也可使呼吸膜面积减少,厚度增加,使换气功能发生障碍。肺通气和肺换气功能障碍可引起缺氧和二氧化碳潴留,最终可出现呼吸衰竭。

限制性和阻塞性肺疾病都会影响肺部的气体交换。限制性肺疾病包括结节病、结缔组织疾病、间质性肺炎、环境暴露和肺血管疾病。阻塞性肺疾病包括肺气肿、慢性支气管炎和哮喘。由于肺泡膜增厚,限制性肺疾病导致扩散距离增加、氧气扩散受限、气体交换不良。阻塞性肺疾病由于气体扩散的表面积减少,导致气体交换不良。这两种肺疾病可以通过肺功能测试加以区分。

【知识要点巩固练习】

(1)一名患者的肺功能测试显示第一秒用力呼气量(FEV_1)显著降低,功能残气量为 4.2 L。最有可能导致 FEV_1 减少的原因是

　　A.呼气肌无力　　　　　　　　　B.小直径气道

　　C.肺充血　　　　　　　　　　　D.气道动态压缩

(2)一名 37 岁女性因卵巢生殖细胞癌接受博来霉素化疗。化疗后,她出现了轻度肺纤维化。通过肺泡–肺毛细血管屏障扩散的哪些物质最有可能受到她的疾病的影响

　　A. CO　　　　　　　　　　　　B. CO_2

　　C. N_2O　　　　　　　　　　　D. O_2

★答案与解析

(1)D。FEV_1 的降低表明有效期缩短。这表明患有阻塞性肺疾病;然而,它也可能是由于肌肉力量的削弱,例如限制性肺疾病。功能残气量通常在 2.3 L 的范围内。该个体的功能残气量为 4.2 L。功能残气量可用于评估肺顺应性,如此高的值表明肺顺应性较高。高顺应性与气道的动态压缩最为一致。

(2)A。CO 与血红蛋白结合紧密,难以解离,扩散受限。因此,在肺纤维化中,CO 最有可能受到影响。相比之下,N_2O 最容易扩散;CO_2 和 O_2 处于中间。

(九)CO 中毒

男,25 岁,在自家的地下室用火炉取暖。家人发现他神志模糊、恶心、气短,主诉头痛,将他带到急救中心。患者口唇呈粉红色,没有既往病史。尿液药物筛查结果为阴性,COHb 水平升高。患者被诊断为 CO 中毒,并被送往医院接受进一步治疗。

【基础理论思考】

(1)CO 导致缺氧的机制是什么?

（2）CO 中毒患者缺氧为什么口唇呈粉红色，而不是青紫色？

（3）CO 中毒和呼吸困难都会造成患者缺氧，为什么前者不像后者那样有呼吸加深加快的表现？

★ 答案与解析

（1）CO 和血红蛋白结合，占据了氧的结合位点，血红蛋白的氧结合能力降低。

（2）碳氧血红蛋白（COHb）呈粉红色，氧合血红蛋白（HbO_2）呈鲜红色，氧离血红蛋白呈青紫色。

（3）CO 中毒的缺氧是化学结合状态的氧缺乏，其物理结合的氧分压是正常的，所以不会刺激化学感受器而兴奋呼吸中枢。

【临床应用分析】

CO 通过肺部吸入，其和血红蛋白亲和力比 O_2 大 250 倍，这意味着在极低 CO 分压下，CO 就可以从 HbO_2 中取代 O_2，阻断其结合位点。此外，CO 还有一极为有害的效应，即当 CO 与血红蛋白（Hb）分子中某个血红素结合后，将增加其余 3 个血红素对 O_2 的亲和力，使氧解离曲线左移，妨碍 O_2 的解离。所以 CO 中毒既妨碍 Hb 与 O_2 的结合，又妨碍对 O_2 的解离，其危害极大。CO 中毒主要引起组织缺氧，脑组织细胞对缺氧较其他组织细胞更加敏感。患者吸入较高浓度 CO 时，血 COHb 升高，首先发生中枢神经损害的症状和体征（头痛、呼吸急促、精神错乱、判断力下降、恶心、呼吸抑制、昏迷，甚至死亡），这是确诊 CO 中毒的基本依据。

CO 是一种气体，通常由内燃机、化石燃料、家用电器（加热器、炉灶、熔炉）以及几乎所有天然和合成产品的不完全燃烧产生。因为 CO 气体无色无味，所以 CO 中毒特别具有挑战性。患者尿检阴性可除外某些药物（如镇静催眠药）中毒。CO 和血红蛋白的结合形成了可在患者血液中测量的 COHb。COHb 的测定是 CO 中毒的重要诊断依据，也作为疾病严重程度的一个评估指标。测血 COHb 时采取血标本要早，因为脱离现场数小时后 COHb 将逐渐消失。当一个人从 CO 环境中移除后，CO 慢慢分解并通过肺部排出。中毒的治疗包括消除 CO 暴露和给予 100% O_2 吸入（非呼吸面罩）。有时患者需要气管插管（昏迷、癫痫发作或心血管不稳定）或高压氧治疗（极高的碳氧血红蛋白水平）。

【知识要点巩固练习】

（1）对一位 34 岁的女性推测，呼吸 100% 的氧气会使血液中的氧气量增加大约 5 倍，因为室内空气由大约 21% 的氧气组成。下列最准确的回答是

    A. 她的血红蛋白携带的氧气量可能会显著增加，但她血清中的可溶性氧气量将保持不变

    B. 她的血液中携带的氧气量不会显著增加

    C. 她的血液中的含氧量将增加大约 5 倍

    D. 她的血液中的氧分压可能会保持不变

（2）全血的携氧能力是

    A. 取决于肺泡氧分压

    B. 血液中溶解的氧气量

C. O_2 加上溶解血红蛋白的总量

D. 溶解的氧气加上饱和条件下与血红蛋白结合的氧气量之和

（3）如上文案例所述，25 岁患者已 CO 中毒。CO 与血红蛋白结合，降低了氧结合能力。该患者动脉血中的氧分压

A. 取决于肺泡内的氧分压

B. 由于血红蛋白置换了氧气，所以比正常值增加

C. 取决于与血红蛋白结合的 CO 含量

D. 由于 CO 与血红蛋白结合而降低

★**答案与解析**

（1）B。因为血液中绝大多数的氧含量是由血红蛋白携带的，所以呼吸 100% 的氧气会增加氧分压，但不会影响其含量或携氧能力。

（2）D。载氧量是血液能够携带的氧气总量，是在 O_2 饱和条件下测定载氧量，即最大溶解氧量和最大结合氧量。它取决于血液中血红蛋白的含量。

（3）A。O_2 浓度仅取决于与血液接触的气相中氧分压或肺泡氧分压。CO 中毒导致血液结合氧的能力受到损害。因此，氧气总量将减少，但其浓度即氧分压不会降低。

（十）阿司匹林中毒

女，21 岁，有抑郁症病史，癫痫发作，身旁还有一瓶空阿司匹林药瓶。室友称其近日没有服用抑郁症药物，期末考试对其心理产生巨大压力。患者神志不清，低热，过度呼吸。她的尿液药物筛查呈阴性，但动脉血气分析显示代谢性酸中毒，可能是服用阿司匹林过量所致。

【**基础理论思考**】

（1）代谢性酸中毒对呼吸系统有什么影响？

（2）什么化学受体参与了对酸碱紊乱的反应？

★**答案与解析**

（1）代谢性酸中毒对呼吸系统的影响：H^+ 可以通过刺激颈动脉体和主动脉体这两个化学感受器，反射性地兴奋呼吸中枢，增加通气以降低动脉血 CO_2，缓解血浆 pH 值的下降。

（2）参与酸碱紊乱反应的化学受体如下。①颈动脉体和主动脉体的外周化学感受器：感受动脉血 H^+、CO_2 和 O_2 的变化。②位于延髓的中枢化学感受器：动脉血液中的 CO_2 通过血脑屏障，在脑脊液和脑组织液中生成 H^+，刺激延髓的中枢化学感受器，兴奋呼吸。

【**临床应用分析**】

本病例有较明确的服用过量阿司匹林史，出现呕吐、癫痫发作、昏睡、精神错乱、过度呼吸等水杨酸反应，血气分析表明为代谢性酸中毒，因此考虑为阿司匹林中毒。阿司匹林中毒可对机体产生多方面影响：其一，水杨酸过量导致代谢性酸中毒，动脉血 H^+ 浓度增高，由于 H^+ 不易通过血脑屏障，故主要通过刺激外周化学感受器使呼吸加深、加快。呼吸加深、加快的结果使动脉血二氧化碳分压（$PaCO_2$）降低，出现呼吸性碱中毒。病理情况下，血浆 pH 值低于 7.35，称为酸中毒；血浆 pH 值高于 7.45 称为碱中毒；酸中毒和碱中毒都有呼吸和代谢两方面原因。血浆 pH 值低于 6.9 或高于 7.8，都将危及生命。其

二,阿司匹林可通过抑制前列腺素合成酶,减少血栓烷 A_2(TXA$_2$)形成,从而抑制血小板聚集和血栓形成,以及使凝血酶原生成减少而引起出血。

水杨酸盐中毒可引起呕吐、出汗、心动过速、发热、嗜睡、昏迷、癫痫发作、心血管衰竭,以及可能的肺水肿或脑水肿等临床症状。水杨酸盐摄入对机体的影响取决于摄入的程度。一个并发症是水杨酸盐可以改变代谢过程,导致乳酸生成增加,并直接刺激中枢呼吸中枢,导致过度换气和 $PaCO_2$ 下降。症状通常在服药过量 3~6 h 后出现。异常实验室检查结果可能包括阴离子间隙代谢性酸中毒、低钾血症、低血糖和尿三氯化铁试验阳性。水杨酸盐中毒的治疗包括用活性炭洗胃、纠正电解质异常、静脉输液的支持性护理和尿液碱化(促进水杨酸盐的排泄)。水杨酸盐水平升高会增加呼吸中枢的敏感性。代谢性酸中毒导致过度换气和代偿性呼吸性碱中毒。

【知识要点巩固练习】

(1)一名 19 岁男性患肺炎、糖尿病酮症酸中毒。代谢性酸中毒的呼吸补偿包括过度换气以降低 $PaCO_2$。下列描述了过度通气原因的是
   A.酸与碳酸氢盐反应产生的二氧化碳刺激中枢化学感受器
   B.碳酸氢盐浓度降低会刺激通气
   C.H$^+$刺激中枢化学感受器
   D.H$^+$刺激外周化学感受器

(2)一名 23 岁的女性因服用过量阿片类药物抑制了她的中枢化学感受器对二氧化碳的反应,降低了通气的动力。她的呼吸频率每分钟减少了 9 次。对这个患者来说,最好的做法是
   A.面罩给氧
   B.服用苯二氮䓬类药物
   C.让患者保持室内空气流通
   D.将患者置于低剂量阿片类药物输液中,以防止阿片类药物戒断

(3)一位住在海平面上的 26 岁男子开车上山,在 2 h 内到达海拔 3 000 m 的高度。以下哪项陈述最能描述他在海拔上升后的状况
   A.动脉血氧饱和度增加   B.二氧化碳分压降低
   C.动脉血 pH 值降低   D.呼吸频率降低

★答案与解析

(1)D。在这种情况下,认为酸与碳酸氢盐反应产生的高 CO_2 刺激了呼吸是错误的。相反,一旦外周化学感受器感觉到 H$^+$ 增加,呼吸就会立即加强。过度通气会降低肺泡二氧化碳分压,从而降低二氧化碳分压,这是适当的代偿反应。

(2)C。由于麻醉作用,中枢受体对二氧化碳不敏感;因此,二氧化碳不会产生呼吸驱动力。这时,呼吸的唯一驱动力是呼吸减弱导致的氧气下降。吸氧将消除这唯一的呼吸动力,导致呼吸停止。禁止使用进一步抑制呼吸的药物,如镇静剂(苯二氮䓬类、阿片类、催眠药)。

(3)B。氧分压随着海拔的升高而降低。快速上升到高空会导致缺氧。低氧刺激肺通气,增加肺泡氧分压。过度换气的后果是降低二氧化碳分压或低碳酸血症。二氧化碳的减少改变了 CO_2-HCO_3^- 缓冲系统的平衡,从而降低 H$^+$ 浓度,导致呼吸性碱中毒。

第五章　消化系统

术语概念解释

1. 消化　食物在消化道内被分解为可吸收小分子物质的过程。

2. 吸收　食物消化后的小分子物质通过消化道黏膜进入血液和淋巴的过程。

3. 机械性消化　通过消化道肌肉运动,将食物磨碎,使之与消化液混合,并不断向消化道远端推送。

4. 化学性消化　通过消化液中消化酶的作用,将食物分解为小分子物质的过程。

5. 胃肠激素　胃肠道黏膜内的内分泌细胞分泌的激素。

6. 蠕动　空腔器官平滑肌普遍存在的一种运动形式,由平滑肌顺序舒缩引起的,形成一种向前推进的波形运动。

7. 容受性舒张　当吞咽食物时,食物刺激咽、食管、胃壁牵张感受器,反射性引起胃底和胃体部肌肉松弛。

8. 胃排空　胃内容物进入十二指肠的过程。

9. 黏液-碳酸氢盐屏障　胃黏液与 HCO_3^- 结合在一起所形成的屏障。

10. 胆盐的肠肝循环　肝细胞分泌的胆盐排入小肠后,绝大部分由回肠末端吸收,经门静脉回肝脏的过程。

11. 分节运动　是一种以肠壁环形肌为主的节律性舒缩活动。

基础理论阐释

1. 消化道平滑肌的一般特性　兴奋性、自律性、紧张性、伸展性和敏感性。

2. 消化道平滑肌的生物电　分为静息电位、慢波电位和动作电位。

3. 消化腺的分泌功能　见表5-1。

4. 消化液主要功能　①稀释食物,使之与血浆渗透压相等,利于吸收。②为各种消化酶提供适宜的 pH 值环境。③消化酶消化分解食物成分,使之成为可吸收的物质。④保护消化道黏膜免受理化因素的损伤。

表 5-1　消化腺的分泌功能

项目	消化液	与消化有关的物质
唾液腺	唾液	唾液淀粉酶
胃腺	胃液	胃蛋白酶原
肠腺	小肠液	肠激酶
胰	胰液	胰淀粉酶、胰脂肪酶、胰蛋白酶原、糜蛋白酶原、羧基肽酶、核糖核酸酶、脱氧核糖核酸酶
肝	胆汁	胆盐

5. 消化道的神经支配　分为外来神经系统(自主神经)(表 5-2)和内在神经系统(表 5-3)。

表 5-2　消化道的外来神经系统(自主神经)

项目		唾液	胃和肠	胰腺和胆汁
交感神经		促进分泌黏稠的唾液	抑制胃液和肠液分泌,抑制胃和肠的运动	抑制胰腺和胆汁的分泌
副交感神经	迷走神经	促进分泌稀薄的唾液	促进胃液和(腹腔)肠液分泌,促进胃和(腹腔)肠的运动	促进胰腺和胆汁的分泌
	盆神经		促进(盆腔)肠液分泌,促进(盆腔)肠的运动	

表 5-3　消化道的内在神经系统

项目	存在位置	神经递质	靶细胞	作用
肌间神经丛(欧氏丛)	平滑肌之间	兴奋性:乙酰胆碱和 P 物质等	平滑肌	促进收缩
		抑制性:血管活性肠肽和 NO 等	平滑肌	抑制收缩
黏膜下神经丛(麦氏丛)	黏膜下	乙酰胆碱和血管活性肠肽等	腺细胞和上皮细胞	促进分泌

6. 胃肠激素的生理作用　①调节消化腺的分泌和消化道的运动;②营养作用;③调节其他激素释放。

7. 主要胃肠激素及其生理作用　见表 5-4。

表5-4 主要胃肠激素及其生理作用

项目	胃酸	胰 HCO_3^-	胰酶	肝胆汁	小肠液	食管-胃括约肌	胃平滑肌	小肠平滑肌	胆囊平滑肌
促胃液素	++	+	++	+	+	+	+	+	+
促胰液素	-	++	+	+	+	-	-	-	+
缩胆囊素	+	+	++	+	+	-	+-	+	++

注:"+"表示促进,"-"表示抑制,"+-"表示功能不确定,"++"表示作用强。

8. **口腔内的消化** 唾液的性质成分和作用,唾液分泌的调节。

9. **胃液的主要成分及作用** ①盐酸,其主要作用是激活胃蛋白酶原,并为胃蛋白酶提供所需酸性环境;使食物中蛋白质变性,易于分解;杀灭和抑制随食物进入胃的细菌;胃酸进入小肠后促进胰液、小肠液和胆汁的分泌;有助于小肠对铁、钙的吸收。②胃蛋白酶原,分解蛋白质为蛋白胨、蛋白胨。③黏液和碳酸氢盐形成屏障,保护胃黏膜不受腐蚀。④内因子,促使维生素 B_{12} 的吸收。

10. **胃酸的主要生理功能** ①激活胃蛋白酶原,并为胃蛋白酶提供所需酸性环境;②使食物中蛋白质变性,易于分解;③杀灭和抑制随食物进入胃的细菌;④胃酸进入小肠后促进胰液、小肠液和胆汁的分泌;⑤有助于小肠对铁、钙的吸收。

11. **影响胃酸分泌的主要内源性物质**

(1)乙酰胆碱:是支配胃的大部分迷走神经末梢和部分肠壁内在神经末梢释放的递质。乙酰胆碱直接或间接通过兴奋 G 细胞释放促胃液素刺激壁细胞引起胃酸分泌。

(2)促胃液素:属于肽类激素,由胃窦和上段小肠黏膜中 G 细胞合成并释放,经血液循环而作用于壁细胞,引起胃酸分泌。

(3)组胺:由胃泌酸区黏膜中的肠嗜铬样细胞分泌,与壁细胞上的组胺 H_2 受体结合,具有很强的刺激胃酸分泌的作用。

(4)生长抑素:由胃窦、胃底及小肠黏膜内的 D 细胞所释放,对胃酸分泌的抑制作用很强。

12. **消化期胃液分泌的调节**

(1)头期:由进食动作引起,由于传入冲动均来自头部感受器,故称为头期胃液分泌。可通过条件反射和非条件反射来完成,传出神经是迷走神经。头期胃液分泌的特点是①持续时间较长;②胃液分泌量大,酸度及胃蛋白酶原含量很高;③其分泌反应的强弱与情绪、食欲有很大关系。

(2)胃期:指食物进入胃后,对胃产生机械性和化学性刺激,继续引起胃液分泌。胃期胃液分泌的特点是胃液酸度较高但胃蛋白酶原含量较头期低,故消化力比头期弱。

(3)肠期:食糜进入小肠后,仍可引起少量的胃液分泌。肠期胃液分泌的特点是分泌量少,约占进食后胃液分泌总量的1/10,胃蛋白酶原的含量也较少。

13. **胃的运动形式** ①容受性舒张:能使胃容量增加而胃内压变化不大,以利完成容纳和储存食物的功能。②紧张性收缩:既可维持胃的形态位置,又使胃内有一定压力,从而有助于消化。③蠕动:进一步研磨食物,并与胃液混合,同时可将食糜推入十二指肠。

14. **胰液的性质成分和作用** ①碳酸氢盐:HCO_3^-可中和胃酸,并提供弱碱性 pH 值环境。②胰淀粉酶:以活性形式分泌,可把淀粉完全水解。③胰脂肪酶:在辅脂酶的帮助下,胰脂肪酶可分解甘油三酯为脂肪酸、甘油一酯和甘油。④胰蛋白酶原和糜蛋白酶原:胰液流入肠腔后,胰蛋白酶原经小肠液中肠激酶的激活,变成具有活性的胰蛋白酶,胰蛋白酶本身也能使胰蛋白酶原活化。糜蛋白酶原在胰蛋白酶作用下转化成有活性的糜蛋白酶。胰蛋白酶和糜蛋白酶能分解蛋白质为胨、脒和多肽,当两种酶同时作用时,可消化蛋白质为小分子多肽和氨基酸。

15. **胆盐促进脂肪的消化和吸收** ①胆盐达一定浓度后,可聚合成微胶粒,促进胆固醇和脂肪酸以及脂溶性维生素 A、维生素 D、维生素 E、维生素 K 的吸收。②胆盐可降低脂肪的表面张力,使脂肪乳化成微滴,从而促进脂肪的消化。

16. **小肠的运动形式** ①紧张性收缩。②分节运动。③蠕动。

■ 临床应用/病例分析探讨

(一)胃溃疡

男,44 岁,主诉上腹部疼痛,尤其是饭后疼痛严重。胃镜检查显示胃小弯处有一黏膜溃疡,基底部有白色或灰白色厚苔,边缘整齐,周围黏膜充血、水肿、易出血。病理检查为良性溃疡。他开始服用抑制胃质子泵的药物,比如奥美拉唑、兰索拉唑、潘多拉唑和雷贝拉唑等。

【基础理论思考】

(1)案例中提到的质子泵是什么?

(2)胃黏膜上除了质子泵还有哪些细胞以何种方式向胃腔释放什么物质?

★答案与解析

(1)胃壁细胞膜面向胃腺腔的部分称为顶端膜,膜上镶嵌有 H^+,K^+-ATP 酶,也称质子泵或氢泵,细胞内的 H^+逆着浓度梯度被质子泵泵入胃腺腔,使壁细胞胞浆与胃腺腔之间的 H^+差高达上百万倍(pH 值分别约为 7 和 1)。这种转运方式称为原发性主动转运。抑制胃质子泵的药物会阻碍 H^+的原发性主动转运,从而减少胃酸的分泌。

(2)胃液中除含有大量的 H^+外,还含有水、氯化钠和氯化钾等无机物,以及胃蛋白酶原、黏蛋白和内因子等有机物。无机离子可以通过离子通道介导的易化扩散顺电化学梯度进出细胞。胃蛋白酶原是由主细胞分泌的,黏蛋白由颈黏液细胞分泌,内因子是由壁细胞分泌。胃蛋白酶原、黏蛋白和内因子这些大分子物质出细胞是通过复杂的出胞过程完成的,需要多个膜蛋白的参与协助,消耗 ATP。

【临床应用分析】

　　胃溃疡是消化性溃疡的一种,是一种常见病和多发病。消化性溃疡发病率为10% ~ 12%,主要发生在胃和十二指肠。消化性溃疡患者经常出现难忍的灼热的中上腹部疼痛,这种胃溃疡饭后更严重。部分患者可能仅出现上消化道出血。胃酸分泌的关键环节是壁细胞顶端膜内质子泵(H^+,K^+–ATP 酶)驱动细胞内 H^+ 与小管内 K^+ 的交换。消化性溃疡的危险因素包括酒精、非甾体抗炎药、烟草和生理应激(败血症、创伤)。病理性刺激可导致胃酸过多的分泌,而过高的胃酸对胃和十二指肠黏膜有侵蚀作用,是消化性溃疡发生的重要因素之一。幽门螺杆菌感染已被证明在溃疡形成中起重要作用,其持续存在是消化性溃疡复发率高的重要原因。所以,患者首先应查清是否伴有幽门螺杆菌感染。如确有幽门螺杆菌感染,必须加以根除。控制胃酸对消化性溃疡患者的治疗也很重要。质子泵抑制剂可明显减少胃酸分泌,有助于消化性溃疡的愈合。其中一种药物是奥美拉唑。当质子泵受到抑制时,H^+ 无法从壁细胞内主动转运到胃腔。胃酸的降低将使患者缓解由胃黏膜缺损引起的症状。这些质子泵抑制剂同时有抗幽门螺杆菌的作用。治疗6 ~ 8 周可使消化性溃疡愈合。

【知识要点巩固练习】

(1)甲氰咪胍治疗消化性溃疡的机制是

　　A.阻断壁细胞膜上的 H_2 受体,使其不能与组胺结合,抑制胃酸分泌

　　B.有类似组胺的作用,与壁细胞上的组胺 H_2 受体结合,抑制胃酸分泌

　　C.抑制胃泌酸区黏膜中的肠嗜铬样细胞分泌组胺,从而抑制胃酸分泌

　　D.促进胃泌酸区黏膜中的肠嗜铬样细胞分泌组胺,从而抑制胃酸分泌

(2)关于胃酸生理作用的叙述错误的是

　　A.激活胃蛋白酶原　　　　　　　　B.有助于小肠对铁和钙的吸收

　　C.促进小肠维生素 B_{12} 的吸收　　　D.杀死胃内细菌

(3)调节胃液分泌的内源性物质,下列错误的是

　　A.乙酰胆碱　　　　　　　　　　　B.促胃液素

　　C.组胺　　　　　　　　　　　　　D.脂肪

★答案与解析

(1)A。组胺由胃泌酸区黏膜中的肠嗜铬样细胞分泌。它具有很强的刺激胃酸分泌的作用。组胺释放后,可通过旁分泌途径扩散到邻近的壁细胞,与壁细胞上的组胺 H_2 受体结合,而促使胃酸分泌。甲氰咪胍是 H_2 受体阻断剂,使其不能与组胺结合,从而抑制胃酸分泌。

(2)C。维生素 B_{12} 的吸收需要内因子的辅助,而不是胃酸。

(3)D。脂肪及其消化产物可以通过刺激小肠分泌胃肠激素和其他激素,抑制胃液的分泌,但是脂肪本身不是内源性物质。

(二)十二指肠溃疡

　　男,34 岁,出租车司机。周期性胃脘胀痛 2 年,呈反复发作,伴有反酸/嗳气。疼痛多在空腹或清晨发作。发作期与缓解期交替出现。面色苍白,上腹部触痛。经过彻底检

查,患者被诊断为十二指肠溃疡。幽门螺杆菌检查阳性,粪便隐血阳性。

【基础理论思考】

(1)幽门螺杆菌为什么能引起消化性溃疡?

(2)正常情况下胃酸为什么不会腐蚀胃黏膜?

★答案与解析

(1)幽门螺杆菌寄生在胃和小肠黏膜组织中,使黏膜出现充血、水肿,甚至有炎性分泌物的渗出,从而引起黏膜受损甚至破裂,形成溃疡面导致溃疡,严重时还会有出血、穿孔。

(2)正常情况下胃酸不会腐蚀胃黏膜:①黏液覆盖在胃黏膜表面,形成一层厚约500 μm 的凝胶保护层,起润滑作用,能保护胃黏膜免受粗糙食物的机械性损伤,同时 H^+ 向胃黏膜扩散速度减慢。②胃黏膜分泌 HCO_3^-,可中和 H^+,对胃黏膜起重要的保护作用。③胃黏膜细胞之间的紧密连接可以阻止 H^+ 扩散接触胃黏膜。

【临床应用分析】

近年来的实验与临床研究表明,胃酸分泌过多和胃肠黏膜保护作用减弱等因素是引起消化性溃疡的主要环节。幽门螺杆菌感染是引起消化性溃疡的重要原因。研究表明,超过90%的十二指肠溃疡和80%左右的胃溃疡都是由幽门螺杆菌感染所导致的。目前,消化科医生可以通过内窥镜检查结合病理诊断幽门螺杆菌感染。抗生素的治疗方法已被证明能够根除消化性溃疡。

发病机制是黏膜局部损伤和保护之间的不平衡所致。损伤因素主要是胃酸、胃蛋白酶的消化作用;而保护因素主要是黏液-碳酸氢盐屏障以及黏膜的修复功能。当黏膜的保护因素受到破坏,胃酸、胃蛋白酶侵蚀黏膜,造成黏膜局部损伤,产生消化性溃疡。各种致病因素通过不同途径或机制,使上述侵袭作用增强和(或)保护机制减弱,从而促进溃疡的发生或复发。例如,神经因素及内分泌调节紊乱既可影响胃酸分泌增多,又可削弱黏膜屏障。

【知识要点巩固练习】

(1)正常情况下胃黏膜不会被胃液所消化,是由于

　　A. 胃液中不含有可消化胃黏膜的酶　　　　B. 黏液-碳酸氢盐屏障的作用

　　C. 胃液中的糖蛋白可中和胃酸　　　　　　D. 胃液中含有大量 HCO_3^- 可中和胃酸

(2)下列不是抑制胃液分泌的因素的是

　　A. 盐酸　　　　　　　　　　　　　　　　B. 蛋白质

　　C. 脂肪　　　　　　　　　　　　　　　　D. 高渗溶液

(3)胃液分泌的头期,对胃酸分泌的调节主要通过下述哪条途径完成

　　A. 神经调节　　　　　　　　　　　　　　B. 体液调节

　　C. 自身调节　　　　　　　　　　　　　　D. 神经-体液调节

★答案与解析

(1)B。黏液覆盖在胃黏膜表面,形成一层厚约500 μm 的凝胶保护层,起润滑作用,能保护胃黏膜免受粗糙食物的机械性损伤。在胃黏膜表面的黏液层 HCO_3^- 有中和 H^+

的作用。这种由黏液和HCO_3^-共同构成的抗损伤屏障,被称为黏液-碳酸氢盐屏障。

（2）B。抑制胃液分泌的因素包括盐酸、脂肪消化产物、高渗溶液及生长抑素。

（3）A。胃液分泌的头期,对胃酸分泌的调节主要通过神经调节完成。食物通过刺激头部各种感受器,其传出神经都是迷走神经。

（三）功能性消化不良

男,42岁,持续性上腹痛或不适,早饱,嗳气,食欲减退3个月。自诉饭后常感上腹胀满,伴有厌食、恶心、呕吐、烧心和反胃等症状。同时有失眠、焦虑或情绪波动,但无发热。检查结果:轻度消瘦,精神较差。钡餐胃肠造影和纤维胃镜检查结果均正常,肝、胆、胰B超检查均正常;各项生化检查均无异常。

【基础理论思考】

（1）消化道的外来神经系统是怎样的?

（2）消化道的内在神经系统是怎样的?

★答案与解析

（1）消化道的外来神经系统是指源于中枢的自主神经系统,包括交感神经和副交感神经。除口腔、食管上段和肛门外括约肌外,几乎整个消化道都受副交感神经和交感神经的双重支配,其中以副交感神经为主。消化道的副交感神经主要是迷走神经和盆神经,其节前纤维进入消化道后,与内在神经元形成突触,发出节后纤维支配腺细胞、上皮细胞和平滑肌细胞。大多数副交感神经节后纤维末梢释放的是乙酰胆碱,与M型胆碱能受体结合,使胃肠运动加强,腺体分泌增加。支配胃肠道的交感神经节后纤维为肾上腺素能纤维,主要分布于内在神经系统的神经元上,抑制后者兴奋性或直接支配消化道平滑肌、血管平滑肌及消化道腺细胞。交感神经节后纤维释放去甲肾上腺素,主要引起消化道的运动减弱、腺体分泌减少。

（2）消化道的内在神经系统是由分布于消化管壁内无数不同类型的神经元和神经纤维所组成的神经网络。内在神经系统包括两类神经丛:肌间神经丛和黏膜下神经丛。①肌间神经丛:神经元分布在纵行肌和环形肌之间,兴奋性递质为乙酰胆碱和P物质,抑制性递质为一氧化氮。②黏膜下神经丛:神经元分布在环形肌和黏膜层之间,运动神经元末梢释放乙酰胆碱和血管活性肠肽,主要调节腺细胞和上皮细胞功能。

【临床应用分析】

功能性消化不良是指没有任何器质性疾病导致的症状,以胃十二指肠疾病为主要表现的一组功能性疾病,是临床上最常见的功能性胃肠病,患者占门诊人数的10%～30%,占消化专科门诊的40%左右。它的症状包括上腹部隐痛、腹胀、胃灼热、嗳气等各种不适的症状。它的发病原因目前尚不完全清楚,考虑与患者的精神心理因素、内脏高敏感及内脏对气体的压力过度敏感有关。功能性消化不良的治疗目前没有特效药物,只是经验性地对症治疗,如果患者以腹痛为主,可给予保护胃黏膜的药物如奥美拉唑、多潘立酮等,如果以腹胀为主则可以给予帮助消化的药物,如消化酶片及促进动力的药物（莫沙必利、伊托必利等）。

【知识要点巩固练习】

(1)胃蠕动的开始部位是在

    A.胃贲门部   B.胃幽门部

    C.胃中部   D.胃窦

(2)胃的容受性舒张主要通过下列哪一条途径实现

    A.交感神经   B.迷走神经

    C.内在神经丛   D.促胰液素

(3)在胃中排空速度由快到慢的排列顺序是

    A.糖类、蛋白质、脂肪   B.蛋白质、脂肪、糖类

    C.蛋白质、糖类、脂肪   D.糖类、脂肪、蛋白质

★答案与解析

(1)C。蠕动从胃中部开始,发生在食物入胃后5 min左右,约每分钟3次,需1 min左右到达幽门。

(2)B。当咀嚼和吞咽食物时,食物刺激咽、食管等处感受器,反射性引起胃头区肌肉舒张,称为容受性舒张。能使胃容量增加而胃内压变化不大,以利完成容纳和储存食物的功能。胃容受性舒张由迷走-迷走反射完成。迷走神经的抑制性纤维末梢递质可能是某种肽类物质或一氧化氮。

(3)A。3种主要营养食物中,糖类最快,蛋白质次之,脂肪最慢。

(四)先天性巨结肠症

男性患儿,2岁,便秘,腹胀伴食欲减退19 d。检查见患儿呈营养不良及贫血貌。腹部高度膨胀,并可见宽在肠型。直肠指诊:直肠壶腹部空虚不能触及粪便,超过痉挛段到扩张肠段内方可触及大便。腹部立位X射线平片显示低位结肠梗阻。钡剂灌肠显示典型的痉挛肠段和扩张肠段,排钡功能差,24 h后仍有钡剂存留。距肛门4 cm以上直肠壁组织活检,在黏膜下层及肌层未见神经节细胞。入院后经灌肠或服泻药后能排出大便。

【基础理论思考】

(1)消化道肌肉运动对食物的消化有何作用?

(2)肠神经节细胞是一种什么细胞?为什么神经节细胞缺失会出现肠管痉挛梗阻?

★答案与解析

(1)消化道肌肉运动主要完成对食物的机械消化作用,其形式有:①容受性舒张(尤其见于胃)。容受性舒张可以容纳食物,防止胃内压急剧升高。②紧张性收缩(见于各段消化道)。紧张性收缩可以使胃肠道内保持一定的压力,有助于消化液渗入食物内部,促进化学消化;同时还可使消化道保持一定的形状和位置;也是其他运动的基础。③蠕动(见于各段消化道)。蠕动可以磨碎进入消化道内的食团,使其充分与消化液混合,并将食团向前推进。④分节运动(见于小肠)。其意义是使食糜与消化液充分混合、使食糜与肠黏膜紧密接触、挤压肠壁有助于血液和淋巴回流。

(2)神经节细胞是消化道内在神经系统的一种神经元。狭窄肠段肌间神经丛和黏膜下神经丛内神经节细胞缺如,其远端很难找到神经丛。研究发现,病变肠壁副交感神

节前纤维大量增长、增粗,肠壁内乙酰胆碱异常升高,约为正常的两倍以上,乙酰胆碱酯酶活性也相应增强,以致大量胆碱能神经递质作用于肠平滑肌的胆碱能神经受体,引起病变肠管持续性强烈痉挛收缩,这是造成无神经节细胞病变肠管痉挛收缩的主要原因。

【临床应用分析】

肠内容物在肠管内不能顺利推进而发生阻碍时,称为肠梗阻。某些疾病引起肠腔狭小或阻塞及肠壁肌肉运动紊乱等均能导致肠梗阻。另外,肠系膜血管发生栓塞,肠麻痹时,可发生血管性肠梗阻。

先天性巨结肠是多基因遗传和环境因素共同作用的结果,发病率高达1/5 000,男多于女。先天性巨结肠又称为肠管无神经节细胞症,是由于神经节细胞迁移发育过程停顿,使远端肠道(直肠、乙状结肠)神经节细胞缺如,神经节细胞缺乏或减少可使病变肠段平滑肌失去正常的运动动能,导致肠管持续痉挛,造成功能性肠梗阻,痉挛肠管近端由于长期粪便淤积逐渐扩张、肥厚而形成巨结肠。新生儿期常因病变段肠管痉挛而出现全部结肠甚至小肠极度扩张,反复出现完全性肠梗阻的症状,年龄愈大结肠肥厚扩张愈明显。

【知识要点巩固练习】

(1)下列不是小肠的运动形式的是

    A.容受性舒张   B.紧张性收缩

    C.蠕动   D.分节运动

(2)临床观察,外科医生不轻易切除小肠,尤其是十二指肠和空肠,即使切除也不能超过50%,原因是

    A.小肠回盲瓣的功能   B.小肠具有移行性复合运动

    C.小肠是食物消化和吸收的重要部位   D.小肠液含有胰液和胆汁

(3)下列能使小肠运动增强的因素错误的是

    A.交感神经   B.迷走神经

    C.乙酰胆碱   D.促胃液素

★答案与解析

(1)A。小肠的运动形式:①紧张性收缩,是其他运动的基础。②分节运动,其意义是使食糜与消化液充分混合、使食糜与肠黏膜紧密接触、挤压肠壁有助于血液和淋巴回流;③蠕动,把经过分节运动的食糜向前推进一步。

(2)C。小肠是食物消化和吸收的重要部位,尤其是十二指肠和空肠。

(3)A。交感神经节后纤维末梢释放去甲肾上腺素,使肠运动减弱。

(五)急性胰腺炎

男,37岁,上腹部疼痛8 h。自诉在饱餐、饮酒后约3 h突然发生上腹部疼痛,呈持续性,伴阵发性加重,向后腰背放射,取前倾位可减轻疼痛;伴有恶心和呕吐,吐出物含有胆汁。中等度发热,无发冷。检查结果:轻微黄疸,中度腹胀,腹壁紧张,但腹式呼吸尚存。上腹部有压痛和反跳痛。肝浊音界可以叩出,肠鸣音减少。血白细胞 15×10^9/L。中性粒细胞比例明显增高;尿淀粉酶320 U/L;血淀粉酶超过600 U/L(Somogyi法);超声检查发现胰腺中度增大。

【基础理论思考】

(1)为什么说胰液是最重要的消化液?

(2)胰液中的蛋白消化酶以酶原形式储存和分泌,有何意义?

★答案与解析

(1)胰液包含消化几乎所有食物的酶。如胰淀粉酶、胰脂肪酶、胰蛋白酶原和糜蛋白酶原。

(2)胰液中的蛋白消化酶以酶原形式储存和分泌,避免其对胰腺自身的消化分解。

【临床应用分析】

急性胰腺炎病理改变(水肿、出血、坏死)的基本始动因素是化学性炎症。胰腺分泌十几种消化酶,除淀粉酶与脂肪酶外其余在胰腺内均以酶原形式存在,加上胰腺亦分泌消化酶的抑制物质,故无消化作用。在致病因素作用下,一旦消化酶被激活,即可产生胰腺的自身消化。

急性胰腺炎是内科常见急症,是胰腺自身消化所致的急性炎症。暴饮暴食等刺激胰液大量分泌;胆结石和胆囊炎可致胰液排出不畅或受阻,造成大量胰液淤积于胰腺组织中。胰蛋白酶抑制物的作用受到破坏,胰蛋白酶原被异常激活,胰蛋白酶产生自身催化并激活其他蛋白水解酶和磷脂酶 A_2,造成大量胰腺组织的破坏或消化。

急性胰腺炎上腹痛缺乏特征性,所以确诊必须依据有关实验室检查,尿及血中淀粉酶检查是诊断本病的主要依据。为了区别许多急腹症患者的淀粉酶增高,血淀粉酶500 U/L 以上或尿淀粉酶 128 U/L 以上才能确诊。但是淀粉酶不高不能排除本病,因为严重的患者血、尿淀粉酶可以不高。

【知识要点巩固练习】

(1)激活胰液中胰蛋白酶原的是

    A.脂肪酸　　　　　　　　　　　B.胆盐

    C.蛋白水解产物　　　　　　　　D.肠激酶

(2)促使胰液中各种酶分泌的重要体液因素是

    A.促胃液素　　　　　　　　　　B.促胰液素

    C.胆盐　　　　　　　　　　　　D.缩胆囊素

(3)迷走神经促进胰液分泌

    A.大量的水分和 HCO_3^-,而酶含量很少　B.少量的水分和 HCO_3^-,而酶含量也很少

    C.少量的水分和 HCO_3^-,而酶含量丰富　D.大量的水分,而 HCO_3^- 和酶含量很少

★答案与解析

(1)D。胰液流入肠腔后,胰蛋白酶原经小肠液中肠激酶的激活,变成具有活性的胰蛋白酶,胰蛋白酶本身也能使胰蛋白酶原活化。糜蛋白酶原在胰蛋白酶作用下转化成有活性的糜蛋白酶。

(2)D。缩胆囊素(CCK):由小肠黏膜Ⅰ细胞分泌。缩胆囊素可以直接作用于胰腺腺泡细胞上的CCK受体引起胰液分泌。该胰液的特点:消化力强,HCO_3^-、水较少,酶含量高。

（3）C。由于迷走神经主要作用于胰腺腺泡细胞,故迷走神经兴奋引起胰液分泌的特点是:酶的含量较丰富,而水分和碳酸氢盐含量很少。

（六）小肠吸收不良综合征

男,24 岁,腹痛、腹泻、恶心、呕吐、伴消瘦 6 个月。曾按胃炎、肠炎治疗无效,后给予抗结核治疗一个多月,病情继续恶化。检查结果:明显消瘦,贫血貌,皮肤粗糙。红细胞 4.1×10^{12}/L,血红蛋白 95 g/L,血浆白蛋白 31 g/L,球蛋白 17 g/L,周围血象红细胞大小不等。小肠造影显示不完全肠梗阻;胃镜检查发现肠黏膜下血管显露,肠黏膜轻度炎症,黏膜轻度腺体增生及轻度炎症。骨髓涂片:巨幼红细胞贫血。

【基础理论思考】

（1）为什么说营养物质吸收的主要部位在小肠?

（2）主要营养物质在消化道内是如何被吸收的?

★答案与解析

（1）小肠是吸收的主要部位。因在小肠中食物已被消化为适于吸收的小分子物质;食物在小肠内停留时间较长,为 3～8 h,有充分的吸收时间;小肠有巨大的吸收面积,总面积可达 200 m^2,这是由于小肠较长,小肠黏膜有大量环状襞、绒毛,以及每个绒毛上皮细胞游离面上的微绒毛,因此极大地增加了小肠的吸收面积。

（2）单糖和氨基酸的吸收是耗能的主动转运过程,其能量来自钠泵,属继发性主动转运。中、短链脂肪酸可从肠腔直接扩散入小肠上皮细胞,并可进入血液;长链脂肪酸、甘油一酯和胆固醇等则必须和胆盐结合形成混合微胶粒才能被吸收。进入小肠上皮细胞,以乳糜微粒的形式进入淋巴管。

【临床应用分析】

小肠吸收不良综合征是多种原因引起的小肠吸收功能障碍,以致营养物质不能正常吸收,而从粪便中排泄,引起营养缺乏的临床综合征。病因:①原发性吸收不良综合征,其病因可能与遗传有关的代谢异常及免疫因素有关。②继发性吸收不良综合征较原发性者多见。多见于胃肠手术后、肠道炎症、肿瘤疾患、胆道及胰腺疾病等。既可以是多种营养物质吸收不良,也可仅为某一种营养成分吸收障碍。临床上以脂肪吸收不良最为突出,表现为腹泻、粪质稀薄而量多、多油腻,又称为脂肪泻。

【知识要点巩固练习】

（1）三大营养物质的消化产物大部分被吸收的部位是

A.十二指肠和空肠　　　　　　　B.空肠和回肠

C.十二指肠　　　　　　　　　　D.回肠

（2）脂肪消化后的长链脂肪酸和乳糜微粒的吸收途径是

A.直接进入门静脉　　　　　　　B.经淋巴途径进入血液

C.经淋巴系统进入组织供细胞利用　D.经肠系膜静脉进入下腔静脉

（3）胆盐发挥促进脂肪吸收作用的机制是

A.乳化脂肪　　　　　　　　　　B.形成混合微胶粒

C.肠肝循环　　　　　　　　　　D.加速脂肪分解

★答案与解析

（1）A。在小肠里，三大营养物质的消化产物大部分被吸收的部位是十二指肠和空肠。

（2）B。脂肪消化后的长链脂肪酸和乳糜微粒的吸收途径是经淋巴途径进入血液。

（3）B。胆盐达一定浓度后，可聚合成微胶粒，脂肪酸、甘油一酯等可渗入到微胶粒中而形成水溶性复合物，能促进胆固醇和脂肪酸以及脂溶性维生素 A、维生素 D、维生素 E、维生素 K 的吸收。

（七）胆石症

女，45 岁，因急性腹痛就诊急诊科。疼痛位于腹部右上象限，并辐射至右肩，吃了高脂肪食物后，疼痛更严重。恶心、呕吐，但没有发热或发冷。检查时，患者右上腹有严重压痛。白细胞计数升高，肝功能、碱性磷酸酶、淀粉酶和脂肪酶水平正常。腹部超声检查显示胆囊增大，伴有多处结石和胆囊壁增厚。诊断为：胆石症。治疗：胆囊切除术。

【基础理论思考】

（1）为什么高脂肪食物会加重患者右上腹疼痛？

（2）胆囊收缩素（CCK）对胃排空有什么影响？

（3）为什么 CCK 有一些类似胃泌素的特性？

★答案与解析

（1）脂肪食物会导致 CCK 分泌，从而导致胆囊收缩和奥迪（Oddi）括约肌松弛。因为胆结石阻碍胆汁流出，当刺激胆囊收缩时，梗阻会导致疼痛加剧。

（2）CCK 延迟胃排空，以便有充分的时间消化食物中的脂肪。

（3）CCK 的 C 末端有 5 种与胃泌素相同的氨基酸是生物活性位点。

【临床应用分析】

本病例患者淀粉酶、脂肪酶正常，可排除胰腺炎。B 超检查发现胆囊结石即可确诊，是疑诊胆囊结石的首选检查方法。饮食也可诱发胆石症急性发作。进入十二指肠的食物，尤其是蛋白类分解产物和脂肪酸，可刺激肠黏膜分泌多种内分泌激素，其中对胆囊影响最大的是 CCK。它是由肠黏膜内的 I 型细胞分泌的肽类激素，对它的分泌有强烈的刺激作用。在胆囊、胆道壁和 Oddi 括约肌上都有 CCK 的受体，在 CCK 的作用下产生胆囊收缩和 Oddi 括约肌舒张，促进胆汁的排放，同时也促进小胆管壁上皮细胞的分泌，增加胆汁的生成。在结石或炎症对胆道形成阻塞的情况下，胆汁排出受阻，出现右上腹部疼痛。胆囊结石的患者有 20%～40% 终身无症状。出现症状的原因还与结石的大小、位置与炎症等因素有关。结石突然阻塞胆囊管，可使胆汁排出受阻，胆汁滞留和浓缩，高浓度的胆汁酸盐具有细胞毒性，可引起或加重胆囊和胆道黏膜的炎症、水肿，甚至坏死。而炎症又可加重胆囊管的阻塞，形成症状的急性发作。

胆石症的发病率随着年龄的增长而增加，女性更为常见。大多数胆结石没有症状，不需要治疗。然而，当发生急性胆囊炎时，往往需要手术。典型症状包括腹痛或右上腹疼痛，伴有向右肩辐射、恶心、呕吐、发热、白细胞增多和碱性磷酸酶升高。急性胆囊炎发生时，患者应立即禁食。当患者禁食时，CCK 水平降低，胆囊收缩开始减弱。无症状胆石症患者应遵循低脂饮食,以减少 CCK 的分泌。抗生素的应用是常规治疗。止痛药可以缓解疼痛,但不应使用吗啡,因为它会导致 Oddi 括约肌收缩并增加胆汁压力。

【知识要点巩固练习】

(1)口腔中的食物在吞咽之前,唾液分泌、胃液分泌和胰腺分泌受到以下哪种神经分泌、内分泌和旁分泌物质的刺激

A. 乙酰胆碱、胆囊收缩素、一氧化氮　　　B. 乙酰胆碱、胃泌素、组胺

C. 一氧化氮、血管活性肠肽、组胺　　　　D. 一氧化氮、胆囊收缩素、血清素

(2)在进餐时和饭后摄入抗酸剂,使胃 pH 值不降低到 6 以下,将导致分泌量大于正常水平的是

A. 胃泌素　　　　　　　　　　B. 促胰液素

C. 胰腺碳酸氢盐　　　　　　　D. 胆囊收缩素

(3)禁食状态下,小肠细菌感染的患者胃肠运动模式异常,其特征是缺乏正常的周期性暴发式胃和肠收缩。该患者可能表现出分泌异常的激素是

A. 胆囊收缩素　　　　　　　　B. 胃泌素

C. 胰泌素　　　　　　　　　　D. 胃动素

★答案与解析

(1)B。在消化的头部阶段,口腔中的食物会引起局部和迷走神经反射,最终在唾液腺、胃壁细胞、胃窦胃泌素细胞和胰腺腺泡细胞释放神经递质乙酰胆碱,引起唾液、胃酸、胃泌素和胰酶的分泌。胃泌素激素反过来直接刺激胃壁细胞,还诱导胃嗜铬细胞释放组胺,组胺以旁分泌方式刺激胃壁细胞。

(2)A。进食导致局部和迷走神经反射,从而通过神经分泌、内分泌和旁分泌途径分泌胃酸。涉及的主要内分泌是胃窦 G 细胞释放的胃泌素。正常情况下,当胃酸将胃 pH 值降低到 3 左右时,位于 G 细胞旁的细胞分泌生长抑素,以抑制胃泌素的进一步释放。如果 pH 值不下降,则 G 细胞会继续分泌胃泌素。正常情况下,从胃排空的胃内容物会降低十二指肠内的 pH 值(约≤4.5),使其分泌促胰液素。如果胃酸被缓冲,则不会发生这种情况,因此促胰液素和胰腺碳酸氢盐的分泌都会减少。

(3)D。移行性复合运动(MMC)有很高的推进力。数据表明,胃和十二指肠在消化间期剧烈收缩的运动可能由胃动素所驱动。

(八)贲门失弛缓症

男,36 岁,因吞咽食物越来越困难而就诊,尤其紧张时吞咽更加困难。经常性的胸痛、反流和打嗝困难。经过彻底检查,诊断为贲门失弛缓症(食管下括约肌功能紊乱)。

【基础理论思考】

(1)胃肠道的哪一部分由横纹肌组成? 平滑肌的功能是什么?

(2)吞咽时食管下括约肌强直收缩的原因是什么?

(3)调节食管下括约肌收缩和放松的主要神经递质是什么?

★答案与解析

(1)咽部、食管上 1/3 和肛门外括约肌由横纹肌构成。在这两者之间的所有区域,包

括食管下括约肌都由平滑肌构成。

（2）食管下括约肌固有的张力增强由胆碱能神经支配完成。

（3）食管下括约肌中的神经递质：乙酰胆碱（ACh）、血管活性肠肽（VIP）、一氧化氮（NO）、三磷酸腺苷（ATP）。

【临床应用分析】

在食管与胃连接处的环行肌轻度增厚，称为食管下括约肌，是抗反流屏障。在未进行吞咽的静息状态下，食管下括约肌部的管腔内压约为 30 mmHg，高于胃内压。当食管蠕动波到达时，食管下括约肌舒张。食团入胃后，食管下括约肌收缩，恢复其静息时的张力，因此可防止胃内的食物、胃液及气体反流入食管。

本病例患者表现为逐渐加重的进食困难，当精神压力增高时吞咽困难加重，以及经常伴随胸痛，打嗝时加重，初步诊断为贲门失弛缓症。贲门失弛缓症是一种食管平滑肌运动障碍，食管下括约肌在吞咽时不能正常放松，导致患者出现吞咽食物困难的一种疾病，还可能伴有胸痛和打嗝困难。吞咽困难多由于食管痉挛引起，但应高度警惕恶性肿瘤引起的食管狭窄。检查应包括胃镜或上消化道钡餐造影。钡剂吞咽显示食管扩张，食管末端呈喙状狭窄，即可确诊。治疗方案包括服用药物（硝酸甘油、硝酸异山梨酯、钙通道阻滞剂）、食管扩张和手术。

关于食管下括约肌功能障碍还有相反一种情况就是胃食管反流病。胃食管反流病是由多种因素造成的，食管抗反流屏障结构和功能缺陷、食管酸清除不良、食管黏膜防御功能减退、胃排空延迟等都可能是发病原因。近年来研究发现，一过性的食管下括约肌松弛和食管黏膜屏障作用下降是造成反流的重要因素。

【知识要点巩固练习】

（1）在进食和消化过程中，发生的主要收缩类型是蠕动收缩的是

    A. 空肠   B. 近端胃

    C. 食管   D. 回肠

（2）胃肠道中最依赖外部神经进行调节的两个区域是

    A. 食管下段和胃远端   B. 下食管和近端胃

    C. 小肠和大肠   D. 食管上部和肛门外括约肌

（3）食管测压是对吞咽困难的患者进行的一项检查手段。在吞咽之前，上下食管括约肌记录的压力高于大气压，胸段食管记录的压力低于大气压。吞咽时，上食管括约肌放松，上食管出现正常的蠕动收缩。食管下段发生的蠕动收缩轻微异常，但食管下括约肌没有松弛。这种的缺陷很可能在于

    A. 支配食管的外源性神经   B. 吞咽中枢

    C. 食管平滑肌   D. 食管内在神经

★答案与解析

（1）C。蠕动收缩是食管的主要收缩。在进食和消化过程中，近端胃主要经历容受性舒张和紧张性收缩。在小肠和大肠中，分节收缩最多。

（2）D。食管上部和肛门外括约肌由横纹肌组成，横纹肌没有内在活动，必须依赖外

在神经来调节其收缩。食管下段、远端胃、小肠和结肠由平滑肌组成,由肠神经支配,肠神经与外部神经高度独立。近端胃的依赖性处于中间状态,迷走神经切断术会损害胃的容受性舒张。

(3)D。上下食管括约肌的正常静息压力和吞咽时上食管的正常蠕动表明肌肉、外源神经和吞咽中枢完好无损。食管下段轻微异常的蠕动收缩,尤其是吞咽时食管下括约肌没有松弛,表明内在神经存在缺陷。

(九)胰腺胃泌素肿瘤

男,44岁,诉中上腹部烧灼痛,空腹时更严重,进食后缓解。患者服用了许多抗酸药物,但效果不佳。在过去的6年里,他反复出现消化性溃疡,常规治疗几乎无效。检测发现空腹胃泌素水平极度升高。在进行进一步检查后,患者被诊断为胰腺胃泌素肿瘤。

【基础理论思考】

(1)胃泌素(也称促胃液素)水平升高可能通过什么机制导致溃疡?

(2)什么细胞负责分泌内因子?

★答案与解析

(1)胃泌素水平升高促进壁细胞持续的胃酸分泌,且不受负反馈影响,进而损伤胃黏膜。

(2)负责分泌内因子的细胞也是壁细胞。

【临床应用分析】

难治愈的消化性溃疡伴有高胃酸分泌状态应引起对胃泌素瘤的警觉。进一步的检查需要促胃液素的测定和激发试验,以及影像学的定位检查。胰腺胃泌素瘤也称佐林格-埃利森综合征(Zollinger-Ellison syndrome)。胰腺本身没有分泌促胃液素的 G 细胞,因此它是一种异位内分泌腺瘤。

促胃液素是研究最早和资料最多的胃肠激素,主要由胃窦及小肠上部黏膜的 G 细胞分泌,主要生理作用是促进胃酸和胃蛋白酶分泌,使胃窦和幽门括约肌收缩,延缓胃排空,促进胃肠运动和胃肠上皮生长。根据患者临床表现和实验室检测,该病例诊断为胰腺促胃液素分泌瘤。患者体内促胃液素呈持续高水平,刺激壁细胞增生,分泌大量胃酸,使上消化道经常处于高酸环境,导致不典型部位发生多发性溃疡,并且易并发出血、穿孔,具有难治性的特点。

胃泌素的产生通常受到严格调控,然而,对于胰腺胃泌素瘤患者,胃泌素的释放是不受调节的。患者常出现消化性溃疡病症状。当患者出现位置不寻常的溃疡、常规药物治疗难以控制的溃疡、减酸手术后的溃疡复发或有明显并发症的溃疡时,应怀疑胰腺胃泌素肿瘤。空腹胃泌素水平将有助于胰腺胃泌素肿瘤的确诊。

【知识要点巩固练习】

(1)一名患有肠炎的26岁女性,手术切除了回肠的大部分。这种患者胆汁酸代谢的
　　特点是
　　A.减少粪便中胆汁酸的流失　　　　　　B.胆汁酸从头合成增加
　　C.胆汁酸通过门静脉血回流到肝脏的增加　D.肝脏胆汁酸分泌增加

(2)十二指肠溃疡患者血清胃泌素水平升高,胃窦酸化后胃泌素水平不会降低。对于这样的患者,下列可能会抑制的是

A. 胃窦 G 细胞释放胃泌素　　　　　B. 胃蛋白酶原分泌

C. 胰腺碳酸氢盐分泌　　　　　　　　D. 胃酸分泌

(3)慢性胰腺炎患者90%以上的胰腺功能丧失,可能会出现

A. 血清促胰液素水平降低　　　　　　B. 脂肪性腹泻

C. 胆汁酸微胶粒形成增强　　　　　　D. 十二指肠 pH 值升高

★答案与解析

(1)B。回肠切除会通过切除活跃的再吸收部位而中断胆盐的肠肝循环。这将导致粪便中胆汁酸的损失,并减少胆汁酸通过门静脉血返回肝脏的次数,因而导致胆汁酸合成的上调。合成通常跟不上损失,因此肝脏分泌的胆汁酸会减少。

(2)A。这位患者可能患有一种分泌胃泌素不受控制的肿瘤。这将导致胃酸分泌增加,胃 pH 值和十二指肠 pH 值极低。十二指肠 pH 值低会导致血清促胰液素水平升高和胰腺碳酸氢盐分泌增加。低胃 pH 值将导致胃蛋白酶原分泌增加,但胃窦 G 细胞胃泌素分泌减少。

(3)B。胰腺的严重破坏将导致碳酸氢盐、消化酶和胰岛细胞激素分泌不足。碳酸氢盐减少将导致十二指肠 pH 值降低,进而导致血清促胰液素水平升高和胆汁酸在肠腔中的溶解度降低。脂肪酶分泌减少以及微胶粒形成受损将导致脂肪消化和吸收不良及脂肪堆积。

(十)乳糖不耐受

男,25 岁,吃冰激凌后出现腹痛、腹胀、肠胃胀气和腹泻症状,无发热、生病或近期旅行。他的父亲有类似症状的病史。患者被诊断为乳糖不耐受,并服用药物帮助消化乳制品。

【基础理论思考】

(1)哪些糖类消化产物可以在小肠中被吸收?

(2)小肠可以吸收哪些蛋白质消化产物?

(3)哪些脂质消化产物可以在小肠中被吸收?

★答案与解析

(1)葡萄糖、半乳糖和果糖可以在小肠中被吸收。

(2)小肠可以吸收氨基酸、二肽和三肽。

(3)脂肪酸、单甘酯、胆固醇和溶血磷脂可以在小肠中被吸收。

【临床应用分析】

乳糖不耐受是由于小肠刷状缘缺乏乳糖酶引起的。在进食人奶或奶制品后,乳糖酶负责将乳糖分解为葡萄糖和半乳糖,并被吸收。未消化和未被吸收的乳糖增加了管腔内容物的渗透梯度,阻止了水的吸收。液体潴留的增加导致腹泻、腹胀和痉挛。结肠中的细菌将乳糖发酵成各种气体,从而增加肠胃胀气。轻者症状不明显,较重者可出现腹胀、肠鸣、排气、腹痛和腹泻等症状,即发生乳糖不耐受。除了这些问题,研究人员还发现,乳

糖不耐受患者患包括癌症在内的各种肠道疾病的风险增加。

乳糖不耐受在世界范围内的患病率很高,在57%~65%。可能是遗传性(成人乳糖酶缺乏)或继发于(暂时性)急性感染性胃肠炎或非甾体抗炎药(NSAID)或其他药物引起的黏膜损伤。慢性小肠疾病也可能由于刷状缘黏膜损伤而导致乳糖酶缺乏。诊断是进行适当治疗的必要条件,为此目的,已经试验了不同的方法。这些测试包括基因测试、氢呼气测试(HBT)、快速乳糖酶测试和乳糖耐受性测试。因为其非侵入性、廉价、高度敏感、特异性和操作简便,HBT成为最常用的实验室诊断方法。患者需要留意食品上的成分标签,避免使用含有牛奶、乳糖或干牛奶固体的产品。乳糖酶补充剂可在食用含乳糖的产品前30 min服用,以预防症状的发生。

【知识要点巩固练习】

(1)如果摄入蔗糖、乳糖或葡萄糖,患者会像预期的那样血葡萄糖水平升高;但如果摄入淀粉,则血葡萄糖水平无升高。这些数据表明,该患者缺乏

    A.胆汁酸分泌　　　　　　　　　　　B.刷状缘酶水平

    C.上皮钠耦联葡萄糖转运　　　　　　D.胰酶分泌

(2)一名患者出现脂肪泻。该患者胆汁盐的肠肝循环正常,口服葡萄糖的吸收正常。这些数据表明该患者应该是缺乏

    A.刷状缘的酶水平　　　　　　　　　B.胃动素

    C.回肠运动　　　　　　　　　　　　D.胰酶分泌

(3)一名患者出现胱氨酸尿现象。实验室检查表明,当十二指肠内注入游离氨基酸溶液时,精氨酸的吸收受损;然而,如果十二指肠内注入二肽溶液,精氨酸吸收几乎正常。这些数据表明受损的功能是

    A.肠上皮中钠耦联的继发性主动转运途径　　B.胆汁酸合成

    C.肠上皮中的碱性氨基酸继发性主动转运体　D.上皮细胞肽酶活性

★答案与解析

(1)D。游离葡萄糖很容易被吸收的事实表明,绒毛表面和钠耦合转运是正常的。摄入双糖时葡萄糖被吸收的事实表明刷状缘酶完好无损。由于大分子淀粉必须首先被唾液腺(小腺)和胰腺分泌的酶分解,因此摄入淀粉时出现的葡萄糖吸收受损指向胰酶分泌问题。

(2)D。脂肪泻是指粪便中存在脂肪。这可能是由于脂肪消化缺陷和(或)脂肪消化产物的吸收缺陷造成的。脂肪主要由胰腺分泌的脂肪酶消化。吸收需要完整的胆盐肠肝循环和足够的肠表面积。刷状缘酶不参与其中。胃收缩可以乳化脂质,但由于葡萄糖必须被排空才能被吸收,胃运动似乎是正常的。回肠运动是回肠重新吸收胆盐所必需的,因此该患者回肠运动可能是正常的。

(3)C。吸收游离氨基酸或二肽不需要胆盐,所需的是钠耦联氨基酸转运体的存在。因为葡萄糖很容易被吸收,所以并不是所有的钠耦联转运体都会受到影响,只有那些对碱性氨基酸有特异性的转运体才会受到影响。给予二肽后精氨酸吸收几乎正常,表明上皮细胞肽酶活性正常。

第六章 能量代谢与体温

术语概念解释

1. 食物的热价　1 g 食物氧化(或在体外燃烧)时所释放的热量。

2. 食物的氧热价　食物在氧化时消耗 1 L 氧所产生的热量

3. 呼吸商　机体通过呼吸从外界环境中摄取 O_2，以满足生理活动的需要，同时将代谢产生的 CO_2 呼出体外。一定时间内机体呼出的 CO_2 量与吸入的 O_2 量的比值(CO_2/O_2)称为呼吸商。

4. 能量代谢率　通常以单位时间(1 h)内每平方米体表面积的产热量为衡量单位，即以 $kJ/(m^2 \cdot h)$ 来表示。

5. 食物的特殊动力效应　由食物引起机体产生"额外"热量的现象，称为食物的特殊动力效应。

基础理论阐释

1. 物质分解释放的能量最终去路　①转变成热量；②肌肉收缩完成机械功；③转化为细胞合成代谢中储备的化学能。

2. 临床应用的简便测热方法

(1)测定受试者在一定时间内的耗 O_2 量和 CO_2 产生量，求得呼吸商。用此呼吸商对照非蛋白呼吸商表查得其相应氧热价。用此氧热价乘以耗 O_2 量，便得到该时间内的产热量。

(2)用代谢测定仪测受试者在一定时间内(通常为 6 min)的耗 O_2 量(V_{O_2})，将混合膳食的呼吸商定为 0.82，此时的氧热价是 20.20 kJ，用此氧热价乘以所测的耗 O_2 量，即为该时间内的产热量。计算公式为：

$$产热量(kJ) = 20.20(kJ/L) \times V_{O_2}(L)$$

3. 基础代谢率　计算公式为：

$$基础代谢率 = (实测值-正常平均值)/正常平均值 \times 100\%$$

4. 主要产热器官　安静时，人体主要的产热器官是内脏和脑。在内脏中，肝脏的代谢最旺盛,产热量最大。运动和劳动时,骨骼肌代谢明显增加,其产热量可占机体总产热量的90%。

5.产热活动的调节

(1)体液调节:甲状腺激素是调节产热活动的最重要的体液因素。甲状腺激素作用的特点是作用缓慢,持续时间长。肾上腺素和去甲肾上腺素及生长激素等也可刺激产热,其特点是作用迅速,但维持时间短。

(2)神经调节:寒冷刺激可通过兴奋交感神经系统,继而引起肾上腺髓质活动增强,最终导致肾上腺素和去甲肾上腺素释放增多,产热增加。寒冷还可以通过作用于中枢神经系统,促进下丘脑释放促甲状腺激素释放激素,刺激腺垂体促甲状腺激素的释放,进而加强甲状腺的活动而实现的。

6.散热方式

(1)辐射散热:是指人体以热射线(红外线)的形式将体热传给外界的散热方式。

(2)传导散热:是指机体的热量直接传给相接触的较冷物体的一种散热方式。

(3)对流散热:是指通过气体及液体的流动来交换热量的一种散热方式。

(4)蒸发散热:是指机体通过体表水分的蒸发来发散体热的一种形式。蒸发散热分不感蒸发和出汗两种形式。

7.调节体温的中枢结构存在于从脊髓到大脑皮质的整个中枢神经系统内,但是体温调节的基本中枢位于下丘脑。

临床应用/病例分析探讨

(一)中暑

某市某天最高气温为36 ℃,相对湿度超过70%。市开发区某一制衣企业的生产车间内无空调设备且通风不良。在下午2~6点,先后有7名缝纫女工在工作中出现不同程度的头晕、四肢无力、胸闷、心悸、口渴、大量出汗、发热和恶心等症状。市急救中心的医生赶到现场,经问诊和检查,诊断为中暑,立即进行现场急救治疗。

【基础理论思考】

(1)机体的散热方式有哪些?

(2)根据散热原理,如何给高热患者降温?

(3)机体如何维持体温的相对恒定?

★答案与解析

(1)散热器官主要是皮肤,另外还有其他排泄器官(如肾)借排泄活动散发少部分热量。皮肤散热方式有辐射、传导、对流、蒸发(不显性蒸发和发汗)。环境温度低于皮肤温度时,可借辐射、传导、对流和不显性蒸发散热;环境温度等于或高于皮肤温度时,可借蒸发散热。

(2)①利用冰袋或冰帽给高热患者降温(传导散热);②注意通风,降低室温(对流散热);③用酒精擦身(蒸发散热);④降低室温,增加辐射散热。

（3）①体温相对恒定有赖于体内产热与散热过程的动态平衡；②产热主要来自体内食物分解代谢；③散热方式有4种，辐射、传导和对流是物理性散热方式，安静状态下以辐射散热为主，当环境温度等于或超过皮肤温度时，则蒸发成为唯一散热途径；④体温调节是反射活动，感受器分为外周温度感受器（皮肤、黏膜与内脏，以冷感受器为主）和中枢温度感受器（下丘脑，以热敏神经元为主），当环境温度改变后通过感受器，将信息传入体温中枢（下丘脑），然后通过传出神经作用于产热和散热系统，使体温适应温度变化而恒定；⑤人类还存在行为性调节来保持体温恒定。

【临床应用分析】

中暑是高温环境下机体因热平衡和（或）水、钠、钾电解质代谢紊乱等引起的一种以中枢神经系统和（或）循环系统功能障碍为主要表现的急性疾病。当患者体温升高，有高温露天作业史，并有明显中暑症状，应当高度怀疑中暑，早期诊断和治疗很重要。当正常的散热机制不能充分满足散热需要时，就会产生高热。患者对高热的最初反应是将体核深部的高热血流分流到皮肤表面，以增加辐射、传导和对流散热。在环境温度高于体温时，只能靠蒸发散热。如果持续时间过长，大量出汗会导致血容量减少和组织灌注不足，可能出现疲劳、头晕、恶心和（或）呕吐、低血压等症状，患者会出现热衰竭。如果高热不能及时减退，当温度达到一定水平（>40 ℃）时就会发生中暑，因为下丘脑的温度整合中心失活，对高热的正常反应（最重要的是出汗）停止。除非身体通过冰水浴冷却，或者在没有冰水浴的情况下脱掉衣服并用50%酒精海绵擦拭，否则有生命危险。中暑的治疗包括静脉补液、物理降温、药物降温和对症疗法等。由于包括肾脏和肝脏在内的各种器官可能发生损伤，因此需密切观察电解质和其他实验室指标，如肝功能测试、凝血指标、肌酸磷酸激酶（CPK）和全血细胞计数（CBC）等。

【知识要点巩固练习】

（1）一名30岁女子因流感发热，体温达38 ℃。体温升高期间可能发生
　　A.减少颤抖　　　　　　　　　　B.降低下丘脑设定点温度
　　C.皮肤血管收缩　　　　　　　　D.出汗增多
（2）一名33岁的男子在加利福尼亚州死亡谷居住了多年，主要居住在户外。他对这种酷热环境的适应包括
　　A.最大出汗率大幅增加　　　　　B.棕色脂肪组织的质量减少
　　C.血浆醛固酮水平下降　　　　　D.促进牵张反射
（3）进入皮肤的交感神经轴突活动的增加会导致
　　A.立毛　　　　　　　　　　　　B.通过皮肤的血流量增加
　　C.外泌小汗腺去甲肾上腺素（NE）释放增加　　D.抑制出汗

★答案与解析

（1）C。发热会升高下丘脑的设定点温度，激活包括皮肤血管收缩在内的热保护反应。出汗受到抑制，会出现颤抖。有一种强烈的主观寒冷感，会出现保暖行为，比如拉毯子。

（2）A。在炎热的气候中待上几个月后，现有汗腺的出汗率会急剧增加。此外，随着

时间的推移,汗液的产生会增加,因为汗管的数量会增加。醛固酮的产生增加(而不是减少,如选项 C 所示)会增加汗管对钠离子的再吸收,从而保持体内钠离子水平。成年人中未发现棕色脂肪组织(选项 B),而牵张反射的促进(选项 D)是对长期冷暴露而非热暴露的适应。

(3)A。一些进入皮肤的交感神经纤维释放 NE 到毛细胞上,导致毛发竖立。交感神经活动还通过将 NE 释放到皮肤小动脉的平滑肌上,从而减少通过皮肤的血流量,然后使其收缩。在高温条件下,皮肤中的一组单独的交感神经轴突刺激小汗腺分泌汗液(这些交感神经末梢释放 ACh 而不是 NE)。

(二)急性肺炎引起的高热

男,45 岁,鼻塞、咳嗽多日,3 d 前有畏寒、发热、咳嗽、咳浓痰等症状,昨晚寒战高热,咳嗽加剧。胸痛、气短来院就诊。急性病容,面颊绯红。呼吸急促,心率 105 次/min,偶闻期前收缩,双肺呼吸音低,右肺闻及中小水泡音。腹平软,肝脾未触及。辅助检查:白细胞 $15×10^9$/L,中性粒细胞 90%,血红蛋白 87 g/L,红细胞 $3.6×10^{12}$/L,胸部 X 射线检查显示右肺可见斑片状阴影。心电图示窦性心动过速。诊断:急性肺炎。

【基础理论思考】

(1)发热的原因是什么?为什么在发热前会出现寒战症状?

(2)甾体(糖皮质激素)和非甾体药物(阿司匹林、布洛芬)的退热机制是什么?

★答案与解析

(1)某些疾病引起发热时,由于细菌生长和组织破坏所产生的致热原,可以使视前区-下丘脑前部(PO/AH)与调定点有关的热敏神经元的阈值升高,使调定点上移,而机体的温度通常需要一段时间才能达到调定点水平,在此之间体温低于调定点温度。由于调定点上移,下丘脑后部产热中枢兴奋加强,骨骼肌出现不随意收缩,并伴有寒冷感觉称为寒战。寒战开始后,产热过程明显加强,加上散热减弱,体温逐渐上升,直到体温升高到新的调定点水平后,产热和散热出现新的平衡,寒战终止。

(2)糖皮质激素的退热作用可能与它抑制致热原细胞合成释放内源型致热原同时也抑制前列腺素的合成有关。阿司匹林和布洛芬等非甾体药物解热镇痛药可通过抑制前列腺素的合成,发挥退热疗效。

【临床应用分析】

发热是机体在感染病原体后引起内源性致热原释放、外伤、出血、损伤、体温调节中枢及自主神经系统紊乱等多种疾病导致体热平衡失常所出现的一种常见病症。一定程度的体温升高有利于机体在病理状态下的抗病、抗感染能力。但发热也能对机体产生许多不良影响。高热时,患者体内代谢加强,还可伴有体液丢失而致循环功能衰竭,肝、肾功能受损。若体温持续高于 41 ℃时,可出现神经系统功能障碍,甚至是脑实质性损伤,超过 43 ℃时将危及生命。因而,对病因明确的发热患者,应及时采取正确的降温措施,避免高热对机体功能造成更大的损害。

内源性致热原以不同的途径将发热信号传入体温调节中枢,使视前区-下丘脑前部的体温调定点上移,引起体温升高。现已明确,内源性致热原实际上是多种细胞因子的复合物,包括干扰素、肿瘤坏死因子、IL-1、IL-6等生物活性物质。内源性致热原必须经发热中枢介质的介导作用于体温调节中枢,才能引起调节性体温升高。发热的中枢介质可根据其效应分为发热的中枢正调节介质与发热的中枢负调节介质两类。前者主要发挥正调节效应、引起升温反应,主要包括前列腺素E、促肾上腺皮质激素释放激素、5-HT、NE、ACh、组胺等;后者则是参与发热体温负调节、限制体温升高的内生性解热物质,主要包括P物质、血管紧张素(Ang)、抗利尿激素(VP)、促肾上腺皮质激素(ACTH)、神经降压素等。

人和其他恒温动物正常体温的维持,是在体温调节中枢的控制下,通过调节皮肤的血流量、发汗和战栗等生理反应,使机体的产热过程和散热过程处于动态平衡的结果。人体调节体温的基本中枢在PO/AH,该部位神经元的活动设定有一个调定点,调定点数值的设定取决于温度敏感神经元的敏感性,并决定体温的水平。如果调定点的数值设定为37 ℃,则当体温与调定点的水平一致时,机体的产热与散热取得平衡;当中枢的局部温度稍高于37 ℃时,中枢的调节活动立即使产热活动降低,散热活动加强;反之,当中枢的局部温度稍低于37 ℃时,产热活动就加强,散热活动降低,直到体温回到调定点水平。

【知识要点巩固练习】

(1)给高热患者使用酒精擦浴是

    A.增加辐射散热　　　　　　　　　　B.增加传导散热

    C.增加蒸发散热　　　　　　　　　　D.增加对流散热

(2)给高热患者使用冰帽或冰袋的作用是

    A.增加辐射散热　　　　　　　　　　B.增加传导散热

    C.增加蒸发散热　　　　　　　　　　D.增加对流散热

(3)中枢温度感受器热敏神经元较多的部位在

    A.视前区-下丘脑前部　　　　　　　B.下丘脑后部

    C.大脑皮质运动区　　　　　　　　　D.脑干网状结构

★答案与解析

(1)C。蒸发散热是指机体通过体表水分的蒸发来发散体热的一种形式。给高热患者使用酒精擦浴是通过酒精吸收人体的热量后蒸发散热。

(2)B。传导散热是指机体的热量直接传给相接触的较冷物体的一种散热方式。水的导热性较好,临床上使用冰帽、冰袋等给高热患者降温,就是一种传导散热的方式。

(3)A。中枢温度感受器是指分布于脊髓、延髓、脑干网状结构以及下丘脑等处对温度变化敏感的神经元。其中有些神经元在局部组织温度升高时发放冲动增加,称为热敏神经元;有些神经元在局部组织温度降低时发放冲动增加,称为冷敏神经元。实验证明,在脑干网状结构和下丘脑的弓状核中以冷敏神经元居多,而在PO/AH,热敏神经元较多。

第七章　泌尿系统

◼ 术语概念解释

1. 肾小球滤过率　单位时间内两侧肾脏生成的超滤液总量。正常成年人约为 125 mL/min。

2. 肾小球滤过分数　肾小球滤过率与肾血浆流量的比值。正常成年人约为 19%。

3. 肾小球有效滤过压　指肾小球滤过作用的动力。其压力高低决定于 3 种力量的大小,即有效滤过压=肾小球毛细管血压-(血浆胶体渗透压+囊内压)。

4. 肾糖阈　尿中刚刚开始出现葡萄糖时的血糖浓度。正常值为 9~10 mmol/L。

5. 渗透性利尿　由于渗透压升高而对抗肾小管重吸收水所引起的尿量增多现象。

6. 球管平衡　不论肾小球滤过率增多或减少,近端小管的重吸收率始终占滤过率的 65%~70%,称球管平衡。其生理意义是使终尿量不致因肾小球滤过的增减而出现大幅度变动。

7. 水利尿　大量饮清水后引起尿量增多,称水利尿。主要是因为饮水量增多,血浆晶体渗透压下降,引起血管升压素的合成和释放减少所致。

◼ 基础理论阐释

1. 肾单位的组成和功能　肾单位是由肾小体和肾小管两部分构成。肾小体的功能是滤过尿液,肾小管的功能是重吸收。

2. 球旁器的组成和功能　见表 7-1。

表 7-1　球旁器的组成和功能

项目	位置	功能
球旁细胞	入球小动脉中膜内	分泌肾素
致密斑	远曲小管起始部	感受肾小管液流量及其中 NaCl 含量的变化,并将信息传递至球旁细胞
间质细胞	入球、出球小动脉和致密斑三者构成的三角区	吞噬和收缩

3. 肾的神经支配和功能　肾受交感神经单一支配,末梢释放去甲肾上腺素。主要来自第12胸椎至第2腰椎脊髓侧角,其分布的结构和功能见表7-2。

表7-2　肾的神经支配和功能

支配的部位	功能
皮质肾单位的入球小动脉和近髓肾单位的出球小动脉	收缩血管,降低肾血流量
肾小管	促进肾小管的重吸收
球旁细胞	促进肾素分泌

4. 肾血液供应特点和血流量的调节　①血流量大,分布不均匀。绝大部分血液分布在肾皮质,少量血液分布在髓质部。②两次形成毛细血管网。肾动脉分支形成入球小动脉进入肾小体后,分为6~12支,构成了肾小球毛细血管网,负责滤过,而后汇集成出球小动脉离开肾小体。出球小动脉又再次分支成网,缠绕于肾小管和集合管的周围,供应该部位的血液,同时有利于肾小管的重吸收。

安静时,肾动脉灌流压在10.7~24.0 kPa范围内变动时,肾血流量靠自身调节保持相对稳定。另外,肾血流量还受交感神经和体液因素的调节。交感神经兴奋可引起肾血管收缩,肾血流量减少。血液中的肾上腺素与去甲肾上腺素、血管升压素和血管紧张素等均使肾血管收缩,肾血流量减少。而使肾血管舒张的则是内皮细胞释放的一氧化氮和前列腺素等。

5. 滤过膜及其通透性　滤过膜是肾小球滤过作用的结构屏障。由血管内向外依次为血管内皮细胞、基膜、肾小囊上皮细胞3层组织。物质通过滤过膜时,除了机械屏障影响外,还受电学屏障的控制。

6. 肾小球滤过的动力-有效滤过压=肾小球毛细血管血压-(血浆胶体渗透压+肾小囊内压)。

7. 影响肾小球滤过的因素　①滤过膜的通透性;②滤过膜的面积;③有效滤过压的改变(包括肾小球毛细血管血压、血浆胶体渗透压和肾小囊内压);④肾血浆流量。

8. 肾小管与集合管的重吸收方式

(1)被动重吸收:浓度差、电位差是多种离子及水被动重吸收的动力。

(2)主动重吸收:是指溶质逆电化学梯度通过肾小管上皮细胞的过程,是需要消耗能量的。

9. 重吸收途径　可以分为跨细胞转运和细胞旁转运。

10. 重吸收特点　①重吸收的选择性;②各段肾小管重吸收的差异性;③重吸收的有限性。

11. 各段肾小管和集合管的重吸收功能

(1)近端小管:滤过液中的水、K^+、Cl^- 和 Na^+ 65%~70%被重吸收,HCO_3^- 绝大部分被重吸收,葡萄糖、氨基酸全部被重吸收;H^+ 则分泌到肾小管中。

(2)髓袢:髓袢降支细段对 NaCl 通透性极低,但对水通透性高。髓袢升支细段对水的通透性很低,但对 Na^+、Cl^- 通透性高。在髓袢升支粗段 Na^+、K^+、Cl^- 的重吸收是由同一个载体,以同向转运模式进行继发性主动重吸收。

（3）远端小管和集合管:此处对 Na^+ 和水的重吸收受醛固酮和抗利尿激素的调节。

12. 肾小管和集合管对 Na^+ 重吸收的总结　见表 7-3。

表 7-3　肾小管和集合管对 Na^+ 重吸收的总结

部位	量	机制	特点
近端小管	65% ~ 70%	①初段主动（管腔膜 Na^+ - X 耦联转运,管周膜钠泵） ②后段被动（顺电位差经细胞旁路）	①定比重吸收（泵-漏现象） ②不受调节
髓袢升支	15% ~ 20%	①细段被动（顺浓度差） ②粗段主动（Na^+ - K^+ - $2Cl^-$ 同向转运体复合物）	①降支细段对 Na^+ 不通透 ②重吸收量与尿浓缩机制有关
远曲小管、集合管	12%	①管腔膜 Na^+ - Cl^- 同向转运 Na^+ - H^+、K^+ 逆向转运 ②管周膜钠泵	①无泵-漏现象 ②受调节

13. 尿液生成的肾内自身调节

（1）小管液中溶质浓度:小管液中溶质所呈现的渗透压,可以对抗肾小管重吸收水分,形成渗透性利尿现象。

（2）球-管平衡:不论肾小球滤过率增大或减小,近端小管始终按肾小球滤过液的一定比例进行重吸收。近端小管对 Na^+ 和水的重吸收率始终占肾小球滤过率的 65% ~ 70% ,呈现定比重吸收现象,生理意义在于使终尿量不致因肾小球滤过率的增减而出现大幅度的变动。

14. 尿液生成的体液调节

（1）血管升压素的生理作用及分泌调节。①生理作用:提高集合管上皮细胞对水的通透性,从而促进水的重吸收,使排出尿量减少。②分泌调节:调节血管升压素合成和释放的有效刺激是血浆体渗透压、循环血量及动脉血压的改变。

（2）醛固酮的生理作用及分泌调节。①生理作用:促进远曲小管和集合管对 Na^+ 的主动重吸收,同时促进 K^+ 的排出,即保 Na^+ 排 K^+ 作用。②分泌调节:醛固酮的分泌主要受肾素-血管紧张素-醛固酮系统,以及血 K^+、血 Na^+ 浓度等因素的调节。

15. 尿液生成的神经调节

（1）交感神经兴奋时,末梢释放去甲肾上腺素,通过入球小动脉、出球小动脉平滑肌的 α 受体,促进入球小动脉收缩,血流减少,肾小球有效滤过压下降而滤过率降低。

（2）交感神经兴奋时,通过激活 β 受体促进球旁细胞释放肾素,增强肾素-血管紧张素-醛固酮系统的活动,进而增强肾小管对 NaCl 和水的重吸收。

（3）交感神经兴奋时,作用于近端肾小管和髓袢细胞膜上的肾上腺素受体,可以增加近端小管和髓袢上皮细胞对 Na^+、Cl^- 和水的重吸收。

临床应用/病例分析探讨

（一）失血性休克；急性肾衰竭

男，19 岁，挖煤工，因矿路坍塌致体表多处受伤后急诊入院。患者面色苍白，左脑部、背部、下肢皮下广泛瘀斑和多处皮肤破损。心率 145 次/min。血压 72/48 mmHg，呼吸 32 次/min，无尿，腹部有压痛，腹腔穿刺抽出血性液体。实验室检查：尿蛋白（＋＋），尿 RBC 0～2/HP，血清 K^+ 5.8 mmol/L（正常值<5.5 mmol/L），血尿素氮 13.6 mmoL/L（正常值<7.14 mmol/L），血肌酐 344.5 μmol/L（正常值<132.6 μmol/L），血 pH 值 7.0。X 射线检查见左第 2～4 肋骨骨折，左股骨粉碎性骨折。剖腹探查见脾中心部破裂，腹腔积血约 1 000 mL。诊断：外伤性脾破裂；左股骨粉碎性骨折和左肋骨骨折；急性肾衰竭。

【基础理论思考】

（1）失血为何引起急性肾衰竭？

（2）肾素-血管紧张素-醛固酮系统对动脉压降低的反应是什么？

★答案与解析

（1）失血后血压下降，刺激交感神经系统，血管收缩将导致其他终末器官缺血，如肾。肾血浆流量下降导致肾小管坏死和肾小球滤过减少，终尿量减少，导致代谢废物排泄障碍，引起急性肾衰竭。正常成人每昼夜尿量为 1 000～2 000 mL，平均约 1 500 mL。每昼夜尿量长期保持在 2 500 mL 以上为多尿；每昼夜尿量在 100～500 mL 范围为少尿；每昼夜尿量不足 100 mL 为无尿。监测尿量是评估血容量的好方法。

（2）动脉血压突然下降时，交感神经系统紧张性增加，导致肾的近球细胞肾素分泌增多，进而血管紧张素Ⅱ分泌增加，会进一步加强血管的收缩；血管紧张素Ⅱ分泌增加还会刺激醛固酮分泌增加，后者可以促进肾脏对氯化钠的再吸收，从而增加血容量。

【临床应用分析】

肾功能主要是指生成尿液的功能，即肾脏通过肾小球滤过、肾小管和集合管的重吸收、肾小管和集合管的分泌和排泄等 3 个环节产生尿液，以排出大部分代谢物、水分、各种无机盐和有机物等。而且，在神经和体液调节下，可根据机体的需要，排出酸碱度、渗透压、比重不同的尿液，以维持机体水、电解质、酸碱度和渗透压的平衡。任何原因引起的急性肾损伤使肾单位丧失调节功能，导致高钾血症、代谢性酸中毒及急性尿毒症者，统称为急性肾衰竭。肾功能受损时，尿素氮和肌酐排出受阻而滞留血中。所以测定血中尿素氮和肌酐含量，有助于判断肾脏功能。

急性肾小管坏死是急性肾衰竭的常见类型，其主要原因分为急性肾缺血和急性肾毒性损害。前者多由于大出血，后者多因于药物的肾毒性损害。急性肾小管坏死的临床表现包括原发疾病、急性肾衰竭引起的代谢紊乱和并发症 3 个方面。病程分期可分为少尿期、多尿期和恢复期 3 个时期。少尿期主要表现是进行性氮质血症、高钾血症、代谢性酸中毒等。

【知识要点巩固练习】

(1)在一定血压范围内肾血流量保持相对稳定主要靠

  A.神经调节   B.体液调节

  C.自身调节   D.多种调节

(2)交感神经兴奋时,肾血流量

  A.不变   B.减少

  C.增多   D.先减少后增多

(3)关于肾小球的滤过,下述哪项叙述是错误的

  A.出球小动脉收缩,原尿量增加   B.血浆晶体渗透压升高,原尿量减少

  C.肾小囊内压升高,原尿量减少   D.肾小球滤过面积减小,原尿量减少

★答案与解析

(1)C。安静时,肾动脉灌流压在10.7~24.0 kPa范围内变动时,肾血流量和肾小球滤过率能够保持相对稳定。这种现象即使在去除神经或离体的肾脏中仍然存在,因此认为该调节属于肌源性,这种肾血流量的自身调节是维持肾脏血流恒定的重要调节方式。

(2)B。由于肾血管仅受交感缩血管神经单一支配,在应急情况下,交感神经兴奋可引起肾血管收缩,肾血流量减少。

(3)B。影响肾小球滤过的因素主要有下列3个方面。①肾小球滤过膜的通透性和面积:当通透性改变或面积减少时,可使尿液的成分改变和尿量减少。②肾小球有效滤过压改变:当肾小球毛细血管血压显著降低(如大失血)或囊内压升高(如输尿管结石等)时,可使有效滤过压降低,尿量减少。如果血浆胶体渗透压降低(血浆蛋白明显减少或静脉注射大量生理盐水),则有效滤过压升高,尿量增多。③肾血流量:肾血流量大时,滤过率高,尿量增多;反之尿量减少。

(二)外伤致内脏出血

男,25岁,在一次机动车事故中多处受伤。X射线平片没有显示任何骨折。腹部有一些瘀伤,但没有肿胀或压痛。观察7 h后,血压有所下降,心率略有增加,尿少。腹部膨隆而有压痛。通过静脉注射生理盐水,排尿量增加到正常范围。外科医生诊断可能是由于腹腔内出血导致低血容量,并进行探查手术。

【基础理论思考】

(1)大失血后机体有哪些适应性自我保护的调节机制?

(2)肾血流自身调节的两种机制是什么?

★答案与解析

(1)失血过多(低血容量休克)时,通过压力感受器调节,交感神经系统的活动也会导致肾动脉明显的血管收缩,以使血液分流至重要器官(脑、心、肺),保证心、脑等重要器官的血流供应,这种反射性调节可在短期内使动脉血压维持在正常范围,但同时由于肾脏等内脏器官血流的减少,造成少尿或无尿。临床表现为尿量减少。交感神经的兴奋以及血容量的减少又将刺激近球细胞释放肾素,随后产生血管紧张素Ⅱ和醛固酮,导致血管收缩和促进钠、水在肾脏的重吸收,血容量增加,总外周阻力和全身血压升高。容量感受

器和压力感受器会感知到血容量和压力的降低,从而使抗利尿激素分泌增加,导致适度的血管收缩和促进水在肾脏的重吸收,血容量增加,全身血压升高。

(2)自身调节机制:肌源性机制和管球反馈。

【临床应用分析】

本例患者为外伤致腹腔内大血管破裂或脏器出血引起的低血容量性休克。刚入院时腹部挫伤,但无膨隆和钝痛,表明入院时无腹腔内脏损伤或出血的明确指征。7 h后尿量减少、血压轻度下降、心率增快以及腹部膨隆和触痛的出现都是发生腹腔内出血的症候。低血容量性休克时,血量减少导致静脉回流不足,心输出量下降,血压下降。通过机体一系列代偿性调节反应对短期内维持血压和循环血量都是有利的,但也容易延误诊断。此时应及时扩充血容量并制止进一步出血。

监测尿量是评估患者体液状态的一种简单方法。在尿量减少的情况下,一次性注射生理盐水后观察尿量变化,是一种诊断性操作。通常在手术或创伤后,在膀胱内放置导尿管,以准确测量尿量。尿量减少可能是由于低血容量或尿路系统损伤所致。肾小球滤过率在正常成年人是相当稳定的,其数值可用于衡量肾脏疾病患者肾小球的滤过功能。如患慢性肾衰竭的患者,由于肾小球受损进行加重,肾小球滤过率也进行性下降;急性肾小球肾炎患者,在其他肾功能没有发生改变的情况下,肾小球滤过率(GFR)就明显降低。此外,在大量失血、脱水和循环衰竭时,肾小球滤过率也明显下降。为了维持肾脏灌注和预防急性肾小管坏死,需要输入晶体液和血液。如果患者处于休克状态,尿量对静脉输液和血液没有反应,低剂量多巴胺通常会使肾动脉扩张和肾血流量增加。

【知识要点巩固练习】

(1)一个人患上了高血压。医生怀疑患者可能存在肾功能不全,导致肾小球滤过率减少。医生希望通过测量肾小球滤过率来评估肾功能。以下最适合可以通过血浆清除率研究来评估肾小球滤过率的是

    A. 肌酐   B. 对氨基马尿酸

    C. 尿素   D. 葡萄糖

(2)一名25岁男子呕吐伴随着血压下降和头晕,可能是呕吐导致血容量不足。肾脏的反应是尿量减少,从而代偿性地缓解低血容量。下列哪种物质在血浆中水平升高会导致尿量大幅度降低

    A. 血管紧张素Ⅱ   B. 心钠素

    C. 抗利尿激素   D. 醛固酮

★答案与解析

(1)A。肌酐是肌肉代谢的正常终产物,在肾小球自由过滤,但不会被肾小管重新吸收,但它是部分分泌的,因此,在健康个体中,尿肌酐排泄率高出了一小部分滤过率(在肾小球滤过率受损的个体中,它高出的更多)。尽管如此,在临床上,肌酐清除率可以有效评估肾小球滤过率。

(2)C。抗利尿激素水平的升高会使远曲小管和集合管吸收水分,减少尿量。

(三)急性肾小球肾炎

男,5岁,反复呼吸道感染,经治疗后痊愈。近几天感觉全身不适,乏力,头痛,头

晕,恶心,呕吐,心悸,心率105次/min。晨起后颜面、双下肢水肿,尿液色如浓茶,尿量显著减少。血压150/110 mmHg;尿中可见红细胞;尿蛋白定性(+++)。诊断:急性肾小球肾炎。

【基础理论思考】

(1)患儿出现血尿、蛋白尿和尿量减少的机制是什么?

(2)患儿出现水肿的机制是什么?

★答案与解析

(1)急性肾小球肾炎是由链球菌感染后所致的免疫反应引起的弥漫性肾小球损害,大多数患者表现为肾小球毛细血管管腔狭窄甚至闭塞,有效滤过面积急剧减少,致使原尿量减少。此外,免疫复合物沉积于肾小球基膜,使肾小球基膜断裂,通透性增高,血浆蛋白、红细胞和白细胞可通过肾小球毛细血管壁渗出到肾小囊内,临床上出现血尿、蛋白尿、脓尿(尿中含白细胞)和管型尿。

(2)肾小球滤过率降低,体内水、钠、代谢产物潴留,临床上出现少尿、水肿、高血压,严重者有肺水肿、心力衰竭、氮质血症等。另外,尿液中白蛋白的损失超过白蛋白的产生,由此产生的低蛋白血症也将导致水肿。

【临床应用分析】

急性肾小球肾炎起病急,病程短,以血尿、蛋白尿伴有肾小球滤过功能下降及水钠潴留为其主要表现。肾小球滤过率明显减退可导致尿少、氮质血症;严重水钠潴留可导致高血压、水肿和循环淤血。多见于儿童,男性多于女性。大部分患者预后较好。

急性肾小球肾炎多发生于感染后,尤以乙型溶血性链球菌"致肾炎菌株"感染之后多见。这种前驱感染常是咽峡炎、皮肤化脓性感染。除链球菌外,其他如葡萄球菌、肺炎球菌等,已证实亦可引起急性肾炎。链球菌胞壁成分M蛋白或某些分泌产物所引起的免疫反应导致肾脏损伤:①免疫复合物沉积于肾脏;②抗原原位种植于肾脏;③改变肾脏的正常抗原,诱导自身免疫反应。病理改变主要为弥漫性增生性肾小球炎症。轻者仅见肾小球系膜及内皮细胞轻度、中度增殖,重者常表现为渗出性炎症。

【知识要点巩固练习】

(1)不属于肾小球滤过膜的结构是

　　A.毛细血管内皮细胞　　　　　　　　B.基膜层

　　C.肾小囊的壁层　　　　　　　　　　D.肾小囊的脏层

(2)肾滤过分数是指

　　A.肾小球滤过率和肾血浆流量的比值　B.肾小球滤过压和肾血流量的比值

　　C.肾小球滤过率和肾血流量的比值　　D.肾小球滤过率和血浆流量的乘积

(3)下列哪种因素改变时肾小球滤过率基本保持不变

　　A.滤过膜通透性的改变　　　　　　　B.滤过面积的改变

　　C.血浆胶体渗透压的改变　　　　　　D.动脉血压在80~180 mmHg范围内变动

★答案与解析

(1)C。滤过膜是肾小球滤过作用的结构屏障。由血管内向外依次为血管内皮细胞、基膜、肾小囊上皮细胞3层组织。

（2）A。肾小球滤过率和肾血浆流量的比值称滤过分数。肾血浆流量的测算结果为660 mL/min，所以滤过分数为：$125/660 \times 100\% \approx 19\%$。滤过分数结果表明，流经肾脏的血浆约有1/5由肾小球滤过进入了肾小囊中。

（3）D。安静时，肾动脉灌流压在80~180 mmHg范围内变动时，肾血流量和肾小球滤过率能够保持相对稳定。

（四）中枢性尿崩症

女，29岁，在3 d前的一次机动车事故中头部受伤，头部计算机断层成像显示脑水肿，但没有出血或脑疝的迹象。随后患者出现高钠血症，稀释尿量显著增加。最后确诊该患者因头部创伤而致中枢性尿崩症。

【基础理论思考】

（1）抗利尿激素（ADH）的生理作用是什么？

（2）ADH的信号转导机制是什么？

★答案与解析

（1）下丘脑视上核和室旁核的神经元的胞体内能够合成抗利尿激素（ADH），经下丘脑-垂体束被运输到神经垂体释放出来。它的作用主要是提高集合管上皮细胞对水的通透性，从而增加水的重吸收，使尿液浓缩，尿量减少。

（2）ADH发挥作用的信号转导过程为其与集合管上皮细胞管周膜上的V_2受体结合后，激活膜内的腺苷酸化酶，使上皮细胞中cAMP的生成增加，进一步激活上皮细胞中的蛋白激酶，使位于管腔膜附近的含有水通道的小泡镶嵌在管腔膜上，增加管腔膜上的水通道，从而增加水的通透性。

【临床应用分析】

本例患者为脑外伤引起的脑水肿，进而颅内压开始升高，导致下丘脑受损所致的中枢性尿崩症。当下丘脑病变累及视上核和室旁核或下丘脑-垂体束时，ADH的合成和释放发生障碍，ADH分泌减少，管腔膜上的水通道可在细胞膜的凹陷处集中，后者形成吞饮小泡进入胞浆，即管腔膜上的水通道消失，失去对水的通透性，尿量明显增加，每日可达10 L以上，称为尿崩症。

尿崩症是一种导致尿液稀释的疾病。尿崩症有以下原因：①脑垂体或下丘脑中缺乏ADH导致的中枢性尿崩症；②肾源性尿崩症；③胎盘加压素酶升高导致的妊娠期尿崩症；④原发性多饮（ADH的分泌和作用正常）。许多疾病可导致中枢性尿崩症，包括中枢神经系统创伤或缺氧（脑血管意外）、肉芽肿性疾病、肿瘤和垂体瘤的治疗、药物（锂）和感染。尿崩症的症状和体征包括多尿症和多饮症以及稀释尿的产生（渗透压<300 mOsm/kg）。使用血管升压素的类似物，有助于浓缩尿液，减少多饮和多尿。

【知识要点巩固练习】

（1）一名患者自诉排尿次数和尿量增多且很疲劳。当她从平卧位站起时，血压略有下降，心率略有上升。血液化学检查显示有轻度高钠血症，血浆精氨酸加压素和肾素水平显著升高。尿液分析显示大量稀释尿液。患者最有可能出现了

A. 中枢性尿崩症　　　　　　　　B. 心因性多饮

C. 肾源性尿崩症　　　　　　　　D. 过量饮酒

(2)如果一个人因为腹泻或过度出汗导致低血容量,血浆 ADH 水平迅速升高,尿量减少。ADH 对水重吸收的这种影响主要发生在集合管中,通过 ADH 诱导发挥作用的机制是

A. 对钠通道的抑制作用　　　　　B. 钾分泌的激活

C. 集合管对水和溶质的泄漏增加　D. 水通道蛋白在管腔膜上的插入

(3)一位 32 岁的女性一直感到口渴必须喝水,而且只喝纯净水。她的血钠和血浆渗透压都很低。医生为了鉴别诊断这位患者是患有精神性的烦渴还是尿崩症,需要采取的诊断措施是

A. 限制饮用水　　　　　　　　　B. 尿渗透压与血清渗透压的比较

C. 血清 ADH 水平　　　　　　　D. 尿电解质与血清电解质的比较

★**答案与解析**

(1)C。肾源性尿崩症是一种相对罕见的疾病,由水通道缺陷或调节集合管水通道的途径障碍引起。其特点是血浆中 ADH 水平较高,并排出大量稀释尿液。这与中枢性尿崩症形成对比,中枢性尿崩症是一种更常见的尿崩症形式,其特征是垂体后叶的血管升压素合成和分泌较低,导致血浆中血管升压素水平较低,但对尿液排泄的影响相同。

(2)D。调节集合管中水重吸收的关键步骤是控制水通道蛋白在管腔膜上的插入和移除。ADH 与细胞基底外侧膜上的 V_2 升压素受体结合,导致 cAMP 的产生和蛋白激酶 A 诱导的保留在细胞质囊泡池中的细胞内水通道的磷酸化。磷酸化导致囊泡和水通道蛋白一起插入管腔膜,从而增加管腔膜的透水性。

(3)A。精神性的烦渴患者由于摄入大量的低渗液体,导致 ADH 分泌受到抑制,表现为多尿。这时患者血清和尿液钠渗透压都很低。然而,在精神性的烦渴中,当限制水的摄入时,身体最终会产生 ADH,导致血浆渗透压和尿液浓度正常化。在尿崩症患者中,由于 ADH 的产生和分泌问题,即使在限制水分摄入的情况下,患者也会产生非常稀的尿液,无法浓缩尿液。

(五)肝硬化腹水

男,38 岁,有丙型肝炎病史,主诉食欲减退,甚至厌食,进食后常感上腹饱胀不适。腹部肿胀、疲劳、易擦伤、眼睛发黄和瘙痒。经检查,患者有腹水、蜘蛛状血管瘤、皮肤上大量瘀伤、巩膜黄染和周围水肿。肝脏触诊发现其肝脏质地坚硬,边缘较薄,晚期可触及结节或颗粒状,无压痛。实验室检查显示肝功能指标轻度升高、凝血时间延长、低蛋白血症、高胆红素血症、氨升高和低钾血症。诊断:肝硬化。

【基础理论思考】

(1)血浆容量减少时,肾小管对钠离子的重吸收是增加还是减少? 钠离子主要在哪一段肾小管被重吸收?

(2)为什么这个患者有低钾血症和持续的钠重吸收?

★答案与解析

(1)血浆容量减少时钠重吸收增加,主要在近端小管被重吸收。

(2)患者有低钾血症和持续的钠重吸收与醛固酮的分泌有关。尽管患者体内潴留有过多的液体,但血浆容量(或动脉血浆容量)较低,这会激活肾素-血管紧张素-醛固酮系统,醛固酮生成增多,促进远曲小管和集合管对钠的重吸收和排钾。

【临床应用分析】

本例患者诊断为肝硬化,患者肝功能受损,蛋白质合成障碍,引起低蛋白血症,致血浆胶体渗透压降低,血浆胶体渗透压调节血管内外的水平衡,水就顺着渗透压梯度渗出血管到组织间隙,直接导致组织水肿和腹水,另外,组织水肿和腹水引起机体有效循环血量不足,血容量的下降同时可以被体内的压力和容量感受器所感受,ADH 分泌增加,促进水在远曲小管和集合管的重吸收,加重组织水肿和腹水;血容量的下降还可以通过刺激肾素-血管紧张素-醛固酮系统使血管紧张素 Ⅱ 和醛固酮分泌增加,致使肾脏对水钠的重吸收增多,钾排放增多,造成水钠潴留和低钾血症,组织水肿和腹水。其他如前列腺素、心房肽释放酶-激肽系统活性降低、雌激素灭活减少等因素亦可导致肾血流量减少、排钠和尿量减少,促使组织水肿和腹水形成。腹水的形成还与门静脉高压有关。

肝硬化腹水多出现在肝硬化失代偿期,需多方面综合治疗,包括休息、治疗原发病、控制水和钠盐摄入量、合理应用利尿剂、纠正低蛋白血症。大量腹水还可以行穿刺放液、腹水回收及外科治疗。血钠浓度未低于 120 mmol/L 时,不必限制水的摄入。利尿剂可快速排钠及维持血钾浓度正常,首选螺内酯与呋塞米联合治疗,也可单用螺内酯治疗。

【知识要点巩固练习】

(1)一名 25 岁男子因腹痛、站立时头晕、恶心导致偶尔呕吐而入院。患者血压低,心率加快。实验室检查显示血细胞比容降低,低蛋白血症,轻度低钠血症,肌酐、血尿素氮(BUN)和肾素水平升高。尿量极少。患者告诉医生,他最近一直在服用阿司匹林以缓解背痛。下列最可能的诊断是

    A. 导致低血容量的呕吐发作   B. 肝硬化

    C. 腹泻导致低血容量   D. 胃肠道出血导致低血容量

(2)在一项临床研究中,一名学生将她的正常饮食改为高钾饮食,在开始调整饮食后的几天内,体重增加了近 3 kg。实验室检测显示,血清 K^+ 适度升高,但血清 Na^+ 水平没有变化。有趣的是,ADH 和肾素的血浆水平降低,这个结果与血容量扩张是一致的。高血容量最可能的原因是

    A. 血浆胶体渗透压增加导致体液潴留

    B. 肾小球滤过率降低导致体液潴留

    C. 刺激肾素-血管紧张素-醛固酮系统导致钠离子和水分潴留

    D. 高钾饮食刺激醛固酮分泌,导致钠离子和水分的重吸收增加

(3)一名 35 岁男子在斗殴中手臂和胸部被刺伤,失血量估计为 1 000 mL。血压100/55 mmHg,心率 115 次/min。下列描述了该患者的生理反应的是

    A. 血管系统的 β 肾上腺素能刺激   B. 减少 ADH 释放

C. 肾入球和出球小动脉的血管收缩 　　　D. 降低尿液渗透压

★答案与解析

（1）D。该患者可能因对阿司匹林敏感而导致胃肠道出血。众所周知，阿司匹林会引起胃肠黏膜的腐蚀，从而导致溃疡出血。出血会导致失血和低血容量，导致毛细血管压力下降，从而导致液体从间质空间转移到血管系统。从血细胞比容的降低和血浆蛋白的稀释（低蛋白血症）中可以明显看出这种液体转移。

（2）D。摄入高钾的饮食会导致 K^+ 负荷，已知 K^+ 负荷会直接刺激肾上腺分泌醛固酮。升高的醛固酮将刺激肾皮质集合管中新的钠钾泵和管腔膜 Na^+ 通道的合成，从而刺激 Na^+（和 Cl^-）重吸收和体液潴留（也刺激 K^+ 分泌）。盐和液体的潴留会导致血容量增大，体重增加就是明证。其次，容量感受器能感受血容量的增加，从而导致交感神经活动降低、血管升压素释放减少、肾素释放减少。

（3）C。低血容量会引发多种反应，包括交感神经介导的对肾传入和传出小动脉的血管收缩，从而降低肾小球滤过率。同时 ADH 释放会导致尿液更浓（游离水潴留），醛固酮会导致钠潴留。

（六）血管紧张素转化酶抑制剂引起的高血钾

女，46，患有高血压。1 个月前，她开始服用血管紧张素转化酶抑制剂（ACEI），血压恢复正常。目前除了感到虚弱和疲劳之外，无其他异常感觉。检测她的血清钾水平升高。

【基础理论思考】

（1）ACEI 如何影响钾平衡？

（2）酸中毒如何影响钾平衡？

★答案与解析

（1）血管紧张素转化酶（ACE）可使血管紧张素Ⅰ生成血管紧张素Ⅱ，血管紧张素Ⅱ促进肾上腺皮质球状带分泌醛固酮，后者促进远端肾小管对 Na^+ 重吸收和 K^+ 的排出。当使用 ACEI 后，ACE 作用被抑制，血管紧张素Ⅱ生成减少，醛固酮分泌下降，肾脏重吸收 Na^+ 减少，排出 K^+ 也减少，致血钾升高。

（2）在酸中毒时，肾小管上皮细胞内碳酸酐酶活性增强，H^+ 生成量增加，于是 $H^+ - Na^+$ 交换增加而 $K^+ - Na^+$ 交换减少，从而可导致尿中 H^+ 浓度增加和血液中 K^+ 浓度增高。

【临床应用分析】

干咳、高血钾和乏力是 ACEI 常见的不良反应。本病例为高血压患者服用 ACEI 1 个月后出现乏力、疲劳症状，电解质分析表明血钾升高。通常细胞内钾远高于细胞外。细胞外液中钾水平升高的原因有肾排泄不足（ACEI、肾功能衰竭、保钾利尿剂）、钾负荷增加（挤压性过度运动）、细胞内向细胞外移位（酸中毒、胰岛素缺乏）、肾上腺功能不足、假高钾血症（血液样本溶血）和低醛固酮血症等。高钾血症最重要的临床效应是心脏兴奋性的改变。患者可能会无力、虚脱和感觉异常。治疗取决于高钾血症的严重程度，比如 $NaHCO_3$（使血液碱化，以使钾从细胞外移向细胞内）、胰岛素、阳离子交换树脂（碘酸钾通过与胃肠道结合从体内移除钾）、钾摄入限制、透析和雾化 β 受体激动剂（向细胞内驱动钾)。动态心电图可以用于监测血钾升高的水平,葡萄糖酸钙可以用于稳定心肌和心脏传导系统。

【知识要点巩固练习】

(1)一位 58 岁的患者患有慢性肾功能衰竭,导致功能性肾单位减少。患者的钾摄入量没有改变,这可能会因肾单位功能减少而导致危险的高钾血症。然而,由于对钾负荷的适应性反应,血浆钾仅略有上升。许多肾内和肾外的反应都可能参与这种 K^+ 适应的反应。下列属于肾在维持血清 K^+ 水平的主要适应性反应的是

A. 皮质集合管中 Na^+–K^+ 交换体的表达增加,导致 K^+ 分泌增强

B. 近端小管中 Na^+–K^+ 泵的表达增加,导致 K^+ 分泌增强

C. Na^+–K^+–Cl^- 共转运蛋白在髓袢升支粗段中的表达减少,导致 K^+ 再吸收减少

D. 肾小球滤过增加导致 K^+ 滤过增加

(2)低钙血症的发生会对许多生理过程产生严重的后果。肾脏通过减少钙排泄在低钙血症状态下维持钙平衡中起主要作用。低钙血症时肾脏反应的主要机制是

A. 加强集合管对钙的再吸收

B. 甲状旁腺激素刺激髓袢升支粗段对钙的再吸收

C. 降钙素诱导远端小管抑制钙分泌

D. 维生素 D 诱导近端小管对钙重吸收的激活

(3)一名 59 岁女性因卵巢癌接受化疗,结果出现低镁血症。尿液化学分析显示尿液中含有大量镁。最有可能受到化疗药物影响的区域是

A. 近端小管   B. 髓袢降支

C. 髓袢升支   D. 远曲小管

★答案与解析

(1)A。在功能肾单位数量减少的情况下,持续摄入恒定的钾负荷会导致慢性钾超载。但不会出现极度高钾血症。这是由远端小管后段和皮质集合小管(外髓集合管的早期部分也可能参与)的 K^+ 分泌速率增加引起的。这种 K^+ 分泌增强的原因既有血清 K^+ 升高对这些节段基底外侧膜新 Na^+–K^+ 交换体表达的直接影响,也有通过 K^+ 刺激醛固酮分泌的间接影响。

(2)B。甲状旁腺表面的钙受体可以感觉到低血浆钙水平的出现,从而刺激甲状旁腺激素的合成和分泌。甲状旁腺激素(PTH)与维生素 D 以及降钙素(在较小程度上)一起,在调节钙平衡中起主导作用。在肾脏中,PTH 有多种作用,但其最重要的作用是促进钙的再吸收。调节钙再吸收的主要部位是髓袢升支粗段和远曲小管。

(3)C。大部分镁在肾小管髓袢升支粗段中被再吸收。

(七)利尿剂引起的低血钾

男,66 岁,有心脏病史,因充血性心力衰竭入院。应用利尿剂呋塞米后,他的肺水肿和周围水肿有所改善。患者出院时服用呋塞米和其他药物。出院 3 周后,出现虚弱、头晕和恶心。电解质检查显示低钾血症,补充钾后症状有所改善。

【基础理论思考】

(1)袢利尿剂是如何工作的?

(2)醛固酮对钠和钾有什么影响?

(3)袢利尿剂是如何引起低钾血症的?

★答案与解析

(1)袢利尿剂抑制髓袢升支粗段中的氯、钠、钾协同转运蛋白,减少钠和水的再吸收。

(2)醛固酮可以增加顶端膜上钠通道的数量;开放顶端膜上钾通道,促进钾的分泌;增加肾小管和皮质集合管顶端膜上钠钾泵的活性。

(3)髓袢升支粗段重吸收原尿中约20%的Na^+,主要依赖于管腔膜上的$Na^+-2Cl^--K^+$同向转运体。进入胞浆的Na^+经基侧膜上的Na^+泵转运至细胞间液,胞内蓄积的K^+扩散返回管腔形成K^+的再循环,并造成管腔内正电位。呋塞米与髓袢升支粗段的$Na^+-2Cl^--K^+$同向转运体结合后,可抑制其转运功能,管腔内正电位消失,NaCl的重吸收受抑制,导致利尿。利尿引起的远端小管液流速的增加,导致排钾量增加。此外,利尿后血容量下降引起的继发性醛固酮分泌增多也导致钾的重吸收减少,排钾量增加。因而低钾血症是呋塞米的主要不良反应。

【临床应用分析】

心力衰竭进入失代偿阶段,常伴有端坐呼吸、腹腔脏器充血、下肢水肿等,肺循环和(或)体循环呈被动性充血的症状和体征,故又称为充血性心力衰竭。本例患者发生充血性心力衰竭,采用强效利尿剂呋塞米3周后出现肌无力、厌食和恶心等症状,在测定血清电解质后确诊为低钾血症。呋塞米为袢利尿剂,作用于髓袢的升支,在排钠的同时也排钾,为强效利尿剂。充血性心力衰竭、肝硬化和肺水肿的患者通常服用这些药物,使用袢利尿剂的患者容易出现低钾血症,所以服用利尿剂的患者通常需要补充钾。由于钾维持神经肌肉细胞膜的兴奋性,对神经冲动的传导起决定作用。血清钾浓度低于3.5 mmol/L表示有低钾血症,最早的临床表现是肌无力,患者还会有厌食、恶心、呕吐和腹胀、肠蠕动消失等肠麻痹表现。

并非所有利尿剂都会导致低钾血症。螺内酯是醛固酮的拮抗剂。阿米洛利作用于肾的远曲小管,阻断钠钾交换,促使钠氯排泄,减少钾氢离子的分泌。螺内酯和阿米洛利都是保钾利尿剂的代表药物,都不会导致钾流失增加。

【知识要点巩固练习】

(1)一名急性高血压患者服用呋塞米以降低血压。呋塞米是一种强效利尿剂,因为它结合并抑制的转运过程是

A. 近端小管中的钠-葡萄糖共转运蛋白

B. 所有肾小管节段的Na^+-K^+交换泵

C. 皮质集合管中的Na^+通道

D. 髓袢升支粗段的$Na^+-K^+-Cl^-$协同转运蛋白

(2)一名恶性高血压患者服用呋塞米1周后,出现疲乏、虚弱和恶心。患者病情恶化的最可能原因是

A. 代谢性酸中毒　　　　　　　　B. 低钠血症

C. 高钙血症　　　　　　　　　　D. 低钾血症

（3）一名女性患有分泌醛固酮的肾上腺肿瘤引起的高血压。在这位患者身上,最有可能出现的是

　　A. 血清钠水平升高　　　　　　　　B. 呋塞米显著改善高血压

　　C. 血清钾水平升高　　　　　　　　D. 尿皮质醇水平升高

★答案与解析

（1）D。呋塞米抑制髓袢升支粗段中的 Na^+-K^+-Cl^- 协同转运蛋白。这个转运蛋白是 NaCl 从髓袢升支粗段重吸收到髓质间质的关键转运体。NaCl 的这种重吸收是髓质间质高渗性形成的驱动力,对于从集合管重新吸收水分和产生浓缩尿液至关重要。抑制髓袢升支粗段协同转运体将导致管液中残留的 NaCl 负荷增加,髓质间质的高渗性降低（NaCl 减少）,从而降低集合管对水的再吸收梯度。这导致尿量流量迅速持续增加,同时尿中 NaCl 水平显著升高。因此,呋塞米是一种有效的利尿剂。所有作用于髓袢的利尿剂对尿量都有强大的影响,通常被称为强效利尿剂。

（2）D。在髓袢粗支升段中,呋塞米等袢利尿剂能有效抑制 Na^+-K^+-Cl^- 共转运蛋白。NaCl 通过该协同转运体在髓袢粗支升段中的再吸收是逆流倍增效应和尿液浓缩的驱动力。这种共转运蛋白的抑制会导致更多的 Na^+ 不能被重吸收,而输送到远端小管和集合管。随着 Na^+ 和液体向远端小管和皮质集合管的输送增加,远端小管和皮质集合管的 K^+ 分泌将增强,导致低钾血症。

（3）A。肾上腺肿瘤分泌醛固酮增多,醛固酮保钠、保水、排钾,血容量升高从而引发高血压。

（八）妊娠期糖尿

孕妇,28 岁,在怀孕 25 周时首次到产科进行产前检查。怀孕期间情况良好。除了有糖尿外,其他检查正常。1 h 的葡萄糖激发试验结果正常。无其他病史。产科医生将糖尿诊断为妊娠期肾小球滤过率升高的正常生理反应。

【基础理论思考】

（1）在肾小管中,葡萄糖在哪一段被主动重新吸收? 葡萄糖在近端小管中的共转运物质是什么?

（2）什么叫肾糖阈、葡萄糖重吸收极限量?

★答案与解析

（1）肾小囊超滤液中的葡萄糖均在近端小管,特别是近端小管的前半段被重吸收。葡萄糖在近端小管中的共转运物质是钠离子,与钠离子同向继发性主动转运。

（2）近端小管对葡萄糖的重吸收有一定的限度,当血浆葡萄糖浓度为 180 mg/100 mL 时,葡萄糖的滤过量达到 220 mg/min,有一部分肾小管对葡萄糖的重吸收已达到极限,尿中开始出现葡萄糖,此时的血浆葡萄糖浓度称为肾糖阈。血浆葡萄糖浓度再继续升高,尿中葡萄糖的含量也随之增加。每分钟两肾滤过的葡萄糖量=血浆中葡萄糖的浓度（PG）×肾小球滤过率（GFR）,近球小管重吸收葡萄糖有一个最大限度,称为最大转运率,成年男性约为 375 mg/(min·1.73 m^2),女性平均为 300 mg/(min·1.73 m^2)。

【临床应用分析】

妊娠全过程平均为 40 周,共分为 3 个时期,即早期妊娠（12 周末以前）、中期妊娠

（第 13～27 周末）、晚期妊娠（第 28 周及以后）。本例孕妇为中期妊娠。正常人尿糖定性试验为阴性，尿内含糖量<2.8 mmoL/24 h。若定性测定尿糖为阳性，此时尿糖的水平常达 8.33 mmoL/L，称糖尿。妊娠期尿糖增高见于妊娠期生理性糖尿和妊娠合并糖尿病（包括妊娠糖尿病和妊娠前已有糖尿病）。糖耐量试验可以鉴别妊娠期生理性糖尿与妊娠合并糖尿病，阴性结果者可确诊为妊娠期生理性糖尿。

怀孕期间，有很多个因素会影响肾对葡萄糖的再吸收。在妊娠时，因细胞外液容量增加，近曲小管的重吸收功能受到抑制，可使肾糖阈下降，从而发生妊娠期生理性糖尿。另外，妊娠时血容量增加，肾血浆流量及肾小球滤过率增加，则每分钟两肾滤过的葡萄糖量增加，当超过肾小管的最大转运率时虽血糖正常也可出现尿糖。除葡萄糖外，尿液中还可出现乳糖和半乳糖。以上两种因素都使肾小管中多余的糖通过渗透性利尿，会导致多尿。

【知识要点巩固练习】

（1）一个人患有成人糖尿病。她尿液中的葡萄糖水平很高，并且出现尿量增多现象。尿液中出现葡萄糖是近端小管中以下哪个机制的作用
　　A. 刺激糖原分解　　　　　　　　　B. 钠–葡萄糖共转运蛋白的饱和度
　　C. Na^+–H^+ 交换器的饱和　　　　D. 刺激葡萄糖分泌

（2）一名中学生近日尿量增多，且在蹲起之后明显感到头晕。呼吸中有丙酮的气味。最终确诊为糖尿病酮症酸中毒，并伴有极度低血容量。低血容量可能是因为尿量过多导致。尿多是下列哪一项的结果
　　A. 肾小管液中葡萄糖含量高　　　　B. 肾小球滤过率增加
　　C. 抗利尿激素分泌的抑制　　　　　D. 醛固酮分泌的抑制

（3）一名 25 岁男子因可卡因中毒被送往急救中心。他的尿液是"茶"色的，这是可卡因分解骨骼肌的结果，即所谓的横纹肌溶解症。以下哪项描述了肌红蛋白在肾小管中的命运
　　A. 没有被肾小管吸收和排泄
　　B. 通过受体介导的内吞作用被近端小管吸收
　　C. 通过促进扩散被远端小管吸收
　　D. 通过钠协同转运的主动转运被近端小管吸收

★答案与解析

（1）B。在血糖水平显著升高的糖尿病中，被滤过的葡萄糖浓度升高，可能超过管腔钠–葡萄糖共转运体重新吸收葡萄糖的能力（即饱和）。未被再吸收的过量葡萄糖被滞留在肾小管液中，因为在肾小管后段中不存在重新吸收己糖的转运途径，因此，会出现糖尿。

（2）A。在糖尿病患者中，血浆葡萄糖水平升高，导致过量的葡萄糖滤过。葡萄糖滤过速率的增加可能超过近端小管中钠–葡萄糖共转运蛋白重新吸收所有葡萄糖的能力。未被再吸收的多余葡萄糖将保留在管腔中，并产生渗透性利尿。

（3）B。肌红蛋白和白蛋白等较大的肽和蛋白质与管腔膜结合，通过受体介导的内吞过程进入细胞，并被输送溶酶体进行降解。静脉补液对增加肌红蛋白的溶解度很重要。

（九）糖尿病酮症酸中毒

男,22 岁,出现精神状态变化、恶心、呕吐、腹痛和呼吸急促。患者有胰岛素依赖型糖尿病史。检查时,患者出现低血压、发热,呼吸中有一股水果味。随机血糖在 33.3 mmol/L。患者还存在高钾血症、低镁血症和血清酮升高。动脉血气分析显示代谢性酸中毒。诊断为糖尿病酮症酸中毒,并被送往重症监护室进行静脉补液、血糖控制和纠正代谢异常。

【基础理论思考】

(1)肾如何调节代谢性酸中毒和呼吸性碱中毒?

(2)酸中毒的时候为什么容易引发高血钾?

★答案与解析

(1)肾通过增加氨的排泄和碳酸氢盐的再吸收加强对 H^+ 排泄来调节代谢性酸中毒。肾通过减少氢排泄和碳酸氢盐重吸收调节呼吸性碱中毒。

(2)由于酸中毒后,肾小管钠氢交换增多,竞争性抑制钠钾交换,容易导致高血钾。根据病情的严重程度,需要密切监测血钾水平。所以治疗酸中毒和应用胰岛素是纠正高钾血症的关键。

【临床应用分析】

本病例为 1 型糖尿病患者发生酮症酸中毒。少数酮症酸中毒患者可有明显腹痛,甚至误诊为急腹症。胰岛素具有促进脂肪酸合成、抑制脂肪分解的作用,1 型糖尿病患者胰岛素分泌不足,脂肪动员增加,分解加速,酮体生成增多。酮体中乙酰乙酸和 β 羟丁酸是酸性代谢产物,是形成酮症酸中毒的主要因素。早期由于体液缓冲系统的作用和肾、肝的代偿性调节,血 pH 值尚可保持在正常范围。如血酮浓度继续升高,超过了机体的调节代偿能力,则 pH 值下降,出现失代偿性酮症酸中毒。本例患者静脉输注液体、胰岛素应用和支持性护理都有助于改善酸碱平衡。了解机体如何调节酸碱平衡对于做出正确诊断、制订治疗计划和监测治疗效果至关重要。呼吸性酸中毒和碱中毒主要始于肺部,而代谢性酸中毒和碱中毒则始于血液中碳酸氢盐的异常。动脉血气可以帮助确定可能存在哪种类型的酸碱异常。

【知识要点巩固练习】

(1)严重代谢性酸中毒的恢复最依赖于

    A.肾脏排出 H^+ 的速率   B.肾脏分泌 H^+ 的速率

    C.排出过量 CO 的通风速率   D.动脉 pH 值

(2)在快速上升到非常高的海拔后,由于缺氧的驱动力,人们开始过度呼吸。过度换气会导致动脉血流减少。肾脏对这种情况的反应是

    A.碳酸氢盐重吸收率增加   B.酸排泄率降低

    C.酸排泄率增加   D.利尿以排除多余液体

(3)一名患有胃肠炎的 23 岁男子出现严重呕吐,胃酸流失。出现代谢性碱中毒。最有可能发生

    A.血浆碳酸氢盐浓度将降低   B.H^+ 将从血浆进入细胞

    C.外周化学感受器会刺激肺通气   D.肾 H^+ 排泄量将减少

★答案与解析

(1)A。严重代谢性酸中毒的恢复率主要取决于 H^+ 的排泄率。肺的代偿作用很快,但是它的作用是有限的。肾的酸排泄受可滴定酸和氨的可用性限制,氨是由分泌的 H^+ 与铵形成的铵离子的形式排泄的,所以氨的分泌可以促进 H^+ 的排泄。肾脏对酸中毒的主要适应性反应是氨生成。产氨可使酸的每日排泄量增加 3 倍,从而恢复酸碱平衡。

(2)B。高海拔地区的过度换气会降低 $PaCO_2$,从而导致呼吸性碱中毒。CO_2 减少进而导致 H^+ 的减少,肾脏对 H^+ 的分泌也相应减少。H^+ 的分泌与碳酸氢盐和 CO_2 的再吸收是紧密相关的,所以碳酸氢盐的再吸收也相应减少。

(3)D。胃酸(盐酸)的流失会导致血浆碳酸氢盐浓度增加(不是选项 A)和代谢性碱中毒,pH 值的增加会抑制外周化学感受器,从而减缓通气(不是选项 C),增加 $PaCO_2$,以缓冲碳酸氢盐的增加。肾也会通过减少 H^+ 排泄缓冲血中碳酸氢盐的增加(选项 D)。

第八章　内分泌系统

术语概念解释

1. 激素　由内分泌细胞产生的特殊的高效生物活性的有机化合物。

2. 靶器官　能接受某些激素作用的器官。

3. 第二信使　大部分含氮类激素因分子量较大,不能进入靶细胞,而与细胞膜上受体结合,使细胞内产生新的物质而传递信息,这些物质即第二信使。

4. 允许作用　有些激素本身并不直接影响某一生理过程,但它的存在却使另一激素的效应得以实现,称为激素的允许作用。

5. 垂体门脉系统　由下丘脑到腺垂体的特殊血管系统。

6. 促垂体区　下丘脑基底部的正中隆起、弓状核、视交叉上核、腹内侧核、视周核等区域,其神经元属于神经内分泌细胞,接收中枢神经的控制,并通过分泌调节性多肽,控制腺垂体的分泌,该区域称为促垂体区。

7. 应激反应　各种伤害性刺激常能引起机体内下丘脑-腺垂体-肾上腺皮质系统功能活动加强,促肾上腺皮质激素、糖皮质激素、生长激素等分泌增加,产生一系列非特异性的全身反应,可大大提高机体对这些有害刺激的耐受能力,称为应激反应。

8. 应急反应　机体突然受到强烈的有害刺激时,交感神经-肾上腺髓质系统的活动适应性的反应。

9. 交感-肾上腺髓质系统　肾上腺髓质直接受交感节前神经纤维的支配,交感神经兴奋时,肾上腺髓质激素分泌也增多。且两者的效应相似。因此,把两者的这种紧密关系称为交感-肾上腺髓质系统。

基础理论阐释

1. 激素的分类

(1)含氮激素:①肽类和蛋白质激素,主要有下丘脑调节性多肽、神经垂体激素、腺垂体激素、胰岛素、甲状旁腺激素以及消化道激素等。②胺类激素,包括肾上腺素、去甲肾上腺素和甲状腺激素等。

(2)类固醇激素:主要是由肾上腺皮质和性腺分泌,如皮质醇、醛固酮、雌激素、孕激素以及雄激素等。另还有在肾脏产生的 1,25-二羟维生素 D_3。

2. 激素的传递方式 ①远距分泌;②旁分泌;③自分泌;④神经分泌。

3. 激素的生理作用 ①调节新陈代谢,维持内环境稳态;②促进细胞的增殖与分化,保证机体正常生长、发育;③促进生殖器官发育成熟,调节生殖功能;④与神经系统密切配合,增强机体适应能力;⑤影响神经系统的发育和功能,与学习记忆行为有关。

4. 激素作用的特征

(1)激素作用的特异性。

(2)激素的高效能生物放大作用。

(3)激素间的相互作用:①协同作用;②拮抗作用;③允许作用。

5. 激素作用的机制

(1)含氮激素的作用机制——第二信使学说。

(2)类固醇激素的作用机制——基因表达学说。

6. 下丘脑促垂体区和腺垂体所分泌的激素及对应关系 见表 8-1。

表 8-1 下丘脑促垂体区和腺垂体所分泌的激素及对应关系

下丘脑调节肽	腺垂体激素
促甲状腺激素释放激素(TRH)	促甲状腺激素(TSH) 下丘脑-垂体-甲状腺轴
促肾上腺皮质激素释放激素(CRH)	促肾上腺皮质激素(ACTH) 下丘脑-垂体-肾上腺皮质轴
促性腺激素释放激素(GnRH,LHRH)	促卵泡激素(FSH)、黄体生成素(LH) 下丘脑-垂体-性腺轴
生长激素释放激素(GHRH) 生长激素释放抑制激素(GHRIH)	生长激素(GH)
催乳素释放因子(PRF) 催乳素释放抑制因子(PIF)	催乳素(PRL)

7. 生长激素的作用

(1)促进生长发育。

(2)调节代谢:①加速蛋白质合成;②促进脂肪分解;③抑制外周组织对葡萄糖的利用,使血糖升高。

(3)调节免疫功能:几乎对所有免疫细胞 GH 都可促使其分化,调节其功能。

8. 催乳素的生理作用

(1)促进乳腺生长发育并维持泌乳。

(2)对性腺的作用:①促进女性黄体形成并维持孕激素的分泌;②促进男性前列腺和精囊的生长。

(3)促进 B 细胞进入乳腺。

(4)在应激反应中的作用:PRL 与促肾上腺皮质激素、生长激素是应激反应中腺垂体分泌的三大激素。

9. 神经垂体所释放激素的来源及生理作用

(1)血管升压素:主要产生于下丘脑视上核,其生理作用是抗利尿、升压。

(2)催产素:主要产生于下丘脑室旁核,其生理作用是收缩子宫平滑肌、射乳反射。

10. 甲状腺激素的合成与代谢

(1)甲状腺激素的合成过程:甲状腺腺泡聚碘→I^- 的活化→酪氨酸碘化→MIT 和 DIT→MIT+DIT = T_3;DIT+DIT = T_4。

(2)甲状腺激素的储存、释放、运输与代谢。①储存:在腺泡腔内以胶质的形式储存。②释放:在腺细胞内水解酶的作用下把 T_3、T_4、MIT 和 DIT 从甲状腺球蛋白上水解下来,进入血液。③运输:以结合型和游离状态两种形式在血液中运输。④代谢:血浆 T_4 半衰期为 6 ~ 8 d,T_3 半衰期为 1 ~ 2 d。

11. 甲状腺激素的生理作用

(1)促进机体新陈代谢,使基础代谢升高,产热量增加,耗氧量增加。

(2)对物质代谢的作用:①促进糖和脂肪氧化分解,促进糖的吸收和外周组织对糖的利用,小剂量促进肝糖原合成,大剂量促进肝糖原分解。②促进脂肪氧化分解。③小剂量促进蛋白质合成,大剂量促进蛋白质分解。

(3)促进机体生长发育,促进神经系统的发育与分化。

(4)其他:兴奋中枢神经系统;兴奋心脏,使心输出量增加等。

12. 甲状腺功能的调节

(1)下丘脑-腺垂体对甲状腺的调节。

(2)自身调节:甲状腺可适应碘供应变化而调节自身对碘的摄取与合成甲状腺激素的能力。

(3)自主神经对甲状腺功能的调节:交感神经兴奋,甲状腺激素合成和分泌增加;副交感神经可抑制甲状腺激素的分泌。

13. 调节钙磷代谢的激素　见表8-2。

14. 肾上腺皮质激素

(1)束状带分泌糖皮质激素,主要是皮质醇。

(2)球状带分泌盐皮质激素,主要是醛固酮。

(3)网状带主要分泌性激素(雄激素和雌激素)。

15. 肾上腺髓质激素　肾上腺素,占80%;去甲肾上腺素,占20%。

16. 糖皮质激素的作用

(1)对物质代谢的影响。①糖代谢:促进糖异生;抑制外周组织对葡萄糖的利用,因此使血糖升高。②蛋白质代谢:促进肝外组织、特别是肌肉组织蛋白质分解。③脂肪代谢:促进脂肪分解,增强脂肪酸在肝内的氧化过程,利于糖异生。但是肾上腺皮质功能亢进时却加速头面及躯干部位脂肪的合成。

(2)对水盐代谢的影响:有较弱的储钠排钾作用;使肾小球滤过率增加,有利于水的排出。

(3)允许作用:提高血管平滑肌对儿茶酚胺的敏感性,加强儿茶酚胺作用,保证血管正常的紧张性(允许作用)和维持血压。

表 8-2 调节钙磷代谢的激素

激素	主要作用	作用的靶部位	分泌调节
甲状旁腺激素(PTH)	提高血钙,降低血磷	①骨:促进骨细胞钙外流;加强破骨细胞活性,动员骨钙入血 ②肾:促进肾小管对钙的重吸收,抑制磷的重吸收	血钙和血磷浓度
降钙素(CT)	降低血钙,降低血磷	①骨:抑制破骨细胞活性,减少溶骨,增强成骨细胞活性 ②肾:抑制肾小管对钙、磷的重吸收	血钙浓度
$1,25-$二羟维生素 D_3	提高血钙,提高血磷	①骨:对骨盐沉积和骨钙动员均有作用 ②肾:促进肾小管对钙、磷的重吸收 ③小肠:促进小肠对钙的重吸收	血钙和血磷浓度

(4)在应激反应中的作用:当机体受到各种应激刺激时,可引起血中促肾上腺皮质激素(ACTH)分泌增加,糖皮质激素也相应增多,并产生一系列非特异的全身反应。以增强机体对这些伤害刺激的耐受力。

(5)抑制炎症反应和免疫反应。

(6)对血细胞的影响:可增强骨髓造血功能,使红细胞、血小板数量增多,使附着在血管壁边缘的中性粒细胞进入血液循环,故中性粒细胞数量增多。促进淋巴细胞和嗜酸性粒细胞的破坏。

(7)神经系统:兴奋作用。

(8)消化系统:促进消化液和消化酶的分泌。

(9)运动系统:增强骨骼肌的收缩能力,抑制成骨,促进溶骨。

17.糖皮质激素分泌的调节 下丘脑→腺垂体→糖皮质激素。

18.肾上腺髓质激素的作用 ①兴奋中枢神经系统;②兴奋呼吸系统;③兴奋心血管系统;④加强能量代谢。

19.肾上腺髓质激素分泌的调节

(1)交感神经兴奋:节前纤维末梢释放 ACh,使肾上腺素和去甲肾上腺素分泌增加。

(2)ACTH 与糖皮质激素:通过糖皮质激素促进髓质激素的合成。

(3)自身反馈调节。

20.胰岛细胞及其所分泌的激素 见表 8-3。

21.胰岛素的作用

(1)调节糖代谢:促进组织细胞对葡萄糖的摄取和利用,加速糖原合成、促进葡萄糖转化为脂肪及抑制糖异生,使血糖水平下降。

(2)调节脂肪代谢:促进脂肪的合成与储存,抑制脂肪分解。

(3)调节蛋白质代谢:促进蛋白质合成与储存,有利于机体的生长。

表 8-3　胰岛细胞及其所分泌的激素

细胞类型	占比	分泌的激素
A 细胞	25%	胰高血糖素
B 细胞	60% ~70%	胰岛素
D 细胞	10%	生长抑素
PP 细胞	很少	胰多肽
D1 细胞	数量更少	血管活性肠肽

22. 胰岛素分泌的调节　见表 8-4。

表 8-4　胰岛素分泌的调节

调节因素	胰岛素分泌变化
血糖↑	↑
氨基酸↑	↑
脂肪酸↑	↑
生长素、皮质醇、T_3 和 T_4、胰高血糖素、抑胃肽、胰高血糖素样状-1↑（通过升血糖间接作用）	↑
迷走神经↑	↑
生长抑素↑	↓
交感神经↑	↓

23. 胰高血糖素的主要作用　升高血糖；使脂肪分解；促进胰岛素和胰岛生长抑素的分泌。

24. 胰高血糖素分泌的调节　见表 8-5。

表 8-5　胰高血糖素分泌的调节

调节因素	胰高血糖素分泌变化
血糖↓	↑
氨基酸↑	↑
胰岛素↑（通过降血糖的间接作用）	↑
胰岛素↑（通过直接作用）	↓
生长抑素↑（通过直接作用）	↓

临床应用/病例分析探讨

(一)1型糖尿病

男孩,14岁,因体重减轻、疲劳、多饮、多食和多尿到急诊科就诊。患者许多家庭成员患有糖尿病和高血压。经检查,该患者体形消瘦,生命体征正常。体格检查无明显异常。尿液分析显示糖尿和空腹血糖显著升高。患者被诊断为1型糖尿病(胰岛素依赖型),医生建议患者开始进行胰岛素治疗。患者家长询问是否可以使用磺酰脲类口服药物代替胰岛素。

【基础理论思考】

(1)磺酰脲类口服降糖药的降糖机制是什么?

(2)为什么磺酰脲类口服降糖药不适合用于1型糖尿病?

★答案与解析

(1)磺酰脲类口服降糖药通过作用于胰岛β细胞表面的受体,促进胰岛素释放。药物与β细胞膜上的磺酰脲受体结合后,可抑制与受体相耦联的ATP敏感性钾通道,由于钾外流的减少而使细胞膜去极化,增加了膜上电压门控钙通道的开放概率,使Ca^{2+}内流加强,内流的Ca^{2+}增加可触发更多的胰岛素释放。

(2)磺酰脲类药物的作用机制是促进胰岛β细胞释放胰岛素,这就要求患者必须尚存相当数量(>30%)的有功能的β细胞。在1型糖尿病患者,残存的β细胞通常仅为10%左右,因此必须依赖外源性胰岛素来维持生存。

【临床应用分析】

多饮、多食、多尿和体重减少,即所谓的"三多一少"是糖尿病典型的临床表现。糖尿病主要分两型,即:①1型糖尿病(青少年型),多为不足30岁的青少年,约占所有糖尿病病例的10%。病因为胰岛β细胞的损伤。②2型糖尿病,多发生在40岁以上的成年或老年人,主要是由于外周组织对胰岛素产生抵抗,多数患者口服降糖药有效,可不依赖外源性胰岛素。

1型糖尿病胰岛细胞的破坏可能有多种原因,如遗传易感性、病毒或自身免疫。当β细胞被破坏80%~90%时就出现症状,包括多饮、多食、体重减轻和反复感染。空腹血糖有助于做出诊断。由于主要是胰岛素缺乏导致的疾病,口服糖尿病常规治疗药物通常不能作为1型糖尿病的主要治疗方法。患者的生存依赖外源性胰岛素替代治疗。虽然胰岛素替代疗法可以成功地治疗1型糖尿病,但研究人员一直在寻求能够改变β细胞破坏的潜在免疫病理治疗方法,比如免疫治疗可以减弱T淋巴细胞对β细胞抗原的反应,在动物模型中已经取得可喜的进展,有些免疫治疗方法已经进入临床研究阶段。

【知识要点巩固练习】

(1)胰岛素分泌受到以下哪种抑制

    A.胰高血糖素　　　　　　　　　　B.氨基酸

    C.肾上腺素　　　　　　　　　　　D.葡萄糖

(2)实验动物被用来研究监测血糖和胰岛素水平。在禁食一段时间以建立稳定状态

后,给动物服用实验物质。给药后不久,血浆胰岛素浓度升高,血糖浓度下降。这种物质很可能是

A. 胰高血糖素 　　　　　　　　　　B. 肾上腺素

C. 磺酰脲化合物 　　　　　　　　　D. 生长抑素

(3)在正常人中,肝是血浆葡萄糖浓度的主要调节器官。当血糖浓度增加时,肝从血液中提取葡萄糖,并将其转化为糖原,少量转化为甘油三酯。当血浆葡萄糖浓度下降时,肝将糖原转化为葡萄糖并将其释放到血液中以维持其浓度。在未经治疗的 1 型糖尿病患者中,无论其血浆葡萄糖浓度如何,肝都无法摄取葡萄糖或生成葡萄糖。缺乏胰岛素最有可能导致

A. 葡萄糖激酶活性增加 　　　　　　B. 胰岛素依赖的肝脏葡萄糖转运

C. 糖异生增加 　　　　　　　　　　D. 肌肉蛋白质分解代谢减少

★答案与解析

(1)C。胰岛素分泌受到氨基酸和葡萄糖的刺激,并受到生长抑素、肾上腺素和交感神经刺激的抑制。肾上腺素是胰岛素分泌的受体阻滞剂,刺激胰高血糖素的分泌,以提供葡萄糖的快速和立即利用。

(2)C。正确答案是磺酰脲化合物。这些化合物阻断 β 细胞中 ATP 可抑制的 K^+ 通道,从而导致去极化和 Ca^{2+} 通道激活。钙离子的流入刺激胰岛素分泌。随着胰岛素水平升高,肝脏、肌肉和脂肪组织对葡萄糖的利用增加,导致血糖浓度下降。胰高血糖素会刺激胰岛素分泌(选项 A)。肾上腺素和生长抑素会抑制胰岛素分泌(选项 B、D)。

(3)C。肝脏没有胰岛素依赖性葡萄糖转运系统(选项 B),葡萄糖转运是胰岛素非依赖性的。在慢性胰岛素缺乏状态下,肝脏无法摄取葡萄糖的重要因素之一是肝脏特异性的葡萄糖激酶活性降低(选项 A)。胰岛素对葡萄糖激酶有允许作用。因此,胰岛素缺乏,葡萄糖进入糖酵解或糖原合成途径受到限制。胰岛素还促进肌肉组织中的蛋白质合成,如果没有胰岛素,蛋白质分解代谢增加(选项 D),并将糖原前体释放到血液中。这些前体被肝脏吸收,并通过糖异生途径产生葡萄糖(选项 C)。

(二)2 型糖尿病

女,66 岁,教师。1 年来,出现口干、多饮、多尿现象,时感疲乏,因工作忙而被忽略。半个月前症状加重、视物模糊方来就诊。门诊检查尿糖(+++),BP 160/100 mmHg。空腹血糖增高,餐后血糖明显增高,血三酰甘油增高,双眼白内障。遂收入院诊疗。初步诊断:糖尿病;高脂血症;白内障。

【基础理论思考】

(1)2 型糖尿病的发病机制是什么?

(2)糖尿病患者为什么会有尿糖、多饮、多尿、多食和消瘦?

(3)机体哪些激素可参与维持血糖的稳定?

★答案与解析

(1)2 型糖尿病发病机制为相对胰岛素分泌不足所引起的代谢紊乱(包括糖、脂肪、蛋白质、水及电解质紊乱)。胰岛素抵抗是指胰岛素的靶器官、靶组织(主要是肝脏、脂肪

组织、骨骼肌)对胰岛素的敏感性及反应性降低,致使正常量的胰岛素产生的生物学效应低于正常水平,导致血糖升高,甚至尿糖。

(2)胰岛素缺乏,血糖浓度将升高,超过肾糖阈时,引起的渗透性利尿,使小便增多,出现尿糖。多尿可使血容量减少,使患者有口渴感,通过增加饮水量而补充。随着尿糖的排泄,血糖不断损失,使患者出现饥饿感,为维持较高浓度的血糖水平,必须通过增加饮食和(或)机体的消耗来实现。胰岛素缺乏时,蛋白质分解增强,肌肉释放氨基酸增多,糖异生增强。蛋白质消耗导致负氮平衡,身体消瘦。

(3)胰岛素是体内唯一降低血糖浓度的激素。升高血糖的激素很多,如胰高血糖素、生长激素、甲状腺激素和糖皮质激素等。

【临床应用分析】

糖尿病主要临床分型分为两种类型:①1 型糖尿病。由于胰岛自身免疫损伤,β 细胞损坏,导致胰岛素绝对缺乏。②2 型糖尿病。由于胰岛素抵抗或胰岛素代偿性分泌反应不足,导致胰岛素相对缺乏。2 型糖尿病最常见,一般起病徐缓,病程漫长。糖尿病无症状期患者食欲良好,体态肥胖,精力和体力如同常人。无症状期至症状出现或临床确诊,往往历时数年甚至数十年。2 型糖尿病常在体检中因尿糖阳性而被发现。临床典型症状是多食善饥、多饮多尿、烦渴、疲乏、体重减轻、皮肤瘙痒等。

糖尿病酮症酸中毒及昏迷是病情恶化的严重表现。胰岛素缺乏时,糖分解利用受阻,血糖升高,脂肪分解增加,大量的脂肪酸在肝内氧化,以致生成大量酮体,引起酮血症、酸中毒。大量脂肪酸氧化,又能产生大量乙酰辅酶 A,为胆固醇合成提供了充足的原料,并且肝脏利用胆固醇能力降低。因此,糖尿病患者都伴有高胆固醇血症,并易发生动脉硬化,进而导致脑血管疾病和心血管系统疾病。

糖尿病患者往往伴有高脂血症,因为糖尿病患者胰岛功能不足,这时体内脂质代谢酶活性下降,可以引起血脂升高。另外,糖尿病患者往往伴有肥胖,吃得多、活动少,脂质合成也增加。相反高血脂患者往往会出现糖尿病,因为高血脂患者体内甘油三酯,游离脂肪酸摄入增加,这些脂质成分会在内脏器官沉积,沉积后往往会引起胰岛素作用抵抗,胰岛素抵抗持续发展,就可以引起糖尿病。所以,糖尿病和高血脂的关系是互相影响。

糖尿病是引起白内障的常见原因之一,因为糖尿病会导致血糖升高从而引起房水中渗透压的改变,而眼睛内部晶状体的营养供应直接来自房水,当房水渗透压改变时晶状体的代谢就出现了变化,这时候会有更多的水分渗透进入晶状体,从而导致晶状体变得浑浊。

【知识要点巩固练习】

(1)关于胰岛素的下列描述,错误的是
　　A.促进糖原合成　　　　　　　　B.促进糖的储存和利用,使血糖降低
　　C.促进脂肪和蛋白质的分解和利用　D.缺乏时血糖升高,可形成糖尿病
(2)调节胰岛素分泌的最重要因素是
　　A.血中游离脂肪酸　　　　　　　B.血糖浓度

  C.神经调节   D.胰岛素自身调节

（3）糖尿病酮症酸中毒是由于

  A.胰岛素缺乏,血糖浓度超过肾糖阈

  B.胰岛素促进葡萄糖转变为脂肪酸过多

  C.胰岛素促进了肾小管对钙的重吸收

  D.胰岛素缺乏,脂肪代谢紊乱,生成大量酮体

★答案与解析

（1）C。胰岛素还可抑制蛋白质分解和肝糖异生。由于胰岛素能增强蛋白质的合成过程,所以它对机体的生长也有促进作用,但胰岛素单独作用时,对生长的促进作用并不很强,只有与生长激素共同作用时,才能发挥明显的效应。胰岛素可以促进肝脏合成脂肪酸,然后转运到脂肪细胞储存。胰岛素促进葡萄糖进入脂肪细胞,除了合成脂肪酸外,还可转化为 α-磷酸甘油,脂肪酸与 α-磷酸甘油形成甘油三酯,储存于脂肪细胞中。同时,胰岛素还能抑制脂肪酶的活性,从而减少脂肪的分解。

（2）B。调节胰岛素分泌的因素有其他激素和神经因素,但是最重要的因素是血糖浓度。当血糖浓度升高时,胰岛素分泌会明显增加,从而促使血糖降低;当血糖浓度下降至正常水平时,胰岛素分泌也迅速回落到基础水平。

（3）D。当胰岛素缺乏时,出现脂肪代谢紊乱,脂肪分解增强,血脂升高,加速脂肪酸在肝内氧化,而生成大量酮体。由于糖氧化过程发生障碍,不能处理酮体,从而引起酮血症与酸中毒。

（三）胰岛素瘤导致低血糖

  男,48岁,早上醒来时有头晕、头痛、定向障碍、视力模糊、心悸、出汗和颤抖的症状。所有症状通常在吃早餐后消失。基础代谢分析显示空腹血糖<2.7 mmol/L。患者否认有饮酒或吸毒行为。患者随后被诊断为胰岛素瘤导致低血糖。

【基础理论思考】

（1）为什么神经系统对低血糖最为敏感?

（2）神经系统对胰岛细胞有什么影响?

★答案与解析

（1）低血糖主要危害神经系统。这是由于神经细胞所需的能量几乎全部来自血糖,而不像其他组织那样能利用游离的脂肪酸作为能源,加之神经细胞本身没有糖原储备,因此对血糖变化特别敏感。低血糖时,中枢神经系统每小时仍需要葡萄糖6 g左右,如果不能及时补充,就只能依靠肝糖原的分解,一旦肝糖原耗尽,就会出现低血糖引起的神经症状。

（2）交感神经抑制胰岛素分泌,迷走神经刺激胰岛素分泌。

【临床应用分析】

  成人血糖低于2.7 mmol/L可以认为血糖过低,低血糖症以交感神经兴奋和神经功能失常为主要症状。本病例中心悸、出汗、震颤为交感神经过度兴奋症状;头痛、意识错乱、视物模糊、定向障碍为神经功能失常的表现。严重时可发生惊厥和昏迷。但是否出

现症状,个体差异较大。本病患者无饮酒及服药史,可以排除酒精过量和药物引发的低血糖症。胰岛素瘤又称胰岛 β 细胞瘤,可以引起不受血糖调节的自主性胰岛素分泌。

低血糖症的病因可分为两类。第一种是餐后低血糖症,即进食后 2～4 h 出现发汗、焦虑、易怒、心悸和震颤等症状。肾上腺素被认为是这些症状的原因。第二类是空腹低血糖症。这些患者通常有头痛、精神错乱、精神萎靡、疲劳、视力改变、癫痫等症状,很少有意识丧失。这类低血糖症的病因包括过量胰岛素(自我服用药物、胰岛素瘤)、酗酒和肝病(糖异生减少)以及垂体或肾上腺功能不全。胰岛素瘤是胰腺内分泌肿瘤,起源于 β 细胞,在没有正常调节控制的情况下自主分泌胰岛素。低血糖时血清胰岛素水平升高可确诊。

【知识要点巩固练习】

(1)胰岛素对靶细胞的作用是通过

　　A.胰高血糖素分泌增加　　　　　　B.腺苷酸环化酶的激活

　　C.酪氨酸激酶的激活　　　　　　　D.糖异生增加

(2)胰高血糖素对肝的作用是通过

　　A.细胞表面受体酪氨酸激酶受体

　　B.特异性 G 蛋白耦联受体与腺苷酸环化酶的激活

　　C.与细胞内受体结合

　　D.与特定酶结合的配体

(3)一名 9 岁儿童被诊断为 1 型糖尿病。胰岛素缺乏会导致

　　A.糖原减少　　　　　　　　　　　B.减少脂肪分解

　　C.生酮　　　　　　　　　　　　　D.蛋白质合成增加

★答案与解析

(1)C。胰岛素不激活腺苷酸环化酶,而是与受体酪氨酸激酶结合,受体酪氨酸激酶在与胰岛素结合时自动磷酸化。磷酸化激活的酪氨酸激酶使特异性胰岛素受体底物分子磷酸化,通过 MAP 激酶途径的激活和特定转录因子的激活,合成代谢途径中的关键调节酶的合成和肌肉细胞中的蛋白质合成。

(2)B。胰高血糖素是一种肽类激素,与特定的质膜受体结合,该受体通过 G 蛋白与腺苷酸环化酶耦联。腺苷酸环化酶的激活导致 cAMP 水平升高和蛋白激酶 A(PKA)的激活。PKA 专门针对肝细胞中促进糖原分解、糖异生和游离脂肪酸氧化的酶,其净作用是增加葡萄糖的产生和从肝脏释放,同时随着酮释放到血液中,酮生成增加。

(3)C。胰岛素缺乏会促进体内的一系列反应,类似于对食物匮乏或饥饿的适应。最初的反应是通过增加糖原分解和肝脏糖异生来维持血糖浓度。如果缺乏胰岛素,由于肌肉和脂肪组织等胰岛素依赖性组织对葡萄糖的通透性降低,葡萄糖利用率将降低。限制脂肪组织对葡萄糖的渗透性将抑制甘油三酯的形成,从而增加脂肪酸向循环中的释放。肝脏对脂肪酸的氧化将产生进入循环的酮体,为组织提供替代能源,并进一步降低葡萄糖利用率。胰岛素促进肌肉蛋白质合成,在没有胰岛素的情况下,蛋白质分解代谢将占主导地位,并将糖原前体释放到循环中,用于肝脏糖异生。

(四)巨人症

男孩,14岁,身高比同龄人高出很多,额头隆起,面部特征粗糙,下巴突出,舌头肿大,手脚增大。皮肤油腻松弛。患者智力正常。父母都身材正常。进一步检查后,患者被诊断为巨人症。

【基础理论思考】

(1)腺垂体除了分泌生长激素(GH),还分泌什么激素?

(2)生长激素的分泌受哪些因素的调节?

★答案与解析

(1)腺垂体分泌的激素包括促甲状腺激素(TSH)、促肾上腺皮质激素(ACTH)、促卵泡激素(FSH)、黄体生成素(LH)、生长激素、催乳素与促黑激素。

(2)生长激素的分泌受以下因素的调节。

1)下丘脑对GH分泌的调节:腺垂体GH的分泌受下丘脑生长激素释放激素(GHRH)与生长抑素(GIH)的双重调控。GHRH促进GH分泌,而GIH则抑制其分泌。

2)反馈调节:GH可对下丘脑和腺垂体产生负反馈调节的作用。①GH可作用于下丘脑,刺激GIH分泌,抑制GH分泌;②GH可刺激肝细胞分泌胰岛素样生长因子(IGF)分泌增加,则抑制下丘脑和腺垂体分泌GH;③GH直接抑制腺垂体分泌GH。

3)影响GH分泌的其他因素。①睡眠:人在觉醒状态时,GH分泌较少,进入慢波睡眠后,GH分泌会明显增加。②代谢因素:血中糖、氨基酸与脂肪酸均可以影响GH的分泌,其中尤以低血糖对GH分泌的刺激作用最强。③促进GH分泌的其他原因有运动、应激刺激、甲状腺激素、雌激素与睾酮。

【临床应用分析】

本病例患儿表现出生长激素过多的典型症状,如身材高大、面部粗糙、下颌骨前突、手脚粗大、皮脂腺分泌旺盛、有皮垂等。生长激素由腺垂体产生,呈有节律的脉冲式释放的GH通过生长激素受体发挥作用,也可通过促进靶细胞生成胰岛素样生长因子(IGF)发挥作用。GH促进合成代谢,具有促进蛋白质合成、脂肪分解、糖异生作用,升高血糖;GH还可以促进骨骼生长。GH分泌主要受下丘脑分泌的GHRH和GIH调节以及IGF-1的负反馈调节作用。

生长激素的产生对正常的生长至关重要。如果产生过剩发生在儿童时期,就会导致巨人症。青春期(青春期后)产生过剩会导致肢端肥大症。一旦儿童的生长板融合,骨膜中的反应性成骨祖细胞就会受到刺激,这会导致颅骨(额骨隆起)、下颌骨以及手和脚的骨骼增厚。这些患者还有皮肤增厚、皮肤松弛和其他软组织结构特征。生长激素过量可用生长抑素类似物治疗。儿童生长激素分泌障碍导致垂体侏儒症。这些儿童在婴儿早期发育正常,但此后发育异常。

【知识要点巩固练习】

(1)生长激素的作用在一定程度上是由下列哪一项介导的

    A. 胰岛素   B. 胰岛素样生长因子

    C. 甲状腺激素   D. 雌激素

(2)生长激素作用于以下哪种细胞导致长骨生长
    A.软骨细胞   B.骨细胞
    C.细胞内基质   D.淋巴细胞

★答案与解析

(1)B。胰岛素样生长因子,由肝和局部 GH 靶细胞产生。肝产生的这些物质进入循环并以内分泌方式发挥作用,而局部产生的这些物质通过特异性 IGF 受体以旁分泌或自分泌方式发挥作用。

(2)A。软骨细胞是骺板生长激素的主要靶点。

(五)尿崩症

男童,5 岁,烦渴,日饮水量达 8 000 mL,尿频,夜间排尿达 7~8 次。食欲减退。便秘,睡眠不佳,白天易倦怠。检查发现尿比重降至几乎和水一样,血中 ADH 明显低于正常人,空腹血糖和胰岛素水平正常。诊断:尿崩症。

【基础理论思考】

(1)抗利尿激素(ADH)在哪里合成?
(2)醛固酮和 ADH 都是可以调节尿量的激素,它们调节尿量的机制分别是什么?

★答案与解析

(1)ADH 在下丘脑视上核和室旁核中合成,包裹在分泌颗粒中,并沿神经轴突向下经过下丘脑垂体束运输至垂体后叶。

(2)ADH 促进肾远曲小管和集合管对水的重吸收。尿崩症是由于 ADH 缺乏,即可产生大量低渗尿导致尿崩症。醛固酮促进肾远曲小管和集合管对钠的重吸收,进而通过渗透压梯度的增大加速水的重吸收,同时促进排钾。另外,二者调节尿量是通过不同的信号转导途径实现的。ADH 是通过 G 蛋白-受体-cAMP 途径完成的信号转导,而醛固酮是通过基因表达的形式完成的信号转导。

【临床应用分析】

尿崩症可由于下丘脑-神经垂体病变引起抗利尿激素(ADH)不同程度的缺乏,或由于多种病变引起肾脏对 ADH 敏感性缺陷,导致肾小管重吸收水的功能障碍的一组临床综合征。前者为中枢性尿崩症,后者为肾性尿崩症,其临床特点为多尿、烦渴、低比重尿或低渗尿。尿崩症常见于青壮年,男女之比为 2:1,遗传性尿崩症多见于儿童。

中枢性尿崩症分为原发性、继发性和遗传性。原发性中枢性尿崩症占尿崩症的30%~50%,部分患者在尸检时可发现下丘脑视上核和室旁核细胞明显减少或消失。继发性中枢性尿崩症可见于头颅外伤和下丘脑-垂体手术、肿瘤、感染性疾病、血管病变、自身免疫性疾病、妊娠后期和产褥期妇女。遗传性中枢性尿崩症可为 X 连锁隐性、常染色体显性或常染色体隐性遗传。X 连锁隐性遗传由女性传递,男性发病,杂合子女可有尿浓缩力差,一般症状较轻,可无明显多饮、多尿。常染色体显性遗传可由于 ADH 前体基因突变或 ADH 载体蛋白基因突变所引起。常染色体隐性遗传,常为家族型病例,患者自幼多尿,可能是因为渗透压感受器的缺陷所致。

肾性尿崩症病因有遗传性和继发性两种。遗传性肾性尿崩症患者90%为 X 连锁遗传,其中至少90%可检测出ADH的2型受体基因突变;其余10%的患者为常染色体遗传,其突变基因为水通道蛋白2(AQP$_2$),其中9%为显性遗传,1%为隐性遗传。继发性肾性尿崩症可见于:①肾小管间质性病变,如慢性肾盂肾炎、阻塞性尿路疾病、肾小管性酸中毒、肾小管坏死、淀粉样变等。②代谢性疾病,如低钾血症、高钙血症等。③药物,如抗生素、抗真菌药、抗肿瘤药物、抗病毒药物等,比如碳酸锂作为精神疾病类药物可使细胞cAMP生成障碍,干扰肾对水的重吸收而导致肾性尿崩症。

【知识要点巩固练习】

(1)神经垂体释放的激素有

    A. 催乳素与生长激素　　　　　　B. 催产素与催乳素

    C. 抗利尿激素与催产素　　　　　　D. 抗利尿激素与促黑素

(2)一名45岁的女性因脑血管意外导致垂体后叶坏死。最有可能发生的影响是

    A. 无法泌乳　　　　　　　　　　　B. 甲状腺功能减退

    C. 低血糖　　　　　　　　　　　　D. 高钠血症

★答案与解析

(1)C。神经垂体激素在下丘脑视上核、室旁核的神经元产生,经下丘脑-垂体束转运而储存于神经垂体。其激素为ADH与催产素。

(2)D。垂体前叶分泌促甲状腺激素、生长激素、促肾上腺皮质激素、催乳素、促卵泡激素和促黄体生成素,而垂体后叶分泌催产素和ADH。缺乏ADH会导致不能再吸收水分,导致高钠血症。

(六)库欣综合征

女,36岁,出现闭经、多毛、体重增加(尤其是躯干部位)和容易疲劳6个月。体格检查发现她的脸圆润多毛,呈向心性肥胖。与之前相比血压和体重均升高。腹部有条纹和男性毛发分布特征。进一步实验室检查发现,皮质醇分泌增加,且地塞米松给药后,无法正常抑制皮质醇分泌,诊断为库欣综合征。

【基础理论思考】

(1)库欣综合征为什么会出现满月脸、水牛背等临床表现?

(2)临床上长期使用糖皮质激素的患者为什么不能骤然停药?

★答案与解析

(1)肾上腺皮质功能亢进时,糖皮质激素对身体不同部位的脂肪作用不同,四肢脂肪组织分解增强,但腹、面、肩及背的脂肪合成增加,以至于呈现出面圆、背厚、躯干部发胖而四肢消瘦的向心性肥胖的特殊体型。

(2)长期使用糖皮质激素时,由于这些激素对腺垂体及下丘脑的强大抑制作用,ACTH的分泌受到抑制,患者肾上腺皮质渐趋萎缩,肾上腺皮质激素分泌不足。如果骤然停药,将引起肾上腺皮质功能不全,引起低血糖、低血钠及血压下降等严重情况,因此应逐渐减量,使患者的肾上腺皮质能够逐渐恢复正常。

【临床应用分析】

该病例考虑为皮质醇(糖皮质激素)增多症,又称库欣综合征,主要是由于下丘脑-垂

体功能紊乱或垂体腺瘤引起双侧肾上腺皮质增生,或肾上腺本身的肿瘤使皮质醇过量分泌所致。皮质醇主要由肾上腺皮质束状带分泌,其分泌量受下丘脑 CRH 和腺垂体激素 ACTH 的促进,同时其分泌水平还可负反馈抑制下丘脑 CRH 和腺垂体激素 ACTH。当皮质醇分泌增加且地塞米松不能抑制皮质醇分泌时,即可确诊。库欣综合征患者皮质醇分泌增多,失去昼夜分泌节律,且不能被小剂量地塞米松抑制,即每 6 h 口服地塞米松 0.5 mg,或每 8 h 口服 0.75 mg,连续口服 2 d,17-羟皮质类固醇不能被抑制到参考值的 50% 以下或尿游离皮质醇不能被抑制到 55 nmol/24 h 以下。为了进一步分析库欣综合征的病因,可用大剂量地塞米松抑制试验,即每 6 h 口服地塞米松 2 mg,连续口服 2 d,如 17-羟皮质类固醇能被抑制到参考值的 50% 以下或尿游离皮质醇能被抑制到 55 nmol/24 h以下,提示为垂体性库欣病,否则提示为肾上腺皮质腺瘤或癌所致的库欣综合征或异位 ACTH 综合征。治疗方案取决于病因。分泌过多 ACTH 的肿瘤通常需要手术干预。肾上腺增生的治疗可能包括使用酮康唑或其他抑制类固醇生成的药物。

【知识要点巩固练习】

(1)地塞米松是皮质醇的合成类似物。在治疗上,它可以用来阻止皮质醇过度分泌。地塞米松的作用机制是

A.竞争皮质醇结合位点　　　　　　B.与肾上腺结合

C.与皮质醇结合　　　　　　　　　D.抑制促肾上腺皮质激素分泌

(2)肾上腺切除的动物即使短暂的食物匮乏也无法存活。皮质醇替代品可以恢复快速存活的能力。原因是

A.皮质醇可以与胰岛素协同作用

B.皮质醇可以对抗生长激素的作用

C.皮质醇增加葡萄糖利用率,减少糖原储存

D.皮质醇对参与各种能量动员的酶有允许作用

★答案与解析

(1)D。皮质醇的产生和分泌由垂体前叶分泌的 ACTH 控制。皮质醇通过反馈抑制回路来抑制 ACTH 的分泌。人工合成的地塞米松可以有效且突然地阻断 ACTH 分泌,从而抑制皮质醇分泌。

(2)D。皮质醇对于许多酶的表达是必不可少的,这些酶参与维持能量供应,为禁食期做好准备。在代谢的每个阶段,从生成糖原前体开始的酶都是皮质醇依赖性的。肌肉蛋白质分解代谢是糖类前体的重要来源。皮质醇增加蛋白质水解,并诱导丙酮酸转化为丙氨酸所需的转氨酶,转运到肝脏进行糖异生。糖异生途径中的关键酶,从丙酮酸到糖原,以及那些参与从肝脏释放葡萄糖的酶,都被皮质醇诱导。因此,它的主要功能之一是在禁食期间,依赖葡萄糖的组织持续能产生葡萄糖。可利用替代能源的组织的葡萄糖利用度被皮质醇所降低,皮质醇可对抗胰岛素依赖过程。为了提供糖异生所需的能量,皮质醇可以促进甘油三酯的分解和脂肪库中游离脂肪酸的动员。此外,皮质醇与胰高血糖素协同作用,可促进肝脏糖异生。

(七)垂体腺瘤

女,45 岁,过去 7 个月没有月经。怀孕测试呈阴性。头痛,乳房有乳白色分泌物。没

有既往病史和药物服用史。双颞侧视力下降。促甲状腺激素(TSH)水平正常。催乳素(PRL)水平显著升高。在彻底检查后,确诊为垂体腺瘤。

【基础理论思考】

(1)高催乳素血症如何导致闭经?

(2)为什么医生需要检查高催乳素血症患者的甲状腺水平?

★答案与解析

(1)血中PRL水平的升高可易化下丘脑正中隆起多巴胺能神经元的分泌,多巴胺又可直接抑制下丘脑促性腺激素释放激素(GnRH)和腺垂体PRL的分泌。高浓度的PRL还可通过负反馈直接抑制下丘脑GnRH的分泌,使腺垂体FSH、LH的分泌减少,致使患者出现雌激素水平低落以及闭经。

(2)甲状腺功能减退症与促甲状腺激素释放激素(TRH)水平升高有关,TRH水平升高会增加催乳素的分泌。所以此项检查为鉴别诊断。

【临床应用分析】

PRL由腺垂体分泌,具有促进乳腺发育、引起并维持泌乳、刺激卵泡LH受体形成的作用,大剂量PRL对卵巢雌激素和孕激素的合成有抑制作用。该中年女患者患有垂体瘤,垂体瘤中以催乳素腺瘤最常出现,该肿瘤患者常出现溢乳-闭经综合征,是一种以PRL升高(≥25 ng/mL)、闭经、溢乳、无排卵和不孕为特征的综合征。肿瘤向前上方生长,往往压迫视神经、视交叉,有70%～80%患者可产生不同程度的视力减退、双颞侧视野缺损和眼底改变。

催乳素水平升高可见于多种情况。患者最初应通过妊娠试验和甲状腺功能检测进行鉴别诊断。许多不同的药物可以导致催乳素水平升高,包括避孕药、甲氧氯普胺和许多抗精神病药物。正常情况下,催乳素通过刺激下丘脑释放多巴胺来抑制自身分泌。然而,当垂体腺瘤存在时,催乳素的分泌不受正常反馈机制的抑制。治疗无症状的微腺瘤通常使用溴隐亭(一种多巴胺激动剂)。当微腺瘤有症状或对药物治疗无反应时,通常需要手术干预。

【知识要点巩固练习】

(1)一名46岁女性因疲劳和畏寒而被诊断为甲状腺功能减退症。医生怀疑是她的垂体出现了问题。最符合这种情况的实验室检查结果是

A.TSH降低,游离甲状腺激素降低　　　　　B.TSH升高,甲状腺激素降低

C.TSH升高,甲状腺激素升高　　　　　　　D.低TRH

(2)一名36岁女性产后出血后出现垂体前叶出血性坏死(Sheehan综合征)。她感到头晕目眩,虚弱无力。最有可能导致她的症状的激素是

A.促性腺激素释放激素　　　　　　　　　　B.ACTH

C.催乳素　　　　　　　　　　　　　　　　D.TSH

★答案与解析

(1)A。通常绝大多数甲状腺功能减退症都与原发性甲状腺功能衰竭有关。一个不太常见的病因是垂体,它可以通过TSH降低反映出来。这将导致游离甲状腺激素降

低,但下丘脑 TRH 的分泌是增加的。

(2)B。这位产后出血后出现垂体前叶功能衰竭的女性患者有头晕和虚弱的症状。这可能是由于缺乏 ACTH,从而缺乏醛固酮等盐皮质激素所致。钠在肾小管重吸收障碍,会导致低血容量和低血压症状。

(八)甲状腺功能亢进(Grave 病)

女,45 岁,近期体重减轻和脱发、腹泻、神经紧张和眼压大。她的一些家庭成员有类似的症状。体检发现有眼球突出、非压痛的甲状腺肿大、反射亢进和手臂伸展时的震颤。患者的促甲状腺激素(TSH)水平降低,游离甲状腺素(T_4)水平升高,被诊断甲状腺功能亢进(简称甲亢)。

【基础理论思考】

(1)请详细阐述下丘脑-腺垂体-甲状腺轴的反馈机制及其与甲状腺功能改变关系。

(2)丙基硫氧嘧啶(PTU)如何抑制甲状腺激素的合成?

★答案与解析

(1)下丘脑-腺垂体-甲状腺轴自上而下是依次刺激分泌的,即下丘脑分泌 TRH 促进腺垂体分泌 TSH,TSH 促进甲状腺激素的合成与释放。甲亢时血中游离 T_3 或 T_4 水平增高,负反馈抑制 TSH 分泌,甲状腺激素对 TSH 分泌的负反馈效应,小部分是通过下丘脑水平实现的,T_3 与 T_4 可以阻断由 TRH 引起的 TSH 分泌,但大部分还是通过抑制腺垂体实现的,并且只有血中游离的 T_3 或 T_4 水平增高时,才能抑制腺垂体分泌 TSH。这是由于甲状腺激素刺激腺垂体促甲状腺激素细胞产生一种抑制性蛋白,导致 TSH 的合成与分泌减少,同时降低腺垂体对 TRH 的反应性。甲状腺功能改变时,TSH 的波动较 T_3、T_4 更迅速而显著,故血中 TSH 是反映下丘脑-垂体-甲状腺功能的敏感指标,尤其对亚临床型甲亢和甲状腺功能减退(简称甲减)的诊断有意义。故 TSH 降低可作为 Grave 病早期敏感的诊断指标。

(2)PTU 抑制滤泡细胞膜中的过氧化物酶活性,导致无法氧化碘,这样酪氨酸就无法碘化,不能生成甲状腺激素。

【临床应用分析】

该病例具有典型的高代谢综合征、甲状腺肿大和突眼的表现。患者体重减轻、腹泻、神经过敏、眼球突出、甲状腺肿大、伸手可见细微震颤,TSH 水平降低,游离 T_4 水平升高,有家族病史,因此首先考虑甲状腺功能亢进症。

甲亢最常见的原因是 Grave 病,与自身免疫有关。这种疾病是由抗体与 TSH 受体结合刺激甲状腺引起的。这时的负反馈机制不会阻止甲状腺功能,因为抗体水平与 TSH 水平不同,不受 T_3、T_4 水平的调节。实验室检查结果包括 TSH 降低和 T_4 或 T_3 的升高。治疗通常采用 PTU、碘(抑制碘泵)、放射性碘消融甲状腺或手术切除甲状腺。当出现心动过速时,可使用 β 受体阻滞剂。

甲状腺功能亢进时,甲状腺激素分泌过多,对蛋白质代谢的影响与正常生理分泌时作用有明显区别,此时蛋白质分解大大加强,特别是骨骼肌蛋白质分解尤为增强,患者肌肉组织消耗,疲乏无力;相反,成年人甲状腺功能减退时,甲状腺激素分泌不足,蛋白质合成减少,肌肉无力,但组织间隙的黏液蛋白增多。黏液蛋白为多价负离子,可结合大量正离子和水分子,使皮下组织细胞间隙积水,引起水肿,称为黏液性水肿。

【知识要点巩固练习】

(1)一位 36 岁的女性出现疲劳和皮肤粗糙。她唯一使用过的药物是口服避孕药。以下是实验室检测结果。TSH 1.0 mU/L(0.35 ~ 6.0 mU/L),游离甲状腺素 1.0 ng/dL(0.8 ~ 2.7 ng/dL),总甲状腺素 13.0 μg/dL(4.5 ~ 12.0 μg/dL),甲状腺结合球蛋白 55 ng/mL(15 ~ 34 mg/L)。最可能的诊断是

A. 甲状腺功能正常   B. 甲减

C. 甲亢   D. 暂时性甲亢

(2)甲状腺素通过以下哪种方法在细胞水平上发挥作用

A. 它与膜表面受体结合并激活蛋白质合成

B. 它与膜表面受体结合并激活第二信使

C. 它与细胞质受体结合,激素受体复合物扩散到细胞核以影响转录

D. 它对影响新陈代谢的下丘脑核团有直接影响

(3)一名 16 岁的女孩被怀疑患有神经性厌食症。此外,还进行了甲状腺功能测试。她的 TSH 处于正常范围,但反向 T_3 水平升高。结合她现在的情况,最准确的陈述是

A. 这个患者可能患有甲状腺功能减退症

B. 这名患者可能患有 T_3 甲状腺炎

C. 下一步应该评估游离反向 T_3 来帮助诊断甲状腺功能亢进

D. 反向 T_3 几乎没有生物学效应

★**答案与解析**

(1)A。由于甲状腺结合球蛋白(TBG)增加,该患者的总甲状腺素水平升高。然而,游离(活性)甲状腺素是正常的,TSH 在正常范围内,这两种情况都表明甲状腺功能正常。怀孕或服用口服避孕药的妇女可能会出现 TBG 增加;因此,游离 T_4 或 TSH 水平是评估甲状腺状态的更好检测。

(2)C。甲状腺素的作用类似于类固醇激素,因为它与细胞质受体结合,然后激素受体复合物扩散到细胞核,影响 DNA 转录,最终影响蛋白质合成。

(3)D。反向 T_3 没有生物学效应。神经性厌食症患者的反向 T_3 和 T_3 水平通常较低,反映出代谢率较低,以补偿显著减少的热量摄入。由于她的 TSH 处于正常范围,因此很难诊断为甲状腺功能减退症。

(九)甲状旁腺腺瘤引起的甲状旁腺功能亢进

女,68 岁,因右侧腰背部疼痛、恶心、呕吐和尿中有血被送往急诊室。患者反复出现肾结石、隐隐腹痛、肌无力和萎缩,没有发热或泌尿道症状。检查发现患者体态瘦弱,因疼痛处于中等程度的痛苦中。尿液分析显示大量血液,但没有感染迹象。静脉肾盂造影显示大量肾结石。代谢组显示钙水平极高。进一步检查表明,该患者患有甲状旁腺腺瘤引起的甲状旁腺功能亢进。

【基础理论思考】

(1)增加肾脏中1α-羟化酶活性的3个因素是什么?

(2)机体有哪些激素可以调节钙的水平?

★答案与解析

(1)增加1α-羟化酶活性的3个因素是甲状旁腺激素(PTH)增加、血清钙水平降低和血清磷水平降低。

(2)甲状旁腺分泌的PTH、甲状腺C细胞分泌的降钙素以及维生素D₃是调节机体钙稳定的3种基础激素,统称为钙调节激素。此外还有一些与钙调节相关的激素,如雌激素、生长素、胰岛素及甲状腺激素等,其中作用最强的是PTH。

【临床应用分析】

该患者无发热及尿道刺激症状,提示可排除尿路感染。反复发作尿路结石应怀疑甲状旁腺功能亢进,进行相关检查。PTH是由84个氨基酸碱基构成的分子量9 500的蛋白质。甲状旁腺腺瘤分泌PTH不受血钙浓度的负反馈调节,使血钙浓度显著升高。当血钙浓度超过肾阈时,经终尿排出。尿液中过多的Ca²⁺在尿磷酸盐增多的碱性环境中极易使钙盐成石。因此,在甲状旁腺腺瘤患者约有70%伴发尿路结石;而尿路结石患者,约有4%发现有甲状旁腺腺瘤。

高钙血症可由多种疾病引起,包括增加钙吸收(乳碱综合征)、减少钙排泄(噻嗪类药物的使用)、增加骨骼代谢(甲状旁腺功能亢进)和转移癌(乳腺癌、前列腺癌等)。明显的血钙升高主要见于甲状旁腺腺瘤、甲状旁腺增生、恶性肿瘤引起的假性甲状旁腺功能亢进,以及维生素D中毒等,应做相关检查予以鉴别。患者的症状取决于高钙血症的程度。轻度升高的患者可能无症状。随着病情的加重,患者可能会出现便秘、厌食、恶心、呕吐、腹痛、肾结石、肾功能衰竭、情绪不稳定、思维混乱、精神病或昏迷。

【知识要点巩固练习】

(1)一名55岁的患者在举起灯箱时发生骨折。检查发现脊椎和髋部骨密度较低。实验室检测显示,血浆钙含量低,甲状旁腺激素水平升高,维生素D水平较低。患者饮食均衡,然而,患者的血浆肌酐和血尿素氮水平显著升高。低钙血症和骨量减少的最可能原因是

　　A.尿钙排泄过多　　　　　　　B.降钙素分泌受损

　　C.低钙饮食　　　　　　　　　D.1α-羟化酶活性降低

(2)甲状旁腺激素在调节血钙水平方面起着关键作用。在甲状旁腺功能减退患者中,持续性低钙血症很明显。在正常情况下,低血钙刺激PTH分泌,而PTH反过来在许多不同部位激活和(或)抑制钙的处理过程。高PTH水平刺激和(或)抑制以下哪个过程使血浆钙水平恢复正常

　　A.抑制胃肠道的钙分泌　　　　B.降低血钙结合蛋白的表达

　　C.刺激溶骨,使钙释放到血浆中　D.刺激肾近端小管对钙的再吸收

(3)一名37岁女性因乳头状浆液性甲状腺癌接受甲状腺切除术时误将甲状旁腺切除。患者术后1周最有可能出现

A. 昏迷   B. 便秘

C. 食管炎   D. 肌肉痉挛和手足抽搐

★答案与解析

(1) D。关键的观察结果是患者患有肾功能不全或处于慢性肾功能衰竭的早期阶段。这降低了近曲小管细胞中 1α-羟化酶的水平,从而减少了 25-羟基维生素 D_3(维生素 D_3 的非活性形式)向 1,25-二羟维生素 D_3(最活跃形式)的转化。

(2) C。PTH 的主要作用靶器官之一是骨。PTH 与骨细胞受体的结合,使磷酸钙的释放以及血浆中钙和磷酸盐水平的升高。另外,PTH 可以作用于胃肠道以刺激钙吸收,也可以作用于肾远曲小管和集合管以刺激钙再吸收。因此,PTH 通过其对多个器官系统的钙处理,在调节血浆钙水平方面发挥着重要作用。

(3) D。切除甲状旁腺可能导致低钙血症。症状包括神经感觉异常、肌肉痉挛和手足抽搐。低钙血症查体会出现低钙束臂征和低钙击面征,即血压袖带充气 $2 \sim 3$ min 时出现腕关节痉挛。低钙击面征是在耳部前方 $2 \sim 3$ min 处轻轻刺激面神经时,面部肌肉的抽搐。严重的低钙血症可导致癫痫发作、喉痉挛和嗜睡。其他答案涉及高钙血症的症状或体征。

第九章　生殖系统

术语概念解释

月经周期:是指在周期性分泌的雌激素和孕激素的影响下,成年女性子宫内膜呈现周期性脱落和流血的现象。

基础理论阐释

1.睾丸小叶内由曲细精管和其间的间质细胞构成,前者产生精子,后者则有内分泌功能。睾丸支持细胞分泌抑制素。

2.睾酮的作用

(1)刺激男性生殖器官的生长发育和第二性征的出现。

(2)维持生精。

(3)促进蛋白质合成和骨的生长。

(4)促进红细胞生成,参与造血调节;促使水钠潴留。

3.睾丸的功能受控于下丘脑-腺垂体-睾丸轴调节系统。下丘脑产生的促性腺激素释放激素(GnRH)调控腺垂体的分泌,腺垂体分泌的促卵泡素(FSH)和黄体生成素(LH)可调节睾丸的功能,而睾丸产生的雄激素和抑制素又可反馈调节下丘脑、腺垂体相关激素的分泌,从而构成了下丘脑-腺垂体-曲精小管轴和下丘脑-腺垂体-间质细胞轴两个反馈调节环路。

4.卵巢是女性的主性器官,具有产生卵子和分泌功能。其产生的激素主要是雌激素、孕激素和少量雄激素。

5.雌激素的作用

(1)促进女性生殖器官生长发育并维持其正常功能。

(2)对性征的影响:促进女性副性器官的发育和第二性征的出现,并维持它们于成熟状态。

(3)调节代谢。

6.孕激素的作用

(1)对子宫的作用:①在雌激素作用基础上,孕酮使子宫内膜产生分泌期变化,为受精卵着床准备条件。②使子宫平滑肌细胞膜超极化,抑制平滑肌收缩。③降低母体对胎儿的免疫排斥反应。如果缺乏孕酮,可导致先兆流产。

(2)促进乳腺腺泡发育,为分娩后的泌乳做准备。

(3)孕激素可增加机体的代谢水平,使基础体温在排卵后升高 1 ℃左右,并在黄体期维持此水平。

(4)可使血管和消化道平滑肌紧张性降低。

7. 妊娠的维持及激素调节:正常妊娠的维持依赖于垂体、卵巢及胎盘分泌的各种激素的相互配合。受精后第 6 天左右,胚泡的滋养层细胞开始分泌人绒毛膜促性腺激素(human chorionic gonadotropin,HCG),并刺激卵巢黄体转化为妊娠黄体,继续分泌雌激素和大量孕激素,以适应妊娠的需要。妊娠第 10 周时,妊娠黄体退化,胎盘逐渐形成。胎盘形成后,成为妊娠期一个重要的内分泌器官,不仅分泌维持妊娠所需的激素,还分泌胎儿生长发育所需的激素,如雌激素、孕激素、人绒毛膜促性腺激素、GnRH、心房钠尿肽、ACTH 等。

8. 人绒毛膜促性腺激素(HCG):HCG 可进入母体血液,并从尿中排出,在受精后 8 ~ 10 d 的母体血液中就有 HCG 存在,妊娠第 60 天左右达到高峰,然后逐渐下降,妊娠后 160 d 左右降到最低水平,分娩前才停止分泌。HCG 在下降过程中,胎盘开始替代黄体分泌雌激素和孕激素,以维持胎儿的继续生长和发育。由于 HCG 经尿排出,临床上很早就利用孕妇尿液进行早期妊娠的诊断。

临床应用/病例分析探讨

(一)男性不育症

男,28 岁,结婚 3 年,因不育及高胆固醇血症就诊。两年前,患者夫妇曾因婚后不育到医院求医,当时检查表明妻子生殖功能无异常,患者的精液常规检测显示精子数量及成熟度都在正常范围,其他检查也未发现任何明显的问题,医生建议临床观察,患者却听信他人建议自行服用雄激素类药物。服药一段时间后,患者虽然肌肉更加发达,行为更具攻击性,但妻子仍未怀孕,且最近的精液常规检测显示其生精功能及精子成熟异常,原来血脂检查正常,现在却低密度脂蛋白增加,高密度脂蛋白降低。诊断:男性不育症。

【基础理论思考】

该患者使用雄激素类药物后为什么反而导致生精功能和精子成熟异常以及血中脂蛋白的变化?

★答案与解析

正常睾丸的生精功能有赖于下丘脑-垂体-睾丸轴之间正常的功能联系,同时也需要生精小管局部高浓度的睾酮的作用。由于过量服用外源性雄激素对下丘脑、垂体产生过度抑制作用,从而影响睾丸的生精功能。雄激素对脂代谢具有不良影响。

【临床应用分析】

不孕不育症是指婚后两年、同居、有正常性生活,未采取任何避孕措施而不能生育者。

女性不孕症的主要原因有:①卵巢功能障碍,包括持续性不排卵、黄体功能不全等。②输卵管功能障碍是不孕症最常见因素,如输卵管发育不全、输卵管炎症等。③子宫功能障碍,如子宫先天畸形、子宫内膜炎或子宫内膜分泌反应不良、宫颈管感染、宫颈息肉、宫颈肌瘤等。④阴道功能障碍,如阴道损伤后形成的粘连瘢痕性狭窄、严重阴道炎症等。⑤子宫内膜异位症。

男性不育症的主要原因有:①精液异常,如无精子或精子过少,活力减弱,形态异常。②精子运送受阻,如附睾及输精管结核等。③免疫因素,精浆在体内产生对抗自身精子的抗体可造成男性不育。④内分泌功能障碍,如甲状腺功能减退、肾上腺皮质功能亢进、垂体功能减退等均能引起不育。

【知识要点巩固练习】

(1)下丘脑与腺垂体的功能联系是

　　A. 视上核-垂体束　　　　　　　　B. 室旁核-垂体束
　　C. 垂体门脉系统　　　　　　　　D. 交感神经

(2)睾丸间质细胞的生理功能是

　　A. 产生雄激素　　　　　　　　　B. 生精作用
　　C. 支持和营养生殖细胞的作用　　D. 血睾屏障作用

★答案与解析

(1)C。下丘脑促垂体区核团的肽能神经元主要产生下丘脑调节肽,通过垂体门脉系统运输至腺垂体,调节腺垂体激素的生成和释放。

(2)A。睾丸小叶内由曲细精管和其间的间质细胞构成,前者有生精功能,后者则有内分泌功能,产生雄激素。

(二)月经失调

女,35岁,因月经周期延长,伴经量减少1年,停经6个月就诊。内科和妇科查体无异常。基础体温呈单相型;血清激素检查结果为:雌二醇(E_2)<5 pg/mL(正常值:卵泡早期 E_2=20～100 pg/mL,黄体中期 E_2=98～280 pg/mL);孕激素(P)=0.3 ng/mL(正常值:卵泡早期 P=0.3～1.3 ng/mL,黄体中期 P=5～28 ng/mL);卵泡刺激素(FSH)=45 IU/mL(正常值:卵泡早期 FSH=3～10 IU/mL,黄体中期 FSH=2～10 IU/mL);黄体生成素(LH)=40 IU/mL(正常值:卵泡早期 LH=2～13 IU/mL,黄体中期 LH=1～17 IU/mL)。诊断:月经失调。

【基础理论思考】

(1)试用所学生理学知识分析该患者的病变部位,并说明分析的依据。

(2)患者为什么 FSH 和 LH 高于正常水平?

★答案与解析

(1)根据基础体温单相型、血清雌激素和孕激素水平均低于正常水平,提示卵泡发育及排卵异常。

(2)下丘脑、腺垂体及卵巢之间存在着交互联系,如下丘脑、腺垂体失去卵巢分泌的性激素的负反馈作用,可导致 FSH 和 LH 水平增加。

【临床应用分析】

基础体温反映在静息状态下机体能量代谢水平,监测基础体温可以鉴别诊断排卵是否异常。妇女排卵后黄体产生孕酮,孕酮可作用于丘脑的体温调节中枢而使基础体温升高 $0.3 \sim 0.5\ ℃$,一直持续到月经前 $1 \sim 2\ d$ 或月经期的第 1 天,体温又降至原来水平。因此,正常有排卵的月经周期,每日测得的基础体温呈双相曲线;若无排卵,基础体温则无上升改变,为单相曲线。通常,清晨醒后即刻测定基础体温。

【知识要点巩固练习】

(1)关于促卵泡激素,下列说法正确的是
　　A.刺激黄体生长　　　　　　　　　B.促进黄体分泌
　　C.刺激乳腺发育　　　　　　　　　D.刺激精子生成

(2)黄体生成素的主要生理作用是
　　A.抑制卵泡发育　　　　　　　　　B.促进黄体生成和分泌
　　C.抑制排卵　　　　　　　　　　　D.引起月经

(3)促进女性青春期乳腺发育的主要激素是
　　A.雌激素　　　　　　　　　　　　B.生长素
　　C.催乳素　　　　　　　　　　　　D.甲状腺激素

(4)一名 23 岁女性不孕,血清雌二醇水平较低,正在接受诱导排卵治疗。她在周一注射了 GnRH,周三和周五卵巢超声检查显示小卵泡。对此情况最恰当的解释是
　　A.卵巢衰竭　　　　　　　　　　　B.垂体功能衰竭
　　C.GnRH 缺乏　　　　　　　　　　D.需要更长时间才能确诊

★答案与解析

(1)D。促卵泡激素是腺垂体激素,可以促进男性睾丸和女性卵巢的生殖细胞的生成以及内分泌功能。

(2)B。黄体生成素是腺垂体激素,可以促进女性排卵后黄体的生成和分泌。

(3)A。在女性青春期乳腺的发育中,雌激素、孕激素、生长素、皮质醇、胰岛素、甲状腺激素及催乳素均有促进作用,但是以雌激素的作用为最强。

(4)C。与很多其他激素不同,GnRH 是以脉冲方式分泌,影响垂体的促性腺激素(FSH 和 LH)分泌。

(三)睾丸女性化

女孩,19 岁,因为还没有月经而就诊。乳房发育正常,但腋毛和阴毛稀少。在检查中,发现阴道盲袋,没有子宫或宫颈。核型分析显示她是 46,XY。患者被诊断为睾丸女性化。

【基础理论思考】

(1)为什么这名患者表型女性却没有子宫、宫颈或输卵管?

(2)男性体内睾酮转化为其活性形式的酶是什么?

★答案与解析

(1)在胚胎 7 周时,中肾管(又称沃尔夫管,Wolffian duct)和中肾旁管(又称米勒管,Müllerian duct)两套生殖导管并存。雄激素受体缺陷导致中肾管萎缩。同时,睾丸分泌抗米勒管激素,导致米勒管萎缩。

(2)睾酮转化为活性形式需要 5α-还原酶。

【临床应用分析】

此患者外表是女性,是睾丸女性化综合征,或称雄激素不敏感综合征,属男性假两性畸形。本征有家族性遗传倾向,属 X 连锁隐性遗传。测得患者血液中的睾酮和雌激素水平与男性相似。由于患者 X 染色体 Tpm 位点基因变异,使雄激素受体蛋白合成障碍,导致雄激素受体缺失,生殖器官不能向男性方向发育,故外生殖器自然地呈女性表型,通常在原发性闭经后被诊断。由于患者仍有睾丸(腹部),因此存在抗米勒激素(anti-Müllerian hormone,AMH),阻止子宫、宫颈、上阴道和输卵管等女性内部结构的发育。因为青春期这种睾丸所分泌的睾酮有一部分在体内转化为雌激素,能促进乳房和体态发育为女性型,所以临床上患者表现为女性,乳房发育正常,但腋毛和公共毛发稀少,阴道盲袋,缺少子宫和宫颈。由于睾丸位于腹腔内会增加性腺肿瘤的风险,青春期后可通过手术切除睾丸。术后给予适量女性激素以维持正常性征,外生殖器必要时可做阴道成形术或其他整形术。

【知识要点巩固练习】

(1)在一个被诊断为性早熟的男孩身上,推迟青春期最好通过服用长效的
    A.促性腺激素释放激素受体激动剂   B.FSH 受体拮抗剂
    C.雌激素受体拮抗剂   D.生长激素受体拮抗剂

(2)一名成年男性,从幼年起就缺乏睾丸激素的分泌,并且没有接受治疗,他将会表现出
    A.身高将比平均水平高一些   B.声音低沉
    C.有丰富的胸毛   D.没有阴毛或腋毛

(3)在男性避孕的实验中,研究通过免疫产生能够结合和中和人类 FSH 生物活性的抗体。以这种方式免疫的男性预计会表现出
    A.下丘脑 GnRH 分泌降低   B.血清抑制素水平降低
    C.降低血清睾酮水平   D.血清 LH 升高

★答案与解析

(1)A。GnRH 激动剂通过下调 GnRH 受体减少黄体生成素(LH)和促卵泡激素(FSH)的释放,阻滞雄激素分泌,降低睾酮水平。睾酮受体激动剂会加速青春期。FSH 对睾丸激素分泌的影响很小,而睾丸激素是许多青春期所必需的。干扰雌激素和生长激素的作用不会改变由睾酮引起的青春期问题。

(2)A。由于睾酮在导致骨骺闭合中起主要作用,因此生长会持续到青春期的正常年龄。雄激素缺乏会导致体毛较少,阴毛和腋毛是肾上腺皮质雄激素分泌的作用。雄激素会导致男性秃发。因为雄激素是喉部和声带生长发育所必需的,所以患者不会发生与青

春期相关的声音加深。

（3）B。FSH 刺激支持细胞的发育和功能。这些细胞分泌抑制素和影响精子成熟的生长因子，因此血清抑制素水平会随着支持细胞分泌生长因子而降低。抑制素主要在垂体水平发挥作用，抑制 FSH 分泌，因此 GnRH 分泌和 LH 分泌受到的影响最小。睾丸间质细胞对 LH 的反应是分泌正常水平的睾酮。

（四）神经性厌食症

女，20 岁，因 7 个月没有月经而就诊。患者 12 岁时月经初潮后月经正常。否认有性行为，无其他健康问题，也没有服用任何药物。患者自认为肥胖，为了"减肥"而过度运动。除体态消瘦、心率缓慢和皮肤干燥外，其余检查均正常。患者被诊断为神经性厌食症。

【基础理论思考】

（1）为什么通过检测 FSH 水平，可以将原发于卵巢的闭经与原发性下丘脑的闭经区分开来？

（2）GnRH 对女性激素和女性生殖如何产生影响？

（3）除了 GnRH-LH/FSH-雌孕激素对月经有影响外，机体内还有哪些激素对月经产生影响？

★答案与解析

（1）下丘脑分泌促性腺激素释放激素（GnRH），促进腺垂体分泌黄体生成素（LH）和卵泡刺激素（FSH），进而促进雌孕激素的分泌。

相反，外周血雌孕激素可以负反馈地抑制下丘脑和腺垂体的分泌，腺垂体激素水平也可负反馈地抑制下丘脑的分泌。如果是卵巢出现问题，负反馈抑制作用减弱，FSH 水平升高；如果是下丘脑出现问题，FSH 水平会降低。

（2）生理状态下，下丘脑弓状核内的一些神经内分泌神经元以脉冲式释放 GnRH，在卵泡期为维持正常的卵泡功能，约每 90 min 就有一次 GnRH 的脉冲式释放，各种内外环境变化的刺激如使这种脉冲式释放的模式（频率、幅度、持续时间）发生变化，即下丘脑轴出现问题，腺垂体不会分泌 FSH 和 LH，因此卵巢不会被刺激产生雌激素/孕酮，同时也将导致卵泡发育障碍和闭经。

（3）有另外两种激素对月经产生影响。①催乳素（PRL）：患闭经溢乳综合征的妇女表现为闭经、溢乳和不孕。这些患者血中 PRL 浓度异常增高，出现溢乳，而高浓度的 PRL 可通过负反馈抑制下丘脑促性腺激素释放激素（GnRH）的分泌，使腺垂体 FSH 和 LH 分泌减少，出现无排卵及雌激素水平低下。②甲状腺激素：甲状腺激素是维持机体基础功能活动的激素，对机体各器官系统几乎都有不同程度的影响，对内分泌和生殖系统的作用为维持正常的性欲、性功能和性腺功能。甲状腺功能亢进的妇女，月经稀少，甚至闭经。

【临床应用分析】

闭经包括原发性闭经和继发性闭经。原发性闭经指除正常生理性闭经外，年满14周岁无月经，亦无第二性征发育者；或年过16岁，第二性征发育成熟但2年以上无月经来潮者。继发性闭经指病理性月经停止 6 个月以上者。其常见病因有：①下生殖道和子宫病变，如先天性无子宫、子宫内膜损伤、结核和有宫颈手术史等。宫颈手术可能存在宫颈狭窄，导致月经期解剖性梗阻。②卵巢病变，如先天性卵巢发育不全、卵巢功能早衰、化疗和（或）放疗导致卵巢组织破坏的病史，以及多囊卵巢综合征等。③腺垂体病变，如腺垂体功能减退、垂体肿瘤等。④下丘脑及中枢神经系统病变，导致下丘脑-垂体-卵巢轴功能失调。甲状腺功能减退、高催乳素血症、厌食症、过度压力和过度运动的患者都可能存在下丘脑功能障碍，从而影响卵巢的刺激。⑤精神因素。

该病例为神经性厌食造成体重下降、营养缺乏，继而出现闭经。这种闭经应属于下丘脑性闭经，是引起闭经的最常见原因。如果对这名厌食症患者进行 FSH 检测，其水平可能会很低。她的闭经可以通过激素药物或治疗厌食症来纠正。引起下丘脑性闭经常见的原因除体重下降外，还有精神创伤、紧张应激、过量运动、服用药物等因素。

【知识要点巩固练习】

（1）基础体温表可以预测排卵，说法最合适的是

    A. 基础体温升高伴 LH 激增　　　　B. 基础体温降低伴 LH 激增

    C. 基础体温升高，孕酮水平降低　　D. 孕酮水平升高时基础体温升高

（2）月经周期为 29 d 的患者排卵日可能是

    A. 第 13 天　　　　　　　　　　　B. 第 14 天

    C. 第 15 天　　　　　　　　　　　D. 第 16 天

（3）停用会导致月经的激素是

    A. 雌二醇　　　　　　　　　　　　B. FSH

    C. 孕酮　　　　　　　　　　　　　D. LH

（4）影响下丘脑 GnRH 脉冲释放是孕酮

    A. 没有变化　　　　　　　　　　　B. 增加

    C. 减少　　　　　　　　　　　　　D. 完全停止释放

★答案与解析

（1）D。黄体期孕酮水平升高，通过增加下丘脑的体温调节设定值，导致患者基础体温升高。基础体温表可以帮助不孕症患者记录月经周期中是否有排卵。

（2）C。黄体的遗传寿命为 14 d，因此黄体期为 14 d。排卵发生在黄体期之前。从患者的月经周期时间（29 d）中减去 14 d，得出排卵期（第 15 天）的近似值。

（3）C。停用孕激素会导致子宫内膜脱落（月经）。如果怀孕，黄体继续存在并分泌孕酮（没有月经）。

（4）C。孕酮导致 GnRH 的脉动释放减少。

（五）黄体破裂出血

女，25 岁，因严重腹痛到急诊科就诊。患者怀孕 7 周，无阴道出血。检查血压略低，脉搏正常，腹部膨胀，右侧压痛，反跳痛。宫颈呈闭合状态，子宫与怀孕 7 周一致。化验 β-人绒毛膜促性腺激素（β-hCG）呈阳性。3 d 前进行的血液检查显示血红蛋白下降。超声检查显示子宫内有一单胎妊娠。腹部有大量游离液体，并有右侧附件肿块。手术探

查发现黄体破裂,腹部有大量血液。出血的黄体摘除后,患者被送往康复室。

【基础理论思考】

(1)为什么说 hCG 可作为早期妊娠诊断较可靠的测定指标(即早孕诊断)?

(2)早孕诊断为什么要测量 β-hCG?

★答案与解析

(1)妊娠早期黄体的功能是产生孕酮。hCG 是早期胚泡和胎盘绒毛组织合体滋养层细胞分泌的一种糖蛋白,在结构和功能上都与 LH 相似。在受精后第 6 天左右,胚泡形成滋养层细胞,即可分泌 hCG。虽然分泌量甚微,仍能通过免疫组化的方法在母体血液中检测到,在第 12 天左右可在尿中测出。因此 hCG 的测定可作为早期妊娠诊断较可靠的指标(即早孕诊断)。

(2)hCG 可以维持黄体继续产生孕酮。hCG 有两个亚单位,α 和 β。α 亚单位和卵泡刺激素(FSH)、黄体生成素(LH)和促甲状腺激素(TSH)的结构类似。但是这些激素的 β 亚单位都是不同的,所以要测量 β-hCG 水平来验证怀孕。

【临床应用分析】

妊娠合并腹痛见于异位妊娠、流产和黄体破裂。患者无阴道出血可排除异位妊娠和流产,该病例为宫内妊娠合并卵巢黄体破裂。黄体破裂一般无阴道出血。B 超检查对于异位妊娠、流产以及黄体破裂的鉴别诊断是非常必要的。如果在超声检查中没有发现子宫内有妊娠,异位妊娠的风险会高得多。

妊娠期黄体囊肿的形成是正常的。但有时黄体可能很大,甚至破裂。黄体破裂导致腹腔内出血和严重腹痛,通常需要手术。在妊娠前 12 周,黄体分泌的孕激素和雌激素以维持妊娠。妊娠 10 周以后,黄体会退化,胎盘发育并替代黄体分泌大量的雌激素和孕激素,足以替代黄体分泌的激素。本病例才妊娠 7 周,因此手术摘除破裂的黄体之后要给予足量的孕激素和雌激素替代黄体的分泌直至 12 周以后,以维持正常的妊娠进程。

【知识要点巩固练习】

(1)妊娠前 8 周黄体的维持取决于

  A. 雌激素　　　　　　　　　　B. hCG

  C. 孕酮　　　　　　　　　　　D. DHEA-S

(2)受精最常发生在

  A. 子宫颈　　　　　　　　　　B. 卵巢

  C. 输卵管　　　　　　　　　　D. 子宫

(3)能增强避孕效果并抑制排卵的激素是

  A. 雌激素　　　　　　　　　　B. 催产素

  C. 孕酮　　　　　　　　　　　D. 催乳素

(4)胚泡植入子宫内膜通常发生在受精后的

  A. 2～3 d　　　　　　　　　　B. 4～5 d

  C. 6～7 d　　　　　　　　　　D. 8～9 d

★答案与解析

（1）B。黄体的维持和孕酮的分泌依赖于激素 hCG。滋养层组织（合胞滋养层细胞）产生 hCG，在妊娠 10 周左右达到峰值。hCG 有两个亚单位：α 和 β。α 亚单位在结构上与 TSH、LH 和 FSH 相似。妊娠试验（血清或尿液）需要检测 hCG β 亚单位的存在。

（2）C。受精和精子获能通常发生在输卵管（最常见于壶腹区域）。

（3）D。泌乳期间、催乳素瘤、药物治疗和甲状腺功能减退的情况下催乳素水平升高，会抑制下丘脑 GnRH 分泌，进而抑制 FSH 和 LH 分泌，导致无排卵。

（4）C。胚泡通常在受精后 6 d 进入子宫内膜腔，第 7 天左右植入。

第十章 神经系统

术语概念解释

1. 轴浆运输 物质在轴浆内的运输。

2. 神经的营养性作用 神经对所支配的组织，除能通过神经冲动快速地调控其功能活动外，还能通过其末梢释放某些化学物质，对其组织的结构、生化和生理过程施加持久性的影响，这种作用与神经冲动无关，称为神经的营养性作用。

3. 神经递质 由突触前膜释放，具有携带和传递神经信息功能的一些特殊化学物质。

4. 受体 存在于突触后膜或效应器上的一种特殊蛋白质，能选择性地与神经递质结合，产生一定生理效应的特殊结构。

5. 突触 实现神经元之间或神经元与效应器细胞之间信息传递的接触部位。

6. 化学突触 以释放化学递质为中介传递信息的突触，它由突触前膜、突触后膜和突触间隙3部分组成。

7. 电突触 以电紧张扩布形式传递信息的突触。

8. 兴奋性突触后电位 突触后膜的膜电位在递质作用下发生去极化改变，使该突触后神经元对其他刺激的兴奋性升高。

9. 抑制性突触后电位 突触后膜电位在递质作用下产生超极化改变，使该突触后神经元对其他刺激的兴奋性下降。

10. 中枢延搁 兴奋通过突触所发生的时间延搁。反射中枢通过的突触数目越多，则中枢延搁时间越长。

11. 后发放 刺激停止后，反射仍持续一段时间称后发放。

12. 突触后抑制 在反射中，中枢通过抑制性中间神经元参与，释放抑制性递质，使突触后膜产生IPSP，从而使突触后神经元产生抑制效应。

13. 传入侧支性抑制 传入冲动进入中枢后，在兴奋某一中枢神经元的同时，通过其侧支兴奋一个抑制性中间神经元，通过抑制性中间神经元释放抑制性递质而抑制另一中枢神经元的活动，又称交互抑制。

14. 回返性抑制 一个中枢神经元的兴奋活动，可通过其轴突侧支兴奋一个抑制性中间神经元,后者释放抑制性递质,反过来抑制原先发动兴奋的神经元及同一中枢的其他神经元。

15.**突触前抑制** 以轴突-轴突式突触与轴突-胞体式突触的联合存在为结构基础,通过中间神经元的活动,使突触前膜发生去极化所造成的传递抑制。

16.**丘脑的特异性投射系统** 从丘脑感觉接替核发出的纤维投射到大脑皮质特定区域,具有点对点投射关系的感觉投射系统。

17.**牵涉痛** 内脏有病时引起体表某一部位发生的疼痛或痛觉过敏现象。

18.**运动单位** 由一个α运动神经元及其所支配的全部肌纤维所组成的功能单位。

19.**牵张反射** 与脊髓保持正常联系的肌肉,如受到外力牵拉而伸长时,能反射性地引起该被牵拉肌肉的收缩。

20.**腱反射** 快速叩击肌腱时引起的牵张反射。由于该反射的效应是受牵拉的肌肉发生一次快速收缩,并造成相应关节的移位,故又称位相性牵张反射。

21.**肌紧张** 缓慢持续牵拉肌腱所引起的牵张反射,表现为受牵拉的肌肉发生持续的轻度收缩状态。

22.**脊髓休克** 当脊髓与高位中枢突然离断,在离断水平以下的部位,一切反射活动暂时消失,进入无反应状态。

23.**屈反射** 当脊髓动物一侧肢体的皮肤受到伤害性刺激时,可引起受刺激侧肢体的屈肌收缩伸肌舒张,使肢体屈曲。

24.**交叉伸肌反射** 当伤害性刺激加大到一定强度时,在同侧肢体发生屈反射的基础上,对侧肢体可出现伸肌收缩,肢体伸直,以保持身体的平衡。

25.**γ环路** 指由γ运动神经元→肌梭→Ⅰa纤维→α运动神经元→肌肉所构成的反射途径。

26.**去大脑僵直** 将动物麻醉后,在中脑上、下丘之间横断脑干,动物会立即出现全身肌紧张明显增强的现象,尤其是伸肌肌紧张过度亢进,表现为四肢伸直、头尾昂起、脊柱挺硬的角弓反张状态。

27.**内脏脑** 指边缘系统,其生理功能非常复杂,对内脏活动有广泛的影响。

28.**皮质诱发电位** 人工刺激感受器或传入神经时,在大脑皮质一定部位引导出来的电位。

29.**自发脑电活动** 在安静时,大脑皮质未受任何明显外加刺激情况下产生的一种持续的节律性电活动。

30.**脑电图** 将脑电图仪引导电极安置在头皮上,记录到的电位波形。

31.**第一信号系统** 利用具体信号所建立的条件反射,为人和动物所共有。

32.**第二信号系统** 人类在社会劳动和交往中产生了语言、文字,它们是具体信号的抽象,由这些抽象信号刺激所建立的条件反射称第二信号系统。

33.**条件反射的消退** 在条件反射建立后,如反复给予条件刺激而不再与非条件刺激相结合(强化),条件反射便会逐渐减弱,以致完全不出现。

34.**语言优势半球** 左侧大脑半球在语言活动功能上占优势,所以称为优势半球或主要半球,右侧半球为次要半球。

■基础理论阐释

1. 神经纤维兴奋传导的特征　生理完整性;绝缘性;双向传导性;相对不疲劳性。

2. 神经纤维的传导速度　可因纤维的粗细、有无髓鞘、髓鞘的厚度和温度的高低而异。

3. 神经纤维的轴浆运输　物质在轴浆内的运输,称为轴浆运输,有顺向与逆向两种。顺向轴浆运输可分为快速轴浆运输与慢速轴浆运输两种形式。

4. 神经胶质细胞的功能　支持、绝缘和屏障作用;修复与再生作用;物质代谢和营养性作用;维持神经元正常活动;参与神经递质及生物活性物质的代谢。

5. 突触的分类　见表10-1。

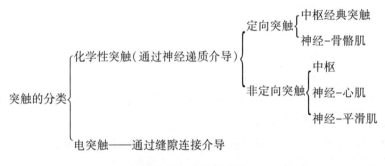

表 10-1　突触的分类

6. 定向突触的结构　经典的突触由突触前膜、突触间隙和突触后膜3部分组成。神经-骨骼肌突触又叫神经-骨骼肌接头,分别由接头前膜、接头间隙和接头后膜组成。接头后膜又叫终板膜。

7. 经典突触的分类　见表10-2。

表 10-2　经典突触的分类

分类方式	分类
按接触部位分类	轴突-胞体 轴突-树突 轴突-轴突
按突触对后神经元功能活动的影响分类	兴奋性突触 抑制性突触

8. 经典突触传递的过程

(1)突触前过程主要包括以下几个步骤:①突触前神经元兴奋,动作电位传导至神经末梢,引起突触前膜去极化;②去极化使突触前膜中电压门控式 Ca^{2+} 通道开放,产生 Ca^{2+}

内流;③突触小泡前移与前膜接触并融合;④小泡内递质以胞吐方式释放入突触间隙。

(2)突触后过程的主要步骤:①由突触间隙扩散到达突触后膜的递质,作用于后膜上的特异性受体或化学门控式通道;②突触后膜上离子通道开放或关闭,引起跨膜离子活动改变;③突触后膜电位发生变化,导致突触后神经元兴奋性的改变。

9.突触后神经元的电活动

(1)兴奋性突触后电位:兴奋性突触兴奋时,其突触前膜释放某种兴奋性递质,该递质作用于突触后膜上的特异受体,提高后膜对 Na^+ 和 K^+ 的通透性,引起 Na^+ 的内流和 K^+ 的外流,且 Na^+ 的内流大于 K^+ 的外流,发生净向内的电流使突触后膜发生局部去极化,能使该突触后神经元的兴奋性提高,故称为兴奋性突触后电位(EPSP)。

(2)抑制性突触后电位:在抑制性突触中,突触前神经末梢兴奋,突触前膜释放的是抑制性递质,与突触后膜上的受体结合后,可提高后膜对 Cl^- 和 K^+ 的通透性,尤其是对 Cl^- 的通透性,引起 Cl^- 的内流与 K^+ 的外流,导致突触后膜发生局部超极化,能降低突触后神经元的兴奋性,故称之为抑制性突触后电位(IPSP)。

10.神经-骨骼肌接头的兴奋传递 同经典突触的兴奋性传递,其中的神经递质是乙酰胆碱,终板膜上的受体是 N_2 型受体,终板膜上的电位变化和离子机制类似 EPSP。

11.外周胆碱能和肾上腺素能神经递质、受体、阻断剂及产生的效应 见表10-3。

表10-3 外周胆碱能和肾上腺素能神经递质、受体、阻断剂及产生的效应

神经递质	递质存在部位	受体亚型	阻断剂		受体亚型存在的部位	效应
乙酰胆碱	全部自主神经的节突触前神经末梢	N_1	六烃季铵	筒箭毒碱	全部自主神经的突触后膜	自主神经节后神经元兴奋
	躯体运动神经末梢	N_2	十烃季铵		骨骼肌终板膜	骨骼肌收缩
	绝大部分副交感神经的节后神经末梢	M		阿托品	绝大部分副交感神经的节后神经所支配的效应器细胞膜(心肌、支气管与胃肠道平滑肌、膀胱逼尿肌和瞳孔括约肌、消化腺)	心脏活动抑制、支气管与胃肠道平滑肌收缩、膀胱逼尿肌和瞳孔括约肌收缩、消化腺分泌
	支配汗腺的交感神经及骨骼肌的交感神经舒血管神经	M			汗腺细胞膜和骨骼肌血管平滑肌细胞膜	汗腺分泌、骨骼肌血管的舒张

续表 10-3

递质存在部位		受体亚型	阻断剂	受体亚型存在的部位	效应
去甲肾上腺素	大部分交感神经节后纤维	α1	哌唑嗪	主要分布于血管、小肠、子宫平滑肌和瞳孔开大肌	血管收缩、子宫收缩、扩瞳肌收缩、小肠平滑肌的舒张
		α2	育亨宾	分布于肾上腺素能纤维末梢的突触前膜上	调节去甲肾上腺素的释放
		β1	阿替洛尔	主要分布于心肌	心脏的正性变时、变力、变传导作用
		β2	丁氧胺	主要分布在支气管、胃肠道、子宫以及血管（冠状动脉、骨骼肌血管等）等平滑肌	支气管、胃肠道、子宫以及血管（冠状动脉、骨骼肌血管等）等平滑肌的舒张

注：阻断剂 α1、α2 对应酚妥拉明；β1、β2 对应普萘洛尔。

12.中枢神经元的联系方式　辐散式联系；聚合式联系；链锁式与环式联系。

13.反射中枢内兴奋传递的特征　单向传递；中枢延搁；总和；兴奋节律的改变；后发放；对内环境变化的敏感和易疲劳。

14.中枢抑制　见表 10-4。

表 10-4　突触前抑制与突触后抑制的主要区别

项目	突触前抑制	突触后抑制	
		传入侧支性抑制	回返性抑制
结构基础	轴突-轴突突触与轴突-胞体突触联合	轴突-胞体突触或轴突-树突突触	
抑制产生部位	突触前轴突末梢	突触后膜	
起作用递质	GABA	抑制性递质	
作用机制	突触前轴突末梢去极化→释放兴奋性递质减少→EPSP 减小（不产生 IPSP）	突触后膜超极化，产生 IPSP	
生理意义	调节感觉传入活动	通过交互抑制使互相拮抗的两个中枢的活动协调	负反馈作用协调中枢活动

15.躯体感觉传导通路 见表10-5。

表10-5 躯体感觉传导通路

项目	浅感觉		深感觉和粗触觉
	痛、温觉	轻触觉	
脊髓内的传导束	脊髓-丘脑侧束	脊髓-丘脑前束	薄束和楔束
第一级神经元胞体位置	脊神经节		
第二级神经元胞体的位置	脊髓后角的固有核		延髓的薄束核和楔束核
第三级神经元胞体的位置	背侧丘脑		
传导通路的交叉位置	脊髓后角的固有核神经元的轴突在脊髓内交叉到对侧		延髓的薄束核和楔束核,神经元的轴突在延髓交叉到对侧

16.丘脑及其感觉投射系统

(1)特异性投射系统:从丘脑感觉接替核发出的纤维投射到大脑皮质特定区域,具有点对点投射关系的感觉投射系统,其功能是引起各种特定感觉,并激发大脑皮质发出传出神经冲动。

(2)非特异性投射系统:由丘脑的非特异投射核弥散地投射到大脑皮质的广泛区域的非专一性感觉投射系统,此系统不能激发大脑皮质产生特定感觉,其生理意义是维持和改变大脑皮质的兴奋状态,保持皮质处于觉醒。

17.大脑皮质的感觉分析功能 见表10-6。

表10-6 大脑皮质的感觉分析功能

感觉	皮质定位	
体表感觉	第一感觉区	大脑皮质的中央后回
	第二感觉区	大脑外侧沟的上壁,由中央后回底部延伸到脑岛的区域
肌肉本体感觉	中央前回	
内脏感觉	第一感觉区、第二感觉区、运动辅助区、边缘系统等皮质部位	
视觉	枕叶皮质的距状裂上、下缘	
听觉	颞横回与颞上回	
嗅觉	边缘皮质的前底部区域	
味觉	中央后回头面部感觉投射区的下侧和脑岛后部皮质	

18. 大脑皮质体表第一感觉区的投射规律 ①躯干四肢部分的感觉投射为交叉性的，即一侧的体表感觉投射到对侧大脑皮质的相应区域，但头面部感觉的投射是双侧性的；②投射区域的空间安排是倒置的，即下肢代表区在中央后回顶部，上肢代表区在中央后回中间部，头面部代表区在中央后回底部，但头面部代表区内部的安排却是正立的；③投射区的大小与体表感觉的分辨精细程度有关，分辨越精细，代表区越大。如感觉精细度高的拇指、示指、口唇的代表区大，而感觉精细度低的背部代表区小。

19. 脊髓前角运动神经元 α 运动神经元→梭外肌；γ 运动神经元→梭内肌；β 运动神经元→梭内肌与梭外肌。

20. 脊髓对躯体运动的调节 见表 10-7。

表 10-7 脊髓对躯体运动的调节

项目	牵张反射		屈反射和交叉伸肌反射		节间反射
	腱反射	肌紧张	屈反射	交叉伸肌反射	搔爬反射
反射弧中突触数目	单突触	多突触	多突触	多突触	
意义	临床应用	姿势的保持	防御作用	身体平衡	
刺激方式	快速牵拉	缓慢持续牵拉	有害刺激		
感受器	肌梭		皮肤痛觉感受器		皮肤触觉感受器

21. 脑干对肌紧张的调节 见表 10-8。

表 10-8 脑干对肌紧张的调节

项目	易化区	抑制区
分布区域	延髓背外侧等，范围广	延髓腹内侧，范围小
外来神经的影响	前庭核、小脑前叶两侧部	大脑皮质运动区、纹状体、小脑前叶蚓（中间）部
作用途径	主要通过下行网状脊髓束，兴奋脊髓前角 γ 运动神经元，加强 γ 环路的活动而实现；次要通过前庭核下行纤维直接或间接兴奋 α 运动神经元	通过下行的网状脊髓束抑制脊髓前角的 γ 运动神经元，减弱 γ 环路的活动来完成

22. 小脑对躯体运动的调节

(1)前庭小脑的主要功能是维持身体平衡和眼球运动。

(2)脊髓小脑的主要功能是调节肌紧张与协调随意运动。

(3)皮质小脑的主要功能是参与随意运动设计。

23. 基底神经节对躯体运动的调节 基底神经节主要参与随意运动的设计和稳定、肌紧张的调节以及本体感觉传入冲动的处理等过程。通过两条重要环路完成：①大脑皮质（新皮质）→新纹状体→苍白球→丘脑（前腹核和外侧腹核）→大脑皮质（运动区与运动前区）抑制环路，该环路可能作为反馈系统而控制运动；②新纹状体黑质环路。

24. 大脑皮质的运动区 包括主要运动区、辅助运动区和第二运动区。

（1）主要运动区位于中央前回。具有下列功能特征：①交叉性支配；②精细的功能定位；③功能代表区的大小与运动的精细、复杂程度有关。

（2）辅助运动区位于大脑皮质的内侧面，运动区之前，一般为双侧性支配。

（3）第二运动区位于中央前回与脑岛之间，其运动反应也是双侧的。

25. 皮质发动随意运动的传出通路

（1）皮质脊髓束：分为皮质脊髓侧束和皮质脊髓前束。前者占80%，在延髓交叉，控制四肢远端肌肉，与精细技巧性运动有关；后者占20%，在脊髓胸段交叉，控制躯干和四肢近端肌肉，与姿势的维持和粗大的运动有关。

（2）皮质脑干束：从皮质发出经过内囊直接或间接止于脑神经核（Ⅲ、Ⅳ、Ⅴ、Ⅶ、Ⅹ），再发出纤维支配头面部肌肉，调节咀嚼和眼球的随意运动。

26. 自主神经系统的功能特点

（1）双重支配：除汗腺、肾、肾上腺和大多数血管平滑肌仅受交感神经支配外，体内大多数组织器官都同时接受交感神经和副交感神经的双重支配。在具有双重支配的器官中，二者的调节作用往往是相互拮抗的。但是在少数器官，交感和副交感神经的效应表现为协同作用。

（2）紧张性作用：交感和副交感神经持续向效应器发放低频率神经冲动，以维持效应器轻度的活动状态。

（3）自主神经的效应与效应器所处功能状态有关。

（4）对整体生理功能调节的意义不同：交感神经系统的活动比较广泛，常以整个系统来参加反应，促使机体适应内、外环境的剧烈变化。副交感神经系统活动的范围则比较局限，往往在安静时活动较强。其作用主要是保护机体、促进休整恢复、促进消化、积聚能量，以及加强排泄和生殖等方面的功能。

27. 自主神经的主要功能 见表10-9。

表10-9 自主神经的主要功能

器官	交感神经	副交感神经
心	心跳加快加强	心跳减慢，心房肌收缩减弱
	腹腔内脏、皮肤以及分布于唾液腺和外生殖器官均收缩，脾脏血管收缩，肌肉血管可收缩（肾上腺素能）或舒张（胆碱能）	部分血管（如软脑膜动脉和外生殖器的血管等）舒张
呼吸器官	支气管平滑肌舒张	支气管平滑肌收缩促进黏膜腺分泌

续表 10-9

器官	交感神经	副交感神经
消化器官	分泌黏稠唾液,抑制胃肠道运动和胆囊活动促进括约肌收缩	分泌稀薄唾液,促进胃液、胰液分泌,促进胃肠运动和胆囊收缩,使括约肌舒张
泌尿生殖器官	逼尿肌舒张,括约肌收缩,促进子宫收缩(妊娠子宫)或舒张(未孕子宫)	逼尿肌收缩,括约肌舒张
眼	瞳孔扩大,睫状肌松弛,上眼睑平滑肌收缩	瞳孔缩小,睫状肌收缩,促进泪腺分泌
皮肤	竖毛肌收缩,汗腺分泌(胆碱能)	
代谢	促进糖原分解、脂肪动员,促进肾上腺髓质分泌	促进胰岛素分泌

28. 脑电图的波形及其意义　见表 10-10。

表 10-10　脑电图的波形及其意义

波形	频率/Hz	波幅/μV	特征
β	14～30	5～20	睁眼、刺激、额叶、顶叶
α	8～13	20～100	安静、闭眼、枕叶
θ	4～7	20～150	困倦、枕叶、顶叶
δ	0.5～3	20～200	睡眠

29. 睡眠的时相　见表 10-11。

表 10-11　睡眠的时相

睡眠的时相	特征
慢波睡眠	①EEG 为同步化慢波;②感觉功能暂时减退;③肌紧张减退;④自主神经功能改变,呼吸、血压、心率、体温、尿量、代谢率等↓;⑤生长素分泌↑,胰岛素↑;⑥主要与 5-羟色胺有关
异相睡眠(快波睡眠)	①EEG 为去同步化快波;②感觉进一步减退,唤醒阈升高;③肌紧张进一步减退;④眼球快速运动,躯体抽动,血压、心率↑,呼吸加快且不规则;⑤脑内蛋白质合成加快;⑥主要与 NE、5-羟色胺有关

30. 反射活动的基本规律　见表10-12。

表 10-12　反射活动的基本规律

反射	规律
非条件反射	①先天就有,无须后天训练;②反射弧较简单、固定、数量有限;③刺激性质为非条件刺激;④各级中枢均可完成;⑤多为维持生命的本能活动;⑥物种共有
条件反射	①在非条件反射基础上经后天训练获得;②反射弧较复杂、易变、数量无限;③刺激性质为条件刺激;④需要高级中枢参与;⑤能更高度地精确适应内外环境的变化;⑥个体特有

31. 记忆的过程　见表10-13。

表 10-13　记忆的过程

记忆类型	短时性记忆		长时性记忆	
	感觉性记忆	第一级记忆	第二级记忆	第三级记忆
持续时间	<1 s	数秒	数分至数年	永久
是否遗忘	遗忘	遗忘	遗忘	不遗忘
遗忘原因	消退和熄灭	新信息的代替	前活动性和后活动性干扰	

32. 大脑皮质的语言中枢　见表10-14。

表 10-14　大脑皮质的语言中枢

项目	损伤部位	症状
失写症	额中回后部(书写中枢)	能听懂语言、看懂文字、会讲话,却不会书写
运动失语症	中央前回下方(说话中枢)	能看懂文字、听懂语言,却不会讲话
失读症	角回(阅读中枢)	视觉、语言功能正常,却看不懂文字含义
感觉失语症	颞上回后部(听话中枢)	会讲话、会书写、能看懂文字,却听不懂谈话

临床应用/病例分析探讨

(一)有机磷农药中毒

男,33 岁,农民。4 h 前在塑料大棚内进行有机磷农药(乐果)喷洒作业后感觉头晕、头痛、恶心、呕吐。患者烦躁不安,呼吸困难,抽搐。查体 BP 160/90 mmHg。谵妄,双侧瞳孔缩小,对光反射减弱,口唇发绀,流涎。颈软无抵抗。大量出汗,双下肢肌束震颤,病理反射未引出。呼吸频率32次/min,心率128次/min,律齐。未闻及病理杂音;双肺布满干啰音与散在湿啰音。腹软,肝脾未触及,肠鸣音活跃。血胆碱酯酶活力42%。初步诊断:有机磷农药中毒。立即将患者已被汗液浸透的衣服脱去,给予适量的氯解磷定和阿托品以及补液处理,并用肥皂液清洗患者的皮肤和毛发。

【基础理论思考】

(1)M受体的分布部位和效应是什么?

(2)N_1受体的分布部位和效应是什么?

(3)N_2受体的分布部位和效应是什么?

★答案与解析

(1)M受体兴奋(毒蕈碱样效应):M受体分布于大多数副交感节后纤维支配的效应器(少数肽能纤维支配的效应器除外)以及部分交感节后纤维支配的汗腺和骨骼肌血管的平滑肌细胞膜上。ACh与M受体结合后,可产生一系列自主神经节后胆碱能纤维兴奋的效应,包括心脏活动抑制、支气管与胃肠道平滑肌收缩、膀胱逼尿肌和瞳孔括约肌收缩、消化腺与汗腺分泌,以及骨骼肌血管的舒张等,这种效应称为毒蕈碱样作用(M样作用)。

(2)N_1受体兴奋(烟碱样效应):N_1受体主要分布于中枢神经系统和自主神经节后神经元上。ACh与之结合可引起节后神经元兴奋。

(3)N_2受体兴奋(烟碱样效应):N_2受体主要分布在神经-骨骼肌接头的终板膜上。ACh与之结合可使骨骼肌兴奋。

【临床应用分析】

有机磷杀虫剂可通过完整的皮肤、呼吸道和消化道黏膜侵入而引起人体中毒,有机磷与胆碱酯酶的酶解部位结合成磷酰化胆碱酯酶,使胆碱酯酶失去水解乙酰胆碱的能力,导致乙酰胆碱在体内蓄积。乙酰胆碱可与M受体和N受体结合后发挥作用,导致胆碱能神经先兴奋后衰竭的一系列毒蕈碱样效应、烟碱样效应和中枢神经兴奋等症状(头晕、头痛、共济失调、烦躁不安、谵语等),严重患者可因昏迷和呼吸衰竭而死亡。阿托品通过阻断M受体的作用,能迅速缓解有机磷中毒时的M样症状,但对N受体无效。氯解磷定是胆碱酯酶复活药,进入有机磷患者体内,可迅速使胆碱酯酶复活,恢复其水解乙酰胆碱的能力。

M受体兴奋的临床效应:恶心、呕吐、腹痛、多汗、流泪、流涕、大量流涎、腹泻、尿频、大小便失禁、心跳减慢、瞳孔缩小(针尖样瞳孔)、支气管痉挛和分泌物增加、咳嗽、气急,严重患者出现肺水肿。N_1受体兴奋的临床效应:节后纤维末梢释放儿茶酚胺使血管收缩,引起血压增高、心跳加快和心律失常。由于N_1受体兴奋,肾上腺髓质激素分泌也增多,肾上腺素和去甲肾上腺素的作用占优势,加之此时机体处于应激状态,糖皮质激素的分泌亦增多,后者增强心血管系统对肾上腺素和去甲肾上腺素的敏感性,使心血管活动加强,心率加快,心输出量增多,外周血管收缩,血压升高。N_2受体兴奋的临床效应:面、眼睑、舌、四肢和全身骨骼肌发生肌纤维颤动,甚至全身肌肉强直性痉挛。患者常有全身紧束和压迫感,而后发生肌力减退和瘫痪。呼吸肌麻痹引起周围性呼吸衰竭。

【知识要点巩固练习】

(1)急诊昏迷患者,瞳孔缩小,肌束震颤,皮肤苍白,多汗,口吐白沫,应立即注射

    A.美介眠   B.阿托品

    C.回苏灵   D.可拉明

(2)下述不是有机磷农药中毒的毒蕈碱样症状的是

    A.多汗   B.流涎

    C.肌肉颤动   D.瞳孔缩小

(3)有机磷农药中毒的烟碱样症状为

    A.恶心、呕吐   B.腹泻或大便失禁

    C.尿频尿急   D.肌束颤动至肌无力或瘫痪

★答案与解析

(1)B。昏迷患者,表现有瞳孔缩小,肌束震颤,皮肤苍白,多汗,口吐白沫是敌敌畏中毒时毒蕈碱样和烟碱样毒性作用所表现的症状,故首先应注射阿托品以对抗乙酰胆碱的毒蕈碱样作用。

(2)C。有机磷农药中毒时,毒蕈碱样症状主要为腺体分泌亢进与平滑肌痉挛,如流涎、多汗、恶心、呕吐、腹痛、大便失禁或腹泻、尿频尿急、瞳孔缩小、流泪、流涕、支气管分泌物增多、支气管痉挛、咳嗽,严重时发生肺水肿、呼吸困难、发绀等。肌束颤动不是毒蕈碱样症状。

(3)D。烟碱样症状主要表现为躯体运动神经兴奋,肌束颤动,常先自小肌群开始,逐渐发展至全身,胸部发紧、动作不协调,甚至全身肌肉抽搐,严重者可转为抑制,出现肌无力、瘫痪,最后可发展到呼吸肌麻痹。其他交感或副交感神经节兴奋的症状可有心率加快或变慢,血压升高,严重时血管运动中枢麻痹,血压下降甚至出现休克。

(二)急性脊髓前角灰质炎

女孩,5岁,近2 d腰痛,两腿痛。突然发热,39.5 ℃。次日早晨不能下床,左下肢不能活动。检查发现:头、颈、两上肢和右腿无运动障碍,左下肢完全瘫痪,左腿肌张力减退,腱反射(膝和跟腱)消失。3周后,左大腿能够屈收,并能伸膝,但其他运动未见恢复。1个月后,足肌、小腿肌及大腿后面肌松弛,明显萎缩。无其他任何感觉障碍。

【基础理论思考】

(1)脊髓的最后通路为哪种神经元?

(2)脊髓在躯体的反射性运动中起什么作用?

★答案与解析

(1)脊髓的最后通路为α运动神经元。在脊髓前角存在α、β与γ 3种类型运动神经元,其中以α运动神经元最重要,其轴突由脊髓前根离开脊髓后直达所支配的肌肉。α运动神经元既接受由大脑皮质,小脑、脑干等高位中枢下传的神经冲动,同时也接受来自皮肤、肌肉、关节等外周传来的信息,这些信息经过整合后,最终由α运动神经元发出冲动控制骨骼肌来完成运动。

(2)脊髓是调节躯体运动的最基本反射中枢,通过脊髓能完成一些比较简单的躯体运动反射,包括肌牵张反射、屈反射和交叉伸肌反射等。

【临床应用分析】

急性脊髓前角灰质炎是一种脊髓灰质炎病毒引起的急性传染病。患儿腰腿疼痛,是后根或脊髓内的后根纤维为炎症反应所刺激。但无持久性的感觉障碍,证明此部分无严重损伤。患者有明显的左下肢运动障碍:腱反射消失,肌萎缩,而无感觉障碍,说明既非锥体束受损伤(如锥体束受损伤则产生痉挛性瘫痪),也非周围神经受损伤(周围神经损伤一般兼有运动和感觉障碍),病变在前角。依据肌萎缩重在足、小腿和大腿后面,判断脊髓损伤的主要节段应在腰骶膨大的下段($L_4 \sim S_2$)。

【知识要点巩固练习】

(1)急性脊髓前角灰质炎患侧下肢肌肉萎缩的最主要原因是
    A.用进废退
    B.坏死的神经元失去了对所支配的肌肉细胞的营养性作用
    C.坏死的神经元失去了对所支配的肌肉细胞的兴奋作用
    D.肌肉细胞失去了中枢的支配

(2)牵张反射的反射弧不直接涉及
    A.肌梭   B.Ⅰ、Ⅱ类传入纤维
    C.快肌纤维   D.γ 运动神经元

(3)急性脊髓前角灰质炎患侧下肢肌肉瘫痪属于
    A.软瘫   B.硬瘫
    C.先硬瘫后软瘫   D.先软瘫后硬瘫

★答案与解析

(1)B。神经对所支配的组织,除能通过神经冲动快速地调控其功能活动外,还能通过其末梢经常释放某些物质,持续调整被支配组织的内在代谢活动,对其组织的结构、生化与生理过程施加持久性影响,这种作用与神经冲动无关,称为神经的营养性作用。该作用在正常情况下不易被察觉到,但在神经被切断、变性时就明显表现出来。如实验切断运动神经后,被支配的肌肉内的糖原合成减慢,蛋白质分解加速,肌肉逐渐萎缩,如脊髓灰质炎的患者前角运动神经元变性死亡后,其所支配的肌肉会发生明显萎缩。

(2)D。腱反射与肌紧张的感受器主要是肌梭。传入神经是Ⅰα类纤维,中枢是脊髓,传出神经是α运动神经元,效应器是梭外肌纤维。γ运动神经元控制梭内肌,不直接参与牵张反射,但是γ环路可以加强牵张反射。

(3)A。部分上运动神经元(皮质和脑干)损伤出现硬瘫,原因是脊髓运动神经元失去了高级中枢对其的控制作用,导致肌张力过高。下运动神经元(脊髓前角运动神经元)损伤出现软瘫。

(三)脊髓空洞症

男,5岁,主诉近数月来身体虚弱无力,先是右手,后是左手。在感觉无力之前,右手有两次偶然受伤,但两次都无痛觉,二次相隔数周。检查时发现患者双手掌骨明显突

出,表明手肌萎缩。患者均不能做手指收展运动和拇指内收、对掌运动。患者双手内侧至掌正中线处痛觉缺失;痛觉缺失区向上延至前臂掌面和背面的内侧半;在上臂前面痛觉缺失区靠内侧 1/3,上达腋窝水平,在背面则不到内侧一半。上睑稍下垂,右侧特别明显,瞳孔缩小也在右侧。双侧腕关节屈伸肌有些力弱,前臂肌有些萎缩。

【基础理论思考】

(1)脊髓背根和前根分别属于什么神经?

(2)局限节段内的空洞病变不至于影响粗略触压觉,为什么?

★答案与解析

(1)脊髓背根属于传入神经,即感觉神经。所有进入脊髓的感觉信息都是通过背根传入的。脊髓前根属于传出神经,即运动神经。除了头面部以外,支配躯干四肢的躯体运动神经和内脏器官的运动神经都是从脊髓前根发出的。

(2)脊髓空洞症患者如果仅中央管前交叉的感觉传导纤维受到局限的损害,可出现病变节段以下双侧皮节的痛觉和温度觉障碍,而粗略触压觉基本正常,即出现痛觉、温度觉和粗略触压觉障碍分离的现象。这是因为痛觉、温度觉传入纤维进入脊髓后,在进入水平的上下 1~2 个脊髓阶段内即完成全部换元并经前联合交叉到对侧;而粗略触压觉传入纤维进入脊髓后可分成上行和下行纤维,其换元可发生在多个节段范围,故中央管前交叉纤维在局限节段内的空洞病变不至于影响粗略触压觉。

【临床应用分析】

脊髓空洞症又称为脊髓积水空洞症,是一种慢性进行性疾病,病因不十分清楚,可分为先天发育异常性和继发性脊髓空洞症两类,后者罕见。主要病变为脊髓内空洞形成(主要是灰质)和胶质增生(非神经细胞),此患者脊髓空洞病变很快自中央管向周围发展,破坏了脊髓丘脑束在白质前连合处的交叉纤维,因此开始两上肢痛、温度觉消失的区域是大致相似的。但当空洞增大,侵犯了前角,造成了带有肌萎缩的迟缓性麻痹。此病常好发于颈部脊髓。从患者痛觉缺失的皮节区域看,病变应主要在 C_8 和 T_1 水平。从手的骨间肌明显萎缩来看,也符合这个节段受损伤。眼睑下垂和瞳孔缩小是霍纳(Horner)综合征(颈交感神经节麻痹综合征)的主要表现,表明至少 T_1 的中间外侧核受损。因 $T_{1\sim2}$ 侧角细胞发出的交感节前纤维至颈上神经节中继,节后纤维至瞳孔开大肌和上睑的平滑肌等,当 T_1 侧角细胞受到损伤时,发生上睑下垂和瞳孔缩小。治疗方面一般采用神经营养药物。鉴于本病为缓慢进展性,以及常合并一些脑部发育畸形,因此在明确诊断后应采取与病因相关的手术治疗。

【知识要点巩固练习】

(1)躯体痛觉通路中第二级神经元在

    A.周围神经末梢　　　　　　　　　B.脊髓丘脑束

    C.丘脑外侧核　　　　　　　　　　D.脊髓后角

(2)所谓运动单位是指

    A.一根脊神经和所支配的多个肌纤维

    B.一个 γ 运动神经元和所支配的多个肌纤维

C. 一个 α 运动神经元和所支配的多个肌纤维

D. 一个脑神经和所支配的多个肌纤维

★答案与解析

（1）D。躯体感觉的传入由三级神经元接替后向大脑皮质投射（视听觉除外）：一级神经元胞体在后根脊神经节；二级神经元胞体在脊髓后角或脑干有关的神经核；三级神经元胞体在丘脑的感觉接替核内。

（2）C。由一个 α 运动神经元及其所支配的全部肌纤维组成的功能单位，称为运动单位。一个运动单位所包含的肌纤维数目多少不一，参与粗大运动的肌肉，其运动单位所包含的肌纤维数目较多；而参与精细运动的肌肉，其运动单位所包含的肌纤维较少。

（四）脊髓痨

男，60 岁，主诉近 4 年两下肢锐痛。最近疼痛发作频繁，有时很重，需要服止痛片。近 1 年来行走困难。医生检查时发现，患者步态不稳，两足过度叉开站立：龙贝格（Romberg）征阳性［令患者闭眼两脚靠拢直立时，患者左右摇摆，几乎跌倒，这是因为失去下肢本体感觉）。两瞳孔大小不一，无瞳孔对光反射，但调节辐辏时瞳孔收缩［这是典型的阿-罗瞳孔（Argyll-Robertson 瞳孔），出现于梅毒性脊髓病患者］，无其他脑神经症状。肌力正常，两下肢和跟腱反射消失。两下肢位置觉和振动觉消失，两上肢稍有缺陷。

【基础理论思考】

（1）脊髓后索内有什么纤维束？

（2）患者为什么跟腱反射和两下肢本体感觉消失？

（3）为什么顶盖前区受损会出现 Argyll- Robertson 瞳孔？

★答案与解析

（1）脊髓后索内主要是传导躯体深感觉的薄束和楔束。

（2）此患者跟腱反射不能完成应该是后根传入纤维受损造成。两下肢本体感觉消失应该是后索受损导致本体感觉的传入通路受损所致。

（3）顶盖又称四叠体，位于中脑背侧部，由两对圆形小丘组成，分别称为上丘和下丘。上丘是皮质下视觉反射中枢，借上丘臂（为白质纤维）与外侧膝状体联系，主要形成眼运动的反射中枢。

【临床应用分析】

脊髓痨是中枢神经系的梅毒，主要病变在后根和后索。此患者是两侧薄束病变的症状。病变首先侵犯下位的脊神经节，早期引起锐痛（割刺样）。以后大多数后根内侧部纤维被破坏，后索也自此节段溃变。因本体觉不能向中枢传导，故下肢腱反射消失，出现 Romberg 征。Argyll-Robertson 瞳孔是诊断脊髓痨的一个重要体征，表示病变侵犯了顶盖前区，但其机制尚不明了。

【知识要点巩固练习】

（1）维持躯体姿势最基本的反射活动是

　　A. 腱反射　　　　　　　　　　B. 屈肌反射

　　C. 对侧伸肌反射　　　　　　　D. 肌紧张

(2)对肌梭正确的叙述为

    A. 它是各种多突触反射的感受器   B. 它只有感觉神经分布

    C. 它是牵张反射的感受器   D. 它的活动不受梭内肌主动收缩的影响

★答案与解析

(1)D。牵张反射包括腱反射与肌紧张两种类型。肌紧张是指缓慢持续牵拉肌腱所引起的牵张反射,表现为受牵拉的肌肉发生持续的轻度收缩状态。

(2)C。腱反射与肌紧张的感受器主要是肌梭。肌梭呈梭形,其外层有一结缔组织囊,囊内含有6~12条特殊肌纤维,称为梭内肌纤维;而囊外的骨骼肌纤维,则称为梭外肌纤维。

(五)内囊出血

男,20岁。在观看足球赛中突然晕倒,意识丧失2 d。意识恢复时,右侧上、下肢瘫痪。6周后检查发现右上、下肢痉挛性瘫痪,腱反射亢进,吐舌时偏向右侧。右侧眼裂以下面瘫。整个右半身的各种感觉缺损程度不一,但位置觉、振动觉和两点辨别性触觉全部丧失。温度觉部分丧失,痛觉未受影响。瞳孔对光反射正常,但患者两眼视野右侧半缺损。

【基础理论思考】

(1)内囊的结构特点是什么?

(2)什么叫三偏综合征?

★答案与解析

(1)内囊是由上、下行的传导束密集而成,可分三部:前肢(豆状核与尾状核之间)、后肢(豆状核与丘脑之间)、膝部(前后肢汇合处)。膝部有皮质脑干束,后肢有皮质脊髓束、丘脑皮质束、听辐射和视辐射。

(2)当内囊损伤广泛时,患者会出现偏身感觉丧失(丘脑中央辐射受损)、对侧偏瘫(皮质脊髓束、皮质核束受损)和偏盲(视辐射受损)的"三偏"症状。

【临床应用分析】

由于内囊前肢和膝部有运动神经纤维通过,后肢有感觉神经纤维和视、听放射纤维通过,也就是说,我们所感知的各种外界刺激及大脑皮质下达的各种命令,上上下下的信息交流,相当大一部分都是从内囊通过的,所以,内囊是一个关键的交通道口、重要的解剖部位,一旦这个部位出血,就会出现典型的"三偏"症状。内囊的血液供应来自豆纹动脉,是大脑中动脉的一个分支。大脑中动脉是颈内动脉的直接延续,血流量大。而豆纹动脉从大脑中动脉垂直分出,管腔纤细,管腔压力较高,极易形成微动脉瘤。当血压突然升高时,就会破裂出血,常发生于高血压动脉硬化患者。

患者右上、下肢痉挛性瘫痪表明上运动神经元损伤症状;因舌麻痹而萎缩,面下部亦麻痹,表明皮质脊髓束和皮质核束都受损伤。位置、振动和辨别性触觉的存在要求后索至大脑皮质这条通路必须完整,而痛觉可在背侧丘脑水平感知。两视野右侧半缺失是由于左侧视束及以上视神经通路受损。以上症状即"三偏"症状,说明病变在内囊。

【知识要点巩固练习】

（1）下列对周围性面瘫的描述错误的是

A. 损害的面神经多位于面神经核和面神经核以下的部位

B. 表现为同侧的面部表情肌,包括额纹消失,不能皱眉、皱额,不能闭眼

C. 还可表现为一侧面部鼻唇沟消失

D. 面神经核接受对侧皮质控制

（2）下列对中枢性面瘫的描述错误的是

A. 损害的面神经多位于面神经核以上的部位

B. 会造成对侧的面部下 1/4 的面瘫,表现为口角歪斜

C. 眼球活动或者睁闭眼不受影响,额纹也正常

D. 面神经核接受同侧皮质控制

（3）一侧内囊出血导致的视野缺损是

A. 两眼同侧视野缺损   B. 两眼对侧视野缺损

C. 两眼颞侧视野缺损   D. 两眼鼻侧视野缺损

★答案与解析

（1）D。周围性面瘫常见的原因是面神经炎,是由病毒、细菌感染后引发的免疫反应。损害的面神经多位于面神经核和面神经核以下的部位。上部发出神经纤维支配眼及以上面部,下部支配眼以下面部表情肌。上部是受双侧皮质脑干束的支配,而下部只受对侧皮质脑干束的支配。所以周围性面瘫表现为同侧一半的面部表情肌,包括额纹消失,皱眉、皱额不能,不能闭眼,同侧面部鼻唇沟消失,微笑的时候口角往正常的一侧歪斜。面神经核分为上部和下部(图 10-1)。

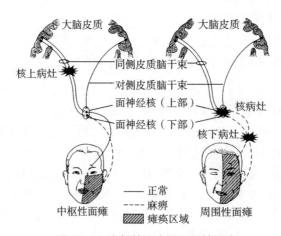

图 10-1 中枢性面瘫和周围性面瘫

（2）D。中枢性面瘫一般跟脑梗死、脑出血、脑炎、脑外伤以及脑脱髓鞘代谢性自身免疫性疾病有关系。损害的部位多位于面神经核以上。上部发出神经纤维支配眼及以上面部,下部支配眼以下面部表情肌。上部是受双侧皮质脑干束的支配,而下部只受对侧皮质脑干束的支配。所以,中枢性面瘫会造成对侧的面下部表情肌瘫痪,表现为对侧面

部鼻唇沟消失,微笑的时候口角往正常的一侧歪斜。但是患者眼球活动或者睁闭眼不受影响,额纹正常。

(3)B。视觉首先由节细胞轴突形成视神入颅腔,在视交叉的位置,来自两眼视网膜鼻侧半的纤维交叉,走在对侧视束中;颞侧半的不交叉,走在同侧视束中。形成视交叉后,延为视束。因此,左侧视束含有来自两眼视网膜左侧半的纤维,右侧视束含有来自两眼视网膜右侧半的纤维。视束行向后外,绕大脑脚,多数纤维止于外侧膝状体。在外侧膝状体内换元,由下一级神经元发出的轴突组成视辐射,经内囊后肢,终止于大脑距状沟周围的枕叶皮质(视区)。一侧内囊出血导致两眼对侧视野缺损(图10-2)。

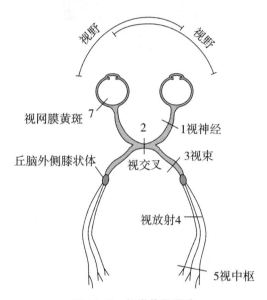

图10-2 视觉传导通路

(六)运动性失语症

女,20岁,两年前曾患亚急性细菌性心内膜炎,用大量青霉素治疗了6周。8个月前,忽然晕倒,神志不清约1 h。当意识恢复后,仍神志模糊5~6 d,不能说话。检查发现:右上肢痉挛性瘫痪,随意运动消失,无肌萎缩。右眼裂以下面肌麻痹。吐舌时舌尖伸向右侧,无萎缩。右下肢和左上、下肢无改变。无视觉和躯体感觉障碍,唇、舌能够运动,但不能说出规则的言语,问话时,只能回答简单的几个字,如"是"或"不是"。

【基础理论思考】

(1)此患者是哪一侧的哪些中枢区域受到损伤?

(2)4种语言功能的中枢在哪里?

(3)语言的优势半球是哪侧?

★答案与解析

(1)此患者是左侧的支配上肢运动皮质(中央前回的下部)、左侧的运动语言中枢、左侧的面神经核上传导通路和左侧的舌下神经核上传导通路受到损伤,表现为运动性功能受损、右眼裂以下面肌麻痹、对侧舌肌瘫痪。

（2）颞上回后部是语言听觉区（听话中枢）；角回部位是语言视觉区（阅读中枢）；额中回后部是语言书写区（书写中枢）；中央前回底部前方的布罗卡区处是语言运动区（说话中枢）（图10-3）。

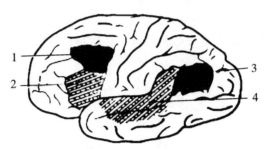

1.书写语言中枢（额中回后部）；2.说话语言中枢（中央前回底部前方）；
3.阅读语言中枢（角回）；4.听话语言中枢（颞上回后部）。

图10-3　语言中枢

（3）语言活动功能在左侧大脑半球占优势。

【临床应用分析】

运动性失语症，即平时所称的表达性失语症和皮质运动性失语症等。由优势半球第三额回病变引起，以口语表达障碍为最突出。主要表现为说话费力、不流利，语量稀少、呈电报式（主要是实质词）。外科医生布罗卡（Broca）于1860年发现此病症。这一发现证明了大脑左半球的言语优势，为纪念布罗卡的发现，人们把左半球主管言语的区域叫作布罗卡区域。

患者右上肢痉挛性瘫痪，意味着上运动神经元损伤。右侧眼裂以下面瘫和舌肌麻痹也支持上运动神经元损伤。患者右上肢瘫痪而右下肢完好，推测病变可能在大脑皮质。这样定位与运动性失语症是相符的，运动性语言中枢在优势半球的中央前回的前下方。这是由于供应此区大脑中动脉的分支血栓所致。患者曾患有心内膜炎病史，故很容易发生栓子脱落。

【知识要点巩固练习】

（1）所谓优势半球的优势主要是指
　　A. 空间辨认能力　　　　　　　　B. 语言功能
　　C. 音乐欣赏、分辨　　　　　　　D. 触觉认识
（2）躯体运动的大脑皮质代表区主要分布于
　　A. 中央前回　　　　　　　　　　B. 中央后回
　　C. 枕叶　　　　　　　　　　　　D. 皮质边缘叶

★答案与解析

（1）B。两侧大脑半球的功能并不是均等的，总是以一侧占优势。习惯用右手的人，语言活动功能在左侧大脑半球占优势，因此一般称左侧半球为优势半球。若右侧大

脑皮质损伤,不会出现上述失语症,而左侧大脑半球受到损伤时则会导致失语症。

(2)A。大脑皮质运动区包括主要运动区、辅助运动区和第二运动区。主要运动区位于中央前回。

(七)帕金森病

男,63岁,最近出现四肢震颤,且越来越严重,甚至走路困难。患者没有个人或家族病史。患者面无表情,很少眨眼。在休息时他会以"滚动药丸"的方式轻微颤抖,肌肉僵硬,驼背。在行走时,患者可以快速向前推进,但无法停止。患者没有痴呆或抑郁的表现。诊断为帕金森病。

【基础理论思考】

(1)基底节由哪些核团组成?

(2)震颤分为哪两种?

★答案与解析

(1)基底节主要包括尾状核、壳核和苍白球。此外,丘脑底核、中脑的黑质与红核及被盖网状结构等有关神经结构在功能上与纹状体密切相关,故也常被纳为基底节的范畴。

(2)震颤是两组拮抗肌交替收缩所引起的一种肢体摆动动作。帕金森病患者震颤在静止时表现明显,如同"滚动药丸"样,在做意向性动作时可减轻或暂时消失,称为静止性震颤;而脊髓小脑受损患者震颤在动作时出现,在精细动作的终末时最明显,称为意向性震颤。

【临床应用分析】

正常功能的基底节对控制人的运动是必要的。基底节任何部位的损伤都会导致典型的运动障碍。纹状体损伤导致持续、快速和不受控制的运动,如亨廷顿病。丘脑底核的病变可以看到偏侧投掷症,苍白球的病变可能会导致姿势障碍。黑质的损伤会导致帕金森病,其症状是由黑质中含有多巴胺的神经细胞的缺失引起的。帕金森病患者可能有多种症状,包括静息性震颤、肌肉僵硬、运动迟缓、步态障碍和姿势问题。

该患者主要症状表现为全身肌紧张增高、肌肉强直、随意运动减少、动作缓慢、面部表情呆板,动作发起困难。该病的病因是双侧黑质病变,多巴胺能神经元变性受损。基底神经节接受大脑皮质的纤维投射,其传出纤维经丘脑前腹核和外侧腹核接替后,又回到大脑皮质,构成基底神经节与大脑皮质之间的回路,该回路分为直接通路和间接通路两条途径。多巴胺可以通过黑质-新纹状体多巴胺递质系统 D_1 受体增强直接通路活动,对大脑皮质具有兴奋作用,也可以通过 D_2 受体抑制间接通路的活动,抑制这种兴奋。所以当中脑黑质有病变,多巴胺释放减少,可引起直接通路活动减弱和间接通路活动增强,导致动作的发起困难。

帕金森病是世界上第二常见的神经退行性疾病,其发病可能与环境和遗传因素有关。确定的帕金森病发病机制包括 α 突触核蛋白聚集、氧化应激、铁中毒、线粒体功能障碍、神经炎症和肠道失调。这些分子机制之间的相互作用使帕金森病的发病机制复杂化,并对药物的开发提出了巨大的挑战。同时,由于潜伏期长、机制复杂,其诊断和检测也成为帕金森病治疗的障碍之一。大多数传统的帕金森病治疗措施效果有限,且有严重的不良反应,因此需要开发新的治疗方法。

【知识要点巩固练习】

(1)基底节内大多数神经元释放的主要神经递质是

    A.乙酰胆碱   B.多巴胺

    C.γ-氨基丁酸   D.甘氨酸

(2)下列分别提供基底节的主要输入、输出和直接突触靶点的是

    A.小脑、苍白球、黑质   B.大脑皮质、苍白球、丘脑

    C.大脑皮质、壳核、黑质   D.丘脑、苍白球、大脑皮质

★答案与解析

(1)C。基底节神经元的大部分突触是抑制性的,并释放 γ-氨基丁酸(GABA)。另一种主要的抑制性神经递质甘氨酸在基底节并不重要,主要由脊髓的抑制性中间神经元释放。多巴胺是一种重要的神经递质,由黑质神经元释放,但这些神经元只占基底节神经元总数的一小部分。此外,其他神经递质(例如乙酰胆碱、NO、各种神经肽)从基底节的一些神经元释放,但数量最多的是 GABA。

(2)B。基底节和丘脑与大脑皮质形成运动回路。基底节的输入来自大脑皮质的前额叶和感觉联系,通过苍白球内段离开基底节。这些神经元的直接靶点是丘脑的腹前核、腹外侧核和中央正中核。这些丘脑核随后投射到大脑皮质的运动区。

(八)重症肌无力

女,33 岁,吃某些需要大量咀嚼的食物(肉)时,下颌肌肉自感无力和疲劳,需经过一段时间的休息,下颌肌肉力量才能恢复。患者被诊断为重症肌无力,开始服用乙酰胆碱酯酶抑制剂新斯的明。

【基础理论思考】

(1)乙酰胆碱酯酶抑制剂对神经肌肉接头有什么影响?

(2)细胞外 Ca^{2+} 的减少会对神经肌肉接头处的突触传递产生什么影响?

(3)乙酰胆碱(ACh)释放产生终板电位的离子机制是什么?

★答案与解析

(1)在终板膜的表面分布有乙酰胆碱酯酶,它可将 ACh 分解为胆碱和乙酸。所以,乙酰胆碱酯酶抑制剂可以阻止乙酰胆碱的降解,导致终板电位升高,并延长 ACh 在运动终板的作用。

(2)当神经纤维传来的动作电位到达神经末梢时,造成接头前膜的去极化和膜上电压门控 Ca^{2+} 通道的瞬间开放,Ca^{2+} 借助于膜两侧的电化学驱动力流入神经末梢内,使末梢内 Ca^{2+} 浓度升高。Ca^{2+} 可启动突触小泡的出胞机制,使其与接头前膜融合,并将小泡内的 ACh 排放到接头间隙内。所以,减少细胞外的 Ca^{2+} 可以减少突触前末梢囊泡中 ACh 的 Ca^{2+} 依赖性释放。

(3)ACh 打开配体门控通道,该通道对 Na^+ 和 K^+ 都具有渗透性,于是 Na^+ 内流、K^+ 外流,因为对 Na^+ 通透性高于 K^+,净效应是使骨骼肌细胞局部去极化,兴奋性升高。终板膜

本身没有电压门控 Na^+ 通道,因而不会产生动作电位;但是,局部反应可通过电紧张电位刺激周围具有电压门控 Na^+ 通道的肌膜,使之产生动作电位,并传播至整个肌细胞膜。

【临床应用分析】

该病例诊断为重症肌无力,是一种自身免疫性疾病,由抗乙酰胆碱受体(AChR)、肌肉特异性激酶或突触后肌膜中其他 AChR 相关蛋白的抗体引起。重症肌无力患者体内出现自身抗体,导致终板电位的幅度减小,使神经肌肉传导障碍,肌肉收缩无力甚至麻痹。针对肌肉烟碱乙酰胆碱受体(AChR)的自身抗体的存在是重症肌无力(MG)的最常见原因。这些抗体会损伤神经肌肉接头的突触后膜,并通过消耗 AChR 从而削弱突触传递而导致肌肉无力。

重症肌无力是一种神经肌肉疾病,典型症状为骨骼肌无力和疲劳。重症肌无力更常见于女性,发病高峰在 20~30 岁。男性发病率在 50~60 岁达到峰值。乙酰胆碱的释放正常,但由于抗原抗体复合物的免疫作用导致受体数量减少,终板电位减少,以至于无法达到肌肉动作电位阈值。尤其在重复性活动期间,乙酰胆碱的消耗导致释放减少。终板电位将更快地降低至动作电位阈值以下,从而降低了强直收缩的幅值,导致虚弱和疲劳。所以重症肌无力的典型症状是肌肉无力随着反复肌肉运动(如咀嚼)而增加,并随着休息而部分恢复。

重症肌无力的治疗包括使用乙酰胆碱酯酶抑制剂(可减少乙酰胆碱的降解,从而增强和延长每个终板电位)、胸腺切除术和免疫疗法的对症治疗。静脉注射免疫球蛋白和血浆置换是用于疾病恶化的快速治疗方法。经典的药物治疗,包括广谱免疫抑制药物,对许多患者都是有效的。然而,10% 的患者对目前这些治疗无效。这可能是由于长寿命的浆细胞产生了自身抗体,而浆细胞对常规的免疫抑制药物具有耐药性。因此,针对浆细胞的新疗法成为目前的研究热点。

【知识要点巩固练习】

(1)关于神经-骨骼肌接头的描述错误的是

    A.神经-骨骼肌接头是定向的化学突触

    B.接头后膜又叫终板膜

    C.终板膜电位是去极化电位

    D.终板电位需要通过时间总和作用才能使骨骼肌产生动作电位。

(2)关于神经-骨骼肌接头的兴奋传递错误的是

    A.乙酰胆碱的释放是量子式的释放

    B.乙酰胆碱的释放需要钙离子进入神经末梢内

    C.乙酰胆碱的释放是胞裂外排的方式

    D.终板电位可使终板膜的钙离子内流,从而启动肌丝滑行

(3)对乙酰胆碱受体不正确的叙述为

    A.N_1 受体存在于终板膜

    B.筒箭毒既可阻断 N_1 受体也可阻断 N_2 受体

    C.阿托品可阻断汗腺胆碱受体的兴奋

D. M 受体激活可产生副交感神经兴奋的效应

★答案与解析

(1)D。神经–骨骼肌接头产生的终板电位与其他兴奋性突触后电位传递有许多相似之处。例如,终板电位没有"全或无"的特性,其大小与接头前膜释放的 ACh 量呈正变关系;终板电位无不应期,有总和现象;终板电位也以电紧张形式进行扩布。但上述两种传递过程又有区别,神经–骨骼肌接头前膜一次量子式释放的 ACh 的量足够大,产生的终板电位也足够大,扩布到正常骨骼肌细胞膜的部位时能够达到阈电位水平,从而爆发动作电位,所以,神经–骨骼肌接头兴奋传递是 1:1 关系,即运动神经纤维每兴奋一次,它所支配的肌细胞也发生一次兴奋。但在其他兴奋性突触传递过程中,必须有多个神经冲动到达,使兴奋性突触后电位(EPSP)总和达阈电位水平,才能使突触后神经元兴奋。

(2)D。启动骨骼肌丝滑行的 Ca^{2+} 主要来源于通过兴奋收缩耦联,肌浆网释放的 Ca^{2+}。没有见报道说终板电位可使终板膜的 Ca^{2+} 内流。

(3)A。N_1 受体存在于自主神经的神经节的突触后膜上。

(九)脊髓横断损伤

男,19 岁,在发生严重机动车事故后被紧急送往医院急救中心。检查时,患者的生命体征正常,但两下肢均无活动或感觉,下肢无力且无反射。磁共振成像(MRI)显示脊柱下段骨折,脊柱核心明显肿胀和损伤。

【基础理论思考】

(1)急性横贯性脊髓损伤早期出现脊髓休克的表现有哪些? 为什么会出现脊髓休克?

(2)什么是反牵张反射?

(3)Ⅰa 类传入神经感知到了什么?

★答案与解析

(1)在颈髓横断面以下发生脊髓横断时,横断水平以下的自主运动和感觉丧失,出现脊髓休克的系列改变。脊髓休克时,病变下方受神经支配的肌肉最初会变得松弛,并失去反射反应。根据病变部位的不同,可能会出现各种其他体征,包括尿失禁和(或)大便失禁、心率和血压下降以及呼吸衰竭。出现脊髓休克的原因是突然失去了高位中枢(主要指大脑皮质、前庭核和脑干网状结构的下行纤维)对脊髓的易化作用的调节。

(2)肌肉受到强烈牵拉时产生的抑制牵张反射的舒张反应,叫作反牵张反射,能避免过度牵拉对肌肉的损伤。其感受器是腱器官。腱器官感受肌肉张力的变化通过Ⅰb 类纤维激活一个抑制性中间神经元,抑制同一肌肉的 α 运动神经元。

(3)Ⅰa 类传入神经感知肌肉被拉伸,是牵张反射的传入纤维。

【临床应用分析】

在高位切断脊髓的动物实验中,脊髓内上行与下行的神经束中断,造成感觉传入冲动不能上达大脑皮质,导致躯体感觉的永久丧失。同时大脑皮质的传出冲动也不能下达脊髓损伤平面以下的部位,以致离断水平以下的脊髓所支配的骨骼肌紧张性减低甚至消失,血压下降,外周血管扩张,发汗反射不出现,直肠和膀胱中粪尿积聚,说明动物躯体与内脏反射活动均减退以至消失,这种现象称为脊髓休克。

该病例患者为外伤引起脊髓损伤导致的下肢瘫痪,松弛而无反射,正处于弛缓性瘫痪的脊髓休克期,此期在人类持续2~4周。发生脊髓休克后,一些脊髓的反射功能可在不同程度上逐渐恢复,随后在损伤平面以下出现痉挛性瘫痪。在恢复过程中,各种反射的恢复也有先后,最先恢复的是一些比较原始、简单的反射,如屈反射、腱反射,而后是比较复杂的反射,如交叉伸肌反射、搔爬反射等。在脊髓躯体反射恢复同时,部分内脏反射活动也可有不同程度的恢复,如血压逐渐上升达一定水平,并出现一定的排便、排尿反射。上述情况说明,脊髓内存在着低级的躯体反射与内脏反射中枢,可独立完成一些简单的反射。但脊髓横断后,由于脊髓内上行神经束与下行的神经束均被中断,因此断面以下的感觉和随意运动很难恢复,甚至永远丧失,临床上称为截瘫。对于此类疾病的急救搬运过程中要保持头颈部和躯干部的伸直位,绝对不可使脊椎屈曲和扭转,尤其是颈椎伤。

脑通过脊髓各种上下行传导束神经纤维的冲动传导实现与躯干和四肢的功能联系。脊髓上方和内部的中枢神经横断对运动反射有不同的影响。膈神经由第3~5颈丛发出。安静状态下,由膈肌收缩增加的胸廓容积为通气总量的4/5。脊髓休克过后会出现痉挛和反射亢进。脊髓上方运动通路的损伤会导致肌紧张和反射亢进,而不会先出现一段时间的松弛性麻痹。去脑和去皮质姿势可能随着脊髓上方的横断而出现。

【知识要点巩固练习】

(1)一个支配3条肌纤维的运动单位很可能会支配

　　A.拇指中的肌肉　　　　　　　　B.肱二头肌中的肌肉

　　C.膀胱中的肌肉　　　　　　　　D.大腿中的肌肉

(2)在梭外肌纤维的主动收缩过程中,γ运动神经元的激活作用

　　A.降低牵张反射的幅度　　　　　B.增加梭外肌纤维产生的力量

　　C.增加Ⅰb传入的敏感性　　　　D.保持Ⅰa传入对意外拉伸的敏感性

(3)下列表明存在上运动神经元病变而不是下运动神经元病变的表现是

　　A.肌束震颤　　　　　　　　　　B.反射不足

　　C.严重的肌无力　　　　　　　　D.痉挛

★答案与解析

(1)A。一个运动单位所包含的肌纤维数目多少不一,参与粗大运动的肌肉,其运动单位所包含的肌纤维数目较多;而参与精细运动的肌肉,其运动单位所包含的肌纤维较少。

(2)D。在梭外肌纤维收缩期间,γ运动神经元也被激活缩短梭内肌纤维,以便在梭外肌收缩期间发生意外拉伸时,维持梭内肌纤维中Ⅰa拉伸受体的敏感性。这将增加而不是减少收缩期间诱发的任何牵张反射的幅度(选项A),并且不会对梭外肌力量、Ⅰb传入的敏感性或运动单位的总和产生直接影响(选项B、C)。

(3)D。上运动神经元损伤导致痉挛(硬瘫),是由于过度活跃的牵张反射。下运动神经元损伤导致软瘫。上段运动神经元损伤不会诱发肌束震颤。

（十）胸髓左侧半边横断

男,24 岁,背部被刺伤,立刻跌倒,两下肢失去运动。数日后右腿稍能活动。又过 1 周后右下肢几乎恢复了运动,但左下肢完全瘫痪。检查发现:左下肢无随意运动,腱反射亢进,巴宾斯基征阳性,右侧躯干胸骨剑突水平以下和右下肢丧失痛和温度觉,但左侧痛、温度觉完好。左下肢位置和动觉丧失,但右下肢正常。

【基础理论思考】

(1)脊髓半切断综合征的主要临床表现是什么? 为什么?

(2)腱反射亢进,巴宾斯基征阳性代表什么?

★答案与解析

(1)脊髓半切断综合征的主要临床表现是同侧病变节段以下痉挛性瘫痪、同侧病变节段以下深感觉障碍和对侧病变节段以下痛觉和温度觉障碍。脊髓传导通路的特点是浅感觉传导路是先在脊髓交叉后上行,而深感觉传导路则是先上行后在延髓交叉。因此,当脊髓半离断时,在离断的对侧出现浅感觉障碍,而在同侧发生深感觉障碍,同时伴有同侧的运动麻痹,临床上称为脊髓半切综合征。

(2)腱反射亢进,巴宾斯基征阳性代表脊髓以上锥体束损伤的病理性反射。

【临床应用分析】

当脊髓出现半离断损伤时,浅感觉障碍出现在离断的对侧,而深感觉障碍发生在离断的同侧,同时出现离断侧的运动障碍,临床上称为脊髓半切综合征。根据患者的表现,显然不是周围神经损伤,而是利刃刺伤了脊髓的传导通路。伤区在第 5 胸椎,并偏左侧,在这个水平造成了脊髓左侧半边横断。

高位中枢对脊髓反射既有易化作用,也有抑制作用,例如脊反射恢复后,屈反射增强,伸肌反射则减弱,这不利于瘫痪肢体支持体重,因此对于脊髓横贯性损伤的患者,通过站立姿势的积极锻炼发展伸肌反射很重要。患者左下肢完全瘫痪,腱反射亢进,表明左侧皮质脊髓束损伤;左下肢位置、运动觉消失(薄束)和右侧痛、温度觉消失(脊髓丘脑束萎缩)也表明伤区在脊髓左侧。从患者痛、温度觉丧失区在剑突水平以下,推测脊髓受损伤的节段约在第 6 ~ 7 胸椎。

【知识要点巩固练习】

(1)下列不是脊髓反射的是

    A. 肌牵张反射   B. 肌紧张

    C. 屈反射   D. 对光反射

(2)腱反射是

    A. 紧张性牵张反射   B. 单突触反射

    C. 反牵张反射   D. 多突触反射

★答案与解析

(1)D。脊髓反射包括能够单独完成的躯体活动的肌牵张反射和屈反射与交叉伸肌反射;另外脊髓还能单独完成内脏活动的排尿反射。牵张反射包括腱反射与肌紧张两种类型。瞳孔的对光反射基本中枢在脑干。

(2)B。腱反射是位相性牵张反射,其传入纤维较粗,传导速度快,反射的潜伏期很短,其中枢延搁时间只相当于一个突触的传递时间,故认为腱反射是单突触反射。腱反射的感受器主要是肌梭。腱器官是反牵张反射的感受器。

(十一)苯妥英钠引起的小脑共济失调

女,36岁,有长期癫痫病史,现在行走和协调困难。原来服用丙戊酸,最近几天转服苯妥英钠。她说自己的步态发生了剧烈变化,说话不清,视力模糊,运动时颤抖,手部动作不协调。患者以前从未出现过这样的症状。无头痛、眩晕或其他症状。检查发现她步态不稳,手眼协调性差,眼球震颤。当她做手部动作时,会轻微颤抖。尿液药物筛查苯妥英钠水平略有升高。计算机断层扫描(CT)和腰椎的影像学检查都正常,被诊断为小脑共济失调,可能是苯妥英钠的不良反应。

【基础理论思考】

(1)小脑的功能如何分区? 脊髓小脑对躯体运动有什么调节功能?

(2)浦肯野细胞的神经递质是什么? 小脑皮质的输出是兴奋性的,还是抑制性的,或是两者兼有?

★答案与解析

(1)小脑对于维持姿势、调节肌紧张、协调随意运动均有重要的作用,根据小脑的传入、传出纤维的联系,可以将小脑划分为3个主要的功能部分,即前庭小脑、脊髓小脑和皮质小脑。脊髓小脑与脊髓及脑干有大量纤维联系,主要功能是调节正在进行过程中的运动,协助大脑皮质对随意运动进行适时控制。

(2)浦肯野细胞的神经递质是γ-氨基丁酸(GABA)。小脑皮质输出是抑制性的。

【临床应用分析】

有许多不同的病因,包括遗传性疾病,可以导致共济失调,比如感染(艾滋病)、脑血管疾病、维生素缺乏、多发性硬化症、恶性肿瘤和甲状腺疾病。小脑共济失调与前庭性共济失调不同,因为它缺乏眩晕。急性和可逆性共济失调可在酒精中毒、汞中毒、苯妥英钠、锂、巴比妥类药物和化疗药物的应用后出现。

该患者被诊断为由苯妥英钠引起的小脑共济失调。苯妥英钠是钠通道阻断剂,是一种抗癫痫与抗心律失常药,可引起小脑共济失调的不良反应。按小脑的传入、传出纤维联系可将其分为前庭小脑、脊髓小脑与皮质小脑3个功能部分。脊髓小脑的主要功能是调节肌紧张和协调随意运动。当这部分小脑损伤后,随意动作的力量、方向及限度将发生很大紊乱,同时肌张力减退;患者不能完成精巧动作,肌肉在完成动作时抖动而把握不住动作的方向(意向性震颤),行走摇晃呈酩酊蹒跚状,这种动作性协调障碍,称为小脑共济失调。

【知识要点巩固练习】

(1)攀缘纤维

    A. 在浦肯野细胞中引起复杂的尖峰   B. 导致 GABA 从攀缘纤维末梢释放

    C. 对小叶结节无影响   D. 强烈刺激小脑深部核团神经元

(2)皮质小脑的主要功能包括

　　A. 直接刺激 α 运动神经元　　　　　B. 兴奋小脑深部核团
　　C. 产生促进搔扒反射的运动模式　　D. 学习和控制新的运动模式
（3）上、中、下脚的大部分轴突是
　　A. 高尔基细胞轴突　　　　　　　　B. 传入小脑
　　C. 浦肯野细胞轴突　　　　　　　　D. 颗粒细胞的平行纤维

★答案与解析

（1）A。攀缘纤维在浦肯野纤维上形成突触,由攀缘纤维释放的谷氨酸在浦肯野纤维上激活的复合峰可以在胞体和树突中同时产生有超射的动作电位。单个攀缘纤维中的单个动作电位在每个浦肯野纤维中都能引起一个锋电位。这是中枢神经系统中已知的最强的突触连接。攀缘纤维强烈刺激小脑皮质所有区域的浦肯野细胞。相比之下,从攀缘纤维到小脑深部核团神经元的突触非常弱。

（2）D。皮质小脑最重要的功能之一是学习和控制新的运动和姿势模式。小脑学习和其他小脑功能不是通过对运动神经元(选项 A)或脊髓模式发生器(选项 C)的直接作用来实现的,而是通过对小脑深部核团的模式抑制(而不是像选项 B 那样的兴奋)来调节运动皮质的活动,从而刺激丘脑神经元,进而刺激运动皮质的神经元。

（3）B。连接小脑和脑其他部分的小脑脚中约 97% 的轴突是传入小脑的。小脑皮质的输出仅由浦肯野细胞传递,浦肯野细胞虽然大而有力,但数量并不多。

（十二）唐氏综合征并发阿尔茨海默病

女,45 岁,因健忘被家人带到诊所。患者有唐氏综合征(Down syndrome)病史,但没有其他病史。多年来一直生活在需要辅助的环境中。在过去的 1 年里,她变得更加健忘。以前简单的任务变得越来越困难,比如开车、听从指示和打扫房间。她经常在下班回家的路上迷路,很难说出物体的名字和时间,经常认不出老朋友,忘记以前的对话。体检证实了许多记忆和认知缺陷。经过彻底检查,没有发现具体的病因,患者被诊断为阿尔茨海默病(Alzheimer's disease)。

【基础理论思考】

（1）什么是学习?
（2）什么是记忆?

★答案与解析

（1）学习指人和动物依赖于经验来改变自身行为以适应环境的神经活动过程,其形式有非联合型学习(不需要在刺激和反应之间形成某种明确的联系)和联合型学习(在时间上很接近的两个事件重复地发生,最后在脑内逐渐形成联系)。

（2）学习和记忆是两个相联系的神经过程。记忆则是学习到的信息储存和"读出"的神经活动过程,可以细分成 4 个阶段,即感觉性记忆、第一级记忆、第二级记忆和第三级记忆。前两个阶段相当于短时性记忆,后两个阶段相当于长时性记忆。从神经生理的角度来看,感觉性记忆和第一级记忆主要是神经元生理活动的功能表现;从神经生化的角度来看,较长时性的记忆必然与脑内的物质代谢有关,尤其是与脑内蛋白质的合成有关;从神经解剖的角度来看,持久性记忆可能与新的突触联系的建立有关。

【临床应用分析】

阿尔茨海默病是痴呆和记忆障碍的常见原因。在疾病早期，记忆力逐渐丧失，最终到日常活动障碍，如驾驶、遵循指示和购物。随着病情的发展，患者需要在监督下生活，并且难以记住姓名和对话。简单的任务，如报时和换衣服都变得极其困难。年龄和阿尔茨海默病家族史是重要的危险因素。其发病机制尚不完全清楚，但在阿尔茨海默病患者中存在老年斑，细胞质神经纤维缠结的数量和频率增加。疾病后期的磁共振成像（MRI）显示弥漫性皮质萎缩，内嗅皮质和海马神经元显著缺失。

阿尔茨海默病，大多数发生在 60 岁以上的老年人身上，但是对于唐氏综合征患者而言，40 岁以前就很有可能受到这种病的侵袭。本病例为一位年龄为 45 岁的唐氏综合征患者发展为阿尔茨海默病。唐氏综合征与阿尔茨海默病有关联。额外的 21 号染色体上的淀粉样前体蛋白（APP）基因生成 APP 后被剪切成更小的 β 淀粉样蛋白（Aβ），导致 Aβ 的过度产生，并沉积在阿尔茨海默病患者的神经炎性斑块中，使得脑细胞退化或死亡，导致学习、记忆等脑的高级功能障碍。

【知识要点巩固练习】

（1）可以诱导出 N-甲基-D-天冬氨酸（NMDA）受体依赖的突触长时程增强的是

　　A. γ-氨基丁酸在 NMDA 受体附近释放

　　B. 低频突触输入期间的 Ca^{2+} 内流激活蛋白磷酸酶

　　C. 谷氨酸释放受到抑制

　　D. 强烈的去极化将 Mg^{2+} 从 NMDA 受体的孔中排出

（2）一名 80 岁的男子患有非常轻微的阿尔茨海默病。下列可能会受到神经元丢失影响的是

　　A. 小脑深核　　　　　　　　　　B. 基底节

　　C. 内嗅皮质　　　　　　　　　　D. 下丘脑

（3）在精神状态评估中，一位 70 岁的女性在陈述性记忆方面出现障碍。这种类型的记忆包括

　　A. 基于新技能的神经改变　　　　B. 习惯化

　　C. 在操作性条件反射过程中获得的记忆　　D. 对个人经历的有意识记忆

★答案与解析

（1）D。当谷氨酸从突触前/终末释放时，突触后充分去极化，Mg^{2+} 从 NMDA 受体通道孔排出，大量 Ca^{2+} 可通过通道进入时，NMDA 受体依赖性长时程增强被诱导。Ca^{2+} 的激增激活了各种酶，包括蛋白激酶，触发级联反应，从而加强突触传递效率。通常需要高频刺激多个突触前纤维，以允许足够的 Ca^{2+} 进入，激活蛋白激酶。低频刺激允许少量的 Ca^{2+} 进入，这可以选择性地激活蛋白磷酸酶以产生相反的效果，降低突触的强度［称为长时程抑制（LTD）］。

（2）C。阿尔茨海默病期间神经元丢失的最早迹象是在内嗅皮质中发现的，内嗅皮质是通往海马体的通道。这种退化被认为会扩散到海马体，然后扩散到大脑的其他区域。目前正在加紧努力，通过利用先进的成像技术比较内嗅皮质和海马体与大脑其他部位的

相对体积,开发早期诊断阿尔茨海默病的方法。

(3)D。根据定义,陈述性记忆由关于个人经历的情节记忆和从他人那里学到的事实的语义记忆组成。这些记忆可以通过有意识的努力来回忆,与本问题中列出的其他形式的记忆不同。

(十三)破伤风

男,22岁,主诉颈部和下巴进行性僵硬,吞咽困难,肩膀、背部以及腹部僵硬,病史1 d。经进一步询问,患者称下颌僵硬是首发症状,其次是颈部僵硬和吞咽困难。检查发现他颈部、肩部和手臂肌肉僵硬,面部表情无法自行停止,背部肌肉紧张,背部呈弓形。患者大约7 d前农场犁地时导致左脚一3 cm长的撕裂伤,之后没有使用破伤风疫苗。医生诊断患者为破伤风感染,骨骼肌出现强直性收缩。医生给其注射了破伤风抗毒素进行治疗。

【基础理论思考】

(1)神经轴突可以什么方式运输什么物质?

(2)破伤风毒素如何影响神经的功能?

(3)中枢内有哪些典型的兴奋性和抑制性的神经元和神经递质?

★答案与解析

(1)物质在轴浆内的运输有顺向与逆向两种。顺向轴浆运输是实现递质释放、神经内分泌、受体与离子通道等结构和功能物质代谢更新的生理基础,也是内源性神经营养物质的通道。逆向轴浆运输可能起着反馈控制胞体合成蛋白质的作用,也可能与递质的回收有关。逆向运输还能转运末梢摄取的外源性物质,是外源性亲神经物质的通道。

(2)破伤风毒素可以由神经末梢摄取,通过逆向轴浆运输,由外周侵犯中枢。

(3)肾上腺素能神经元、胆碱能神经元属于兴奋性的,而多巴胺能神经元、甘氨酸能神经元和γ-氨基丁酸能神经元是抑制性的。

【临床应用分析】

本病例患者于7 d前有外伤史,1 d前出现吞咽困难,颈项强直,牙关紧闭、呈苦笑面容,颈、躯干、上肢肌群痉挛,出现腰部上挺,颈项上弓的角弓反张现象,可初步诊断为破伤风。破伤风是由破伤风杆菌感染所致的特异性感染性疾病。破伤风杆菌只在伤口的局部生长繁殖,产生的外毒素才是造成破伤风的原因。外毒素有痉挛毒素和溶血毒素两种,前者是发病的主要毒素,对神经有特殊的亲和力,能引起肌痉挛;后者则能引起组织局部坏死和心肌损害。破伤风的痉挛毒素经血液循环和淋巴系统,并结合在血清球蛋白上到达脊髓灰质前角或脑干的运动神经核。到达中枢神经系统后,毒素主要结合在灰质中突触小体膜的神经节苷脂上,使其不能释放抑制性递质(甘氨酸或γ-氨基丁酸),以致α运动神经系统失去正常的抑制活动,肌浆网释放的钙持续与肌钙蛋白结合,延长了横桥周期的时间,导致肌肉持续收缩,引起特征性的全身肌肉的紧张性收缩或阵发性痉挛。破伤风的症状通常始于面部肌肉,如咬肌,然后发展到颈部、肩部、背部、上肢和下肢。全身肌肉痉挛可能危及呼吸。破伤风抗毒素用于结合和中和循环中和游离尚未结合的毒素。应对伤口进行探查、清洁和清创。肌肉痉挛可以通过安定(GABA激动剂)等药物控制。保护呼吸道至关重要。

【知识要点巩固练习】

(1)一人被一支箭刺伤后开始肌肉无力,检查发现手臂神经受到刺激时,产生的电生理脉冲的频率和振幅正常,但是神经兴奋引起的肌肉收缩很弱。当肌肉受到直接刺激时,就会发生正常的收缩。肌肉无力很可能是由于

　　A.乙酰胆碱刺激肌纤维的能力降低　　B.肌纤维中钙结合肌钙蛋白的能力降低

　　C.肌肉产生 ATP 的能力降低　　　　 D.肌肉耐受破伤风毒素的能力下降

(2)如果一个人经常举重,参与举重的肌肉就会肥大,并力量增大。这种训练的生理学基础是

　　A.肌肉纤维的长度　　　　　　　　　B.最大收缩速度

　　C.肌肉中快速收缩纤维的数量　　　　D.平行排列的肌节数目

(3)当手拿着一个装满碗碟的托盘时,如果再放上 5 磅的碗碟,手拿着托盘的肌肉增加收缩力将通过增加

　　A.肌肉长度　　　　　　　　　　　　B.激活的运动单位数量及其激活频率

　　C.肌肉细胞内 Ca^{2+} 浓度峰值　　　　D.每个单独横桥与肌动蛋白相互作用的强度

★答案与解析

(1)A。因为肌肉对直接刺激的反应正常,所以问题不在肌肉本身。因此,选项 B、C、D 不可能是答案。电生理检测结果说明也不可能是由于运动神经的动作电位失效。因此,最可能的解释是由于乙酰胆碱刺激肌纤维的能力降低而导致神经肌肉接头的问题。南美洲居民使用的箭毒是一种与乙酰胆碱受体结合的药物,阻滞了乙酰胆碱结合。从而减少运动神经对骨骼肌的激活。

(2)D。当骨骼肌发生肥大时,这主要是由于现有肌纤维中肌节数量的增加,也可能是由于肌纤维的增加,从而增加了肌肉收缩的力量。肌肉的长度受外在因素的影响,一般不会改变。增加的肌节将与已经存在的肌节相似。

(3)B。骨骼肌收缩力的增加受中枢神经系统招募的运动单位数量及其激活频率的调节。肌肉的长度(选项 A)没有变化,因为这是等长收缩,而且即使在等张收缩期间,骨骼肌的长度也没有明显变化。每次收缩时,体内储存的钙释放量大致相同,因此细胞内 Ca^{2+} 浓度峰值(选项 C)不会上升到更高的水平。最后,在等长收缩期间,每个单独的横桥与肌动蛋白相互作用将产生相同的力(选项 D)。总作用力的增加是由于同时发生的肌动蛋白-肌球蛋白相互作用的数量增加。

(十四)高血压脑出血

男,57 岁,有 7 年高血压病史。运动到家突然左侧头痛、呕吐、短暂意识不清,并有右侧肢体瘫痪。体检:嗜睡,血压 220/130 mmHg。两眼向左侧注视,右侧上下肢肌张力低,无主动运动,对针刺无反应。右侧肢体腱反射亢进,右侧巴宾斯基(Babinski)征阳性、查多克(Chaddock)征阳性,有轻度脑膜刺激征。腰椎穿刺结果:脑脊液压力 240 mmH$_2$O、无色透明,红细胞 $3.5×10^8$/L、白细胞 $8×10^6$/L、蛋白 0.45 g/L、糖和氯化物正常。

【基础理论思考】

(1)为什么内囊及其附近是脑出血的好发部位?

(2)大脑皮质的主要运动区定位及其特点是什么?

★答案与解析

(1)内囊及其附近是脑出血的好发部位,主要与该区域的脑血管特点有关。供给内囊和基底节附近血液的动脉是自大脑中动脉直接发出的细支,而大脑中动脉可视为颈内动脉的延续,故该动脉压力大,而且该细支常以直角发出,加上管腔细小,管壁较薄,行程长,在有动脉硬化的基础上,很容易在血压突然升高时发生破裂出血。

(2)主要运动区位于中央前回。具有下列功能特征。①交叉性支配:即一侧皮质主要运动区支配对侧躯体的运动,但头面部肌肉的运动,除少数肌肉外,均接受双侧主要运动区的支配。②倒置分布:躯体各部分在皮质主要运动区的定位安排呈倒置分布,即下肢代表区在顶部,上肢代表区在中间部,头面部肌肉代表区在底部;但头面部内部的安排是正立的。③功能代表区的大小与运动的精细、复杂程度有关,即运动越精细、复杂,皮质相应运动区面积越大。

【临床应用分析】

患者在高血压病的基础上发生半身不遂,其临床特点是劳累后突然起病和血压增高,具有意识障碍、头痛、呕吐等颅内压增高症状,脑脊液压力增高和红细胞数目增多,这些特征均符合高血压病脑出血。脑脊液红细胞数增多如果不显著,是由于出血未直接破入脑室和蛛网膜下腔。为确定诊断可做脑超声检测和头部 CT。由于脑出血引起死亡的主要原因是脑水肿和脑疝,因此使用脱水剂来控制脑水肿和降低颅内压是内科治疗的重要措施。吸氧、止血、降低高血压,限制液体钠盐的摄入,以及保持呼吸道通畅均是有益的疗法。

此病应和脑血栓形成鉴别。脑血栓形成起病较缓慢,无严重头疼、呕吐和意识障碍等颅压增高症状。一般无脑脊液压力增高,仅有瘫痪肢体的病理反射。脑血管造影可发现动脉闭塞。超声检查和头部 CT 也可做鉴别诊断。

脑出血根据出血的部位不同可表现出症状的差异。脑桥出血者出现病灶侧周围性面瘫及对侧肢体瘫痪,重症患者很快昏迷,四肢瘫痪,双侧瞳孔极度缩小,出现高热和呼吸障碍;内囊及其附近出血表现为意识障碍、偏瘫及一侧瞳孔扩大。内囊和基底节附近是脑出血的好发部位,约占脑出血的 80%;小脑出血则以急性颅内压增高及共济失调为特点。

【知识要点巩固练习】

(1)深反射亢进见于

    A.脊髓后根受损   B.脊髓前角受损

    C.肌肉病变   D.脑或脊髓损害

(2)一位老年动脉硬化患者出现偏瘫,经过检查确诊为脑出血,下列最不应该属于患者表现的是

    A.瘫痪发展速度较快   B.无意识障碍

    C.脑脊液有红细胞   D.CT 扫描表现脑软化灶的密度较高

★答案与解析

(1)D。由于网状脊髓束及锥体束对脊髓反射弧的抑制被解除,故出现深反射亢进。后根、后角和肌肉病变,因损害深反射,故产生深反射减弱或消失。后索受损引起病变水平以下的深感觉障碍和深反射减弱。

(2)B。脑出血发病快,多有意识障碍,由于血液常破入脑室,脑脊液可含有脑细胞。脑血栓形成则发病较慢,多无意识障碍,脑脊液多正常。脑出血时 CT 扫描,在一定时期内软化灶密度较高,脑血栓形成的脑软化灶密度则减低。

(十五)蛛网膜下腔出血

男,25 岁,运动中突然发生剧烈头疼,呕吐和意识不清。体检:浅昏迷,血压 120/80 mmHg。体温 37 ℃,颈抵抗、颈胸距 4 横指,克尼格(Kernig)征阳性。右上眼睑轻度下垂,右眼球外展位,右侧瞳孔 4 mm、光反应迟钝,左侧瞳孔 2 mm、光反应灵敏。左肢体活动差,左侧巴宾斯基征阳性。

【基础理论思考】

(1)腱反射、巴宾斯基征、查多克征、脑膜刺激征是检查什么的?

(2)锥体束、脊髓丘脑束和脊髓后束分别在中枢哪个位置交叉到对侧?

★答案与解析

(1)腱反射、巴宾斯基征、查多克征、脑膜刺激征是检查皮质脊髓束是否损伤的。

(2)锥体束在延髓下端腹侧通过椎体交叉走向对侧;脊髓丘脑束在脊髓通过脊髓灰质前联合走向对侧;脊髓后束在延髓通过内侧丘系交叉走向对侧。

【临床应用分析】

青年人蛛网膜下腔出血最常见的原因是颅底动脉瘤破裂,其次是脑血管畸形和脑动脉粥样硬化,少见的为高血压和血液病。表现为突然起病、剧烈头痛、呕吐、意识不清和具有明显的脑膜刺激征。右侧动眼神经麻痹和左侧肢体力弱,说明颅底动脉瘤破裂出血,并侵及右侧中脑腹侧的大脑脚。腰椎穿刺显示血性脑脊液。脑血管造影可以确定诊断。内科治疗原则是患者安静卧床,应用止血剂和脱水剂,以及止痛、镇静和通便等药物治疗。动脉瘤确定诊断后,病情许可应尽早手术治疗。

【知识要点巩固练习】

(1)对感觉传导路不正确的叙述是

    A.来自身体同侧部分的感觉信息,是由终止于楔束核和薄束核内的一级神经元轴突所传导

    B.内侧丘系是一类二级神经元途径,其神经末梢终止于丘脑感觉接替核

    C.经典感觉传导途径的三级神经元位于丘脑,其发出纤维投射到中央前回

    D.深感觉的二级神经元在延髓下部的中线交叉,最终可投射到中央前回

(2)快速叩击肌腱时,引起牵张反射,刺激的感受器是

    A.腱器官   B.肌梭

    C.游离神经末梢   D.皮肤触觉感受器

★答案与解析

(1)C。经典感觉传导途径的三级神经元位于丘脑,其发出纤维投射到中央后回。

(2)B。快速叩击肌腱时,梭外肌纤维被拉长,可以被肌梭内的梭内肌纤维所感知。

(十六)脊髓压迫症

男,45 岁。1 年来左胸痛,初呈发作性,在咳嗽和发作时加重,后发展为持续性疼痛。近半年来左下肢无力、逐渐加重。现左下肢全瘫和右下肢轻瘫。两侧胸 4 ~ 5 节段以下痛觉减退、右侧更加严重,排尿困难,两下肢巴宾斯基征阳性。

【基础理论思考】

(1)脊髓压迫可出现哪些运动障碍的表现?

(2)脊髓压迫可出现哪些反射异常?

★答案与解析

(1)脊髓前角受压时可出现节段性下运动神经元性瘫痪症状,表现为由受损前角支配范围内的肢体或躯干肌肉萎缩、无力、肌肉纤颤。当皮质脊髓束受压时,引起受压平面以下肢体的痉挛性瘫痪,瘫肢肌张力增高、腱反射亢进、病理反射阳性。

(2)锥体束受累时可出现损害平面以下同侧腱反射亢进并出现病理反射。受压节段后根、前根或前角受累时出现病变节段腱反射减弱或缺失、腹壁反射和提睾反射缺失。

【临床应用分析】

本病的特征是逐渐加重的神经根和脊髓损害。病变先累及左侧的胸神经根,然后累及左侧的脊髓。现为不完全性横贯性脊髓损害,有不典型的脊髓半横断综合征。因而病程符合一个起始于左侧胸段脊髓的髓外压迫病变,造成逐渐加重的脊髓压迫。脊髓受压的节段定位,首先根据疾病早期的节段性症状,如神经根痛、感觉过敏、肌肉萎缩、腱反射减低或消失。感觉障碍的平面对病灶定位常有较大参考价值,感觉障碍的上界节段常是压迫病变的最低节段。参考肢体瘫痪的性质和反射的改变。脊髓 X 射线片、脊髓碘油造影和蛛网膜下腔同位素扫描能比较精确地指出病变的节段定位。

【知识要点巩固练习】

(1)下列说法正确的是

    A. 一侧脊髓丘脑束受累使对侧躯体较病变水平低 2 ~ 3 个脊髓节段以下痛温觉减退或缺失

    B. 一侧脊髓丘脑束受累使对侧躯体较病变水平高 2 ~ 3 个脊髓节段以下痛温觉减退或缺失

    C. 一侧脊髓丘脑束受累使对侧躯体同节段病变水平以下痛温觉减退或缺失

    D. 一侧脊髓丘脑束受累使同侧躯体同节段病变水平以下痛温觉减退或缺失

(2)脊髓丘脑侧束内传导骶、腰、胸、颈皮肤感觉纤维的排列顺序是

    A. 由腹侧向背侧　　　　　　　　　B. 由背侧向腹侧

    C. 由外侧向内侧　　　　　　　　　D. 由内侧向外侧

★答案与解析

(1)A。痛温感觉神经从后根进入脊髓后角,先上升 2 ~ 3 个脊髓节段,在后角固有核

换元后,由下一级神经纤维交叉到对侧形成脊髓丘脑侧束。

(2)C。来自浅感觉的上行纤维在脊髓内有一定的空间排布。来自骶、腰、胸、颈区域的轴突在前外侧索依次由外到内加入,因此如果肿瘤从脊髓外压迫和侵蚀脊髓丘脑束,首先波及的是来自骶腰部的纤维,病变早期可出现骶部和腰部痛觉和温度觉的缺失(图10-4)。

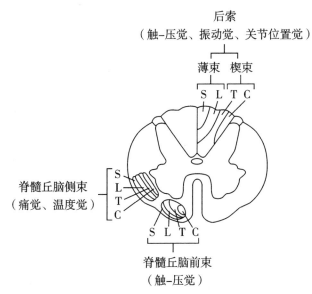

图10-4 骶(S)、腰(L)、胸(T)、颈(C)躯体感觉纤维在脊髓内的排列顺序

第十一章　五官感觉

术语概念解释

1. **感受器**　分布在体表或组织内,专门感受机体内、外环境变化的特殊结构或装置。

2. **感觉器官**　有的感受器是高度分化的感受细胞,如视网膜中的视锥细胞和视杆细胞、耳蜗中的毛细胞等,这些感受细胞连同它们的附属结构构成感觉器官。

3. **感受器换能作用**　感受器能把作用于它们的各种刺激形式,转变成为相应的感受细胞或传入神经末梢上的电变化。前者称为感受器电位,后者称为启动电位或发生器电位。

4. **暗适应**　当人长时间在明亮环境中突然进入暗处时,最初看不清任何东西,经过一定时间后,视觉敏感度逐渐增高,才能看见在暗处的物体。

5. **明适应**　当人长时间在暗处而突然进入明亮处时,最初感到一片耀眼的光亮,不能看清物体,只有稍待片刻才能恢复视觉。

6. **双眼视觉**　两眼同时看一物体时所产生的视觉。

7. **立体视觉**　两眼视物时,能看到物体的高度、宽度和深度,它是由两眼的视差所形成的。

8. **视力**　人眼能分辨的两点间最小距离。

9. **视野**　单眼固定注视正前方一点时该眼所能看到的空间范围。

10. **眼内压**　眼球内容物作用于眼球壁的压力。

11. **听阈**　针对一种频率的声波,刚好能引起听觉的最小强度。

12. **耳蜗内电位**　若以鼓阶外淋巴为参考零电位,耳蜗未受刺激时,其蜗管内淋巴中的电位为+80 mV 左右。

13. **微音器电位**　当耳蜗受到声音刺激时,在耳蜗及其附近结构中可记录到交流电变化,其频率和幅度与作用于耳蜗的声波振动完全一致。

14. **前庭自主神经反应**　若前庭器官长时间受到过强的刺激或前庭器官过度敏感时,常会引起恶心、呕吐、眩晕、皮肤苍白等现象。

15. **眼震颤**　当躯体做旋转运动时引起的双侧眼球出现的同步往返运动。

■ 基础理论阐释

1. **人眼的折光系统**　主要由角膜、房水、晶状体、玻璃体 4 种折射率不同的折光体构成。

2. 眼折光功能的调节

(1)晶状体的视近调节:当视近物时,引起睫状肌反射性地收缩,睫状体向前移动,导致悬韧带松弛,晶状体由于其自身的弹性而变凸。晶状体变凸使其曲率增加,折光能力增强,从而使像成于视网膜上。

(2)瞳孔近反射:瞳孔的大小受自主神经的调节,当视近物时,可反射性地引起双侧瞳孔缩小,称为瞳孔调节反射或瞳孔近反射。其生理意义是减少进入眼内的光线量及折光系统的球面像差和色像差,使视网膜上成像更为清晰。

(3)瞳孔对光反射:瞳孔大小随入射光线的强弱而改变的现象,称为瞳孔对光反射。瞳孔对光反射是一种重要的适应性过程,可以调节入眼的光线量,保证视网膜不会因为光线过弱而影响视觉,也不会因为光线过强而受到损伤。

(4)眼球会聚:当双眼注视某一近物或被视近物由远移近时,会发生两眼球内收及视轴向鼻侧聚拢的现象,称为眼球会聚。眼球会聚是由于两眼内直肌反射性收缩所致,也称为辐辏反射。其意义是使双眼的物像能落在两眼视网膜的对称点上(中央凹),产生单一清晰的视觉而避免复视。

3. 眼的折光功能异常

(1)近视:近视的发生多数是由于眼球前后径过长(轴性近视),也可因晶状体曲率过大、折光率过强(屈光性近视)导致远物发出的平行光线聚焦在视网膜之前,因此,近视眼看不清远物。纠正近视可用凹透镜,使入眼的平行光线适当分散,再经眼的折光后就能成像于视网膜上。

(2)远视:远视的发生多数由于眼球的前后径过短(轴性远视)或折光系统的折光能力过弱(屈光性远视),看 6 m 以外的物体时,物像成像在视网膜之后。纠正远视可用凸透镜增加光线聚合,使远处平行光线不需晶状体调节就能在视网膜上形成清晰的物像。

(3)散光:散光眼多因眼的折光表面不呈正球面,导致折光表面不同方位的曲率半径不相同。因此,各点的平行光线不能同时聚焦于视网膜上,在视网膜上成像不清晰或产生物像变形。纠正散光可用圆柱形透镜,使曲率异常得到纠正。

(4)老视:随着年龄增长,眼睛的晶状体弹性减弱,睫状肌收缩能力降低而引起眼睛的近点远移,导致视近困难,称为老视。在近距离的工作中,需加凸透镜矫正。

(5)白内障:晶状体混浊称为白内障。世界卫生组织从防盲、治盲的角度出发,将晶状体混浊并导致矫正视力低于 0.5 者,称为临床意义的白内障。

4. **视网膜**　位于眼球壁最内层,是一层透明的神经组织膜,由外向内分为 4 层,即色素细胞层、感光细胞层、双极细胞层和神经节细胞层。

5. 视网膜的两种感光换能系统

(1)视杆细胞的感光换能机制:视杆细胞中所含的视色素是视紫红质,它是由视蛋白和11-顺视黄醛组成。在光照下,视紫红质迅速分解成视蛋白和全反视黄醛。视紫红质的光化学反应是可逆的,它在光照下分解,在暗处又重新合成,这是暗视觉的基础。

(2)视锥细胞的感光换能和颜色视觉产生机制:视网膜上有3种不同的视锥细胞,分别含有对红、绿、蓝3种光敏感的感光色素,当某一波长的光线作用于视网膜时,3种不同的视锥细胞产生不同程度的兴奋,这样的信息经处理后转化为不同组合的神经冲动,传到大脑皮质就产生不同的色觉。

如果因遗传因素,视网膜缺乏相应的视锥细胞,对三原色中某种颜色缺乏辨别能力,称为色盲。色盲可分为全色盲(不能分辨颜色)和红绿色盲(缺乏感受红光和绿光的视锥细胞)。若对三原色反应的能力降低,称为色弱。

6.声波传入内耳的途径

(1)气传导:声波由外耳道引起鼓膜振动,经听骨链传至前庭窗膜,再传入耳蜗,这一传导途径称为气传导,是声波传导的主要途径。

(2)骨传导:声波引起颅骨振动,直接引起位于颞骨骨质中的耳蜗内淋巴振动,这一传导途径称为骨传导。由于骨传导的敏感性比气传导低得多,故对于正常听觉其作用甚微。

耳聋分为传音性耳聋和感音性耳聋两种。前者是由于传音装置功能障碍,特别是鼓膜或中耳病变,导致气传导明显受损,而骨传导却不受影响,甚至相对增强;后者(神经性耳聋)是由于感音装置功能障碍,如耳蜗、听神经损伤(药物中毒)或听觉传导通路某一环节功能障碍使听力功能减退或丧失。感音性耳聋时,气传导和骨传导将同样受损。感音性耳聋患者应尽早科学选配助听器。

7.耳蜗的结构及感音功能 耳蜗形似蜗牛壳,由一条骨质管腔围绕一锥形骨轴盘旋向上转 $2\frac{1}{2} \sim 2\frac{3}{4}$ 周所构成。在耳蜗的横断面上有两个膜性分界,斜行的为前庭膜,横行的为基底膜,这两个膜将管道分为3个腔,分别称为前庭阶、蜗管和鼓阶。基底膜上有螺旋器(也称柯蒂器),为声音感受器,由毛细胞及支持细胞等组成。毛细胞是听觉感受细胞,分为近蜗轴侧的内毛细胞和靠外侧的外毛细胞两类。毛细胞与听神经纤维末梢之间有丰富的突触联系,毛细胞兴奋可通过突触传向听神经纤维。

8.前庭器官 是人体感知对自身运动状态和头部在空间位置的感受器,由内耳中的3个半规管、椭圆囊和球囊共同组成。半规管的适宜刺激是身体旋转变速运动。椭圆囊和球囊的毛细胞位于囊斑上,毛细胞的纤毛植埋于位砂膜上。椭圆囊和球囊适宜刺激是直线加速度运动。前庭器官的感受细胞为毛细胞,其适宜刺激是与纤毛的生长面平行的机械力的作用。毛细胞与前庭器官基底部的感觉神经纤维形成突触,进行信息传递。

9.嗅觉感受器 为嗅细胞。嗅细胞位于上鼻道和鼻中隔后上部的嗅上皮中,是唯一起源于中枢神经系统且能直接接受环境中化学性刺激的神经元。嗅觉感受器的适宜刺激是有气味的化学物质。味觉的感受器是味蕾,主要分布在舌背部表面和舌缘,口腔和咽部黏膜的表面也有散在的味蕾存在。

临床应用/病例分析探讨

(一)左小脑前下动脉梗死;高血压病;冠心病

女,74 岁,因出现眩晕、视物不清和步态不稳等症状入住神经内科治疗。患者有20 余年高血压病史,不能坚持服药,感觉头痛时服降压药,头痛减轻后停药。入院前 3 d 晨起时感觉头痛和头晕,认为是高血压复发,服复方降压片。服药后头痛未减轻,去街道诊所就诊,按感冒和高血压病治疗。近 2 d 除头痛加重外还出现头晕,视物不清;感觉自己和周围物体都在旋转,耳朵内有持续的声响,扶墙才能行走。进食量明显减少,且进食和饮水时易发生呛咳。今日已不能自行起床,听不见别人问话而入院。查体:患者身体肥胖。心率94 次/min,血压 166/104 mmHg,呼吸 18 次/min。左侧鼻唇沟变浅,面部皮肤痛感消失,咀嚼能力消失。视网膜小动脉硬化,直径变小,视网膜内有散在出血点。右侧肢体瘫痪。血三酰甘油和血胆固醇浓度、血液黏度均较正常值明显升高。心电图见左室前壁心肌缺血性改变。磁共振成像和血管造影见脑内血管硬化,左小脑前下动脉闭塞。

【基础理论思考】

(1)内耳有什么功能?

(2)内耳的血液供应分支分布是怎样的?

★答案与解析

(1)内耳又称迷路,包括耳蜗和前庭器官。前者为听觉感受器官,后者属平衡觉感觉器官。

(2)供应内耳的血液来自基底动脉→小脑前下动脉→内听动脉(迷路动脉)→耳蜗总动脉+前庭动脉,分别供给耳蜗和前庭器官的血液。

【临床应用分析】

长时间同时伴有高血脂和高胆固醇的高血压患者,易于发生动脉血管粥样硬化改变,侵及冠状动脉而致冠心病。高血压病患者不正规服药,导致血管内的压力波动增大而易于引起血管内膜的损伤。高血小板黏度易于导致血管内血栓形成。

小脑前下动脉供应小脑半球的前下外侧部及相邻神经结构(脑被盖尾端的面神经核、三叉神经脊束核、脊髓丘脑束等)。小脑前下动脉梗死,小脑及相邻神经结构缺血,导致小脑功能障碍和同侧颅神经和椎体交叉水平以上的皮质脊髓束受损,故患者出现步态不稳、同侧面瘫(面神经受损)、面部浅感觉障碍(三叉神经受损)、对侧肢体瘫痪。小脑前下动脉的侧支供应内耳的循环。内听动脉突然梗死后耳蜗缺血,常引起耳鸣、听觉完全丧失、前庭器官供血不足引起的机体运动平衡障碍、眩晕和恶心等症状。

【知识要点巩固练习】

(1)以下哪些症状符合炎症性海绵窦血栓形成的患者

　　A. Horner 综合征　　　　　　　　B. 眼外肌麻痹、瞳孔散大和眼球突出

　　C. 面神经麻痹　　　　　　　　　　D. 眼震

（2）中脑顶盖附近病变,会出现

A. 瞳孔散大　　　　　　　　　　　　B. 瞳孔缩小

C. 眼裂变小　　　　　　　　　　　　D. 瞳孔缩小,对光反应消失

★答案与解析

（1）B。海绵窦位于蝶鞍的两侧,接受来自眼静脉、蝶顶窦、大脑中静脉和下静脉的血液,其内部有颈内动脉、动眼、滑车和外展神经以及三叉神经第一支通过。炎症性海绵窦血栓形成时,发生各眼外肌麻痹、瞳孔散大、眼睑下垂、角膜反射消失和额部感觉减退。静脉回流障碍引起眼眶周围和眼眶内的水肿和眼球突出。

（2）D。上丘是中脑顶盖上一对小丘,是视觉反射中枢,接受视束及枕叶皮质来的纤维,又发出纤维参与构成顶盖延髓束和顶盖脊髓束,交叉后下行,止于脑神经运动核及脊髓前角细胞,完成视觉反射。梅毒、脑炎、脑膜炎和酒精中毒等可引起中脑顶盖附近病变,这时可引起瞳孔缩小,直接和间接对光反应消失,临床上称为阿－罗（Argyll－Robertson）征。

（二）夜盲症＋双颞侧视野缺损

男,40 岁,因视力问题就诊,尤其是在夜间。视觉模糊主要表现在左右边缘区域。患者有近视,戴着矫正镜片。体检显示双侧视力为 20/100,左右两颞侧视野缺损。

【基础理论思考】

（1）导致双颞偏盲的颅内病变部位是什么?

（2）矫正近视需要什么类型的镜片?

（3）为什么维生素 A 缺乏会导致夜盲症?

★答案与解析

（1）引起双颞偏盲的病变部位在视交叉。

（2）近视眼需要双凹镜片进行矫正。

（3）光感受器中 11-顺式视黄醛的再生依赖于维生素 A。

【临床应用分析】

患者有夜盲的表现,提示有维生素 A 缺乏。视神经损伤会导致同侧眼睛失明,视束损伤会导致同侧偏盲。影响视交叉的病变影响颞侧视野,而不影响鼻侧视野。双颞侧视野缺损,即双颞侧偏盲,是视交叉损伤的表现。视交叉受损很少是由于其本身病变所致,大多是附近组织疾病侵犯所致,肿瘤或缺血可能影响各种神经束,包括视神经束。其中以肿瘤压迫最为常见。常见的原因有垂体肿瘤、第三脑室病变、颅咽管瘤、脑膜瘤、脑膜炎、蛛网膜炎和脑血管瘤等。彻底的眼部检查可以识别和定位许多疾病过程。仔细检查视野缺失的方位、瞳孔大小和视网膜变化,根据病变的位置和对视束的了解,可以预测视觉的变化。结合其他检查,如内分泌激素水平的测定和影像学的检查等,以反映患者潜在的身体状况,以明确诊断。

【知识要点巩固练习】

(1)吸收光后异构化为全反式视黄醛

 A.引起一系列构象变化,激活信号转导蛋白

 B.引起构象变化,使鸟苷酰环化酶失活

 C.发生在视杆细胞中,但不是视锥细胞

 D.允许视网膜直接与cGMP磷酸二酯酶结合

(2)在给光和撤光的通路中的视网膜神经节细胞对窄聚焦光束表现出相反的反应,因为

 A.给光双极细胞因感光细胞释放谷氨酸而超极化,而撤光双极细胞则去极化

 B.给光双极细胞刺激水平细胞,而撤光双极细胞抑制水平细胞

 C.给光双极细胞刺激视网膜神经节细胞,而撤光双极细胞则抑制视网膜神经节细胞

 D.给光感光细胞被光超极化,而撤光感光细胞被光去极化

★**答案与解析**

(1)A。异构化为全反式视黄醛导致 G 蛋白的激活,然后激活磷酸二酯酶水解cGMP。这种信号转导发生在视杆细胞和视锥细胞中,导致 cGMP 激活的阳离子通道关闭。

(2)A。光会减少所有眼部感光细胞的强直性谷氨酸释放,这会使给光双极细胞去极化(在没有光的情况下,谷氨酸释放会使双极细胞产生强直性超极化),并使撤光双极细胞产生超极化(在没有光的情况下,谷氨酸释放会使双极细胞产生强直性去极化)。给光和撤光双极细胞都会刺激视网膜神经节细胞,然后再刺激外侧膝状体中的神经元,进而刺激初级视觉皮质中的神经元,维持不同的给光和撤光的通路。

(三)梅尼埃病

男,55 岁,因间歇性出现眩晕、听力下降、耳鸣、耳闷而就诊。近期无耳感染或外伤,也没有服用任何药物。经检查,他患有低频听力缺损。其他检查无异常。经过全面检查后,患者被诊断为梅尼埃病。

【基础理论思考】

(1)前庭器官是如何调节身体平衡的?

(2)前庭器官的毛细胞是如何感受刺激并引起前庭神经兴奋的?

★**答案与解析**

(1)前庭器官由内耳中的 3 个半规管、椭圆囊和球囊组成,是人体对自身的姿势和运动状态以及头部在空间位置的感受器,在保持身体的平衡中起重要的作用。前庭器官的感受细胞都是毛细胞,正常条件下,机体的运动状态和头部在空间的位置的改变都能以特定的方式改变毛细胞纤毛的倒向,使相应的神经纤维的冲动发放频率发生改变,把这些信息传输到中枢,引起特殊的运动觉和位置觉,并出现相应的躯体和内脏功能的反射性变化。

(2)前庭器官的感受细胞为毛细胞,其适宜刺激是与纤毛的生长面平行的机械力的

作用。毛细胞与感觉神经纤维形成突触进行信息传递。当毛细胞上的动毛和静毛都处于自然状态时,细胞膜的静息电位约为-80 mV,此时,与毛细胞相连的神经纤维上保持一定频率的持续放电。外力作用使静毛朝向动毛的方向弯曲,可引起毛细胞膜去极化,若达到阈电位(约-60 mV),连接毛细胞的感觉神经纤维神经冲动的发放频率增加,表现为兴奋效应;相反,若外力使动毛朝向静毛的方向弯曲,则细胞膜产生超极化,传入冲动减少,表现为抑制效应。

【临床应用分析】

发作性眩晕、耳聋、耳鸣和耳胀满感是梅尼埃病的临床特征。木病例患者被诊断为梅尼埃病,这是以膜迷路积水为基本变化的内耳疾病,主要病理变化是蜗管与球囊膨大,前庭膜被推向前庭阶,椭圆囊及半规管壶腹膨胀,螺旋器听毛细胞和支持细胞、神经纤维和神经节细胞退行性变等,表现为眩晕、呕吐、耳聋、共济失调等。梅尼埃病初次发作过后纯音测听阈曲线可能基本正常或有轻度感音神经性聋,低频率听力损失为主,但是多次发作过后,听力曲线转为轻度至重度感音性聋,低频、高频听力均可累及,但罕见全聋。

眩晕是基层医疗机构的常见病。眩晕有多种病因,包括良性阵发性位置性眩晕(最常见)、梅尼埃病、迷路毒性损伤(药物)、肿瘤(听神经瘤)、偏头痛、病毒性迷路炎、椎基底动脉血管病(尤其是脑血管病)、头部创伤和多发性硬化。治疗取决于潜在的病因。梅尼埃病是一种与听力损失相关的眩晕和耳鸣反复发作的综合征。潜在的病理生理学是内淋巴系统内液体平衡紊乱,导致前庭毛细胞和耳蜗毛细胞退化。

【知识要点巩固练习】

(1)在静毛弯曲过程中,毛细胞发生去极化是因为

A.打开内向 K^+ 电流的通道　　　　B.关闭内向 Na^+ 电流的通道

C.关闭内向 Ca^{2+} 电流的通道　　　　D.打开内向 Na^+ 电流的通道

(2)位砂

A.仅位于球囊和椭圆囊内　　　　B.刺激毛细胞,传递角加速度

C.仅位于半规管内　　　　　　　D.将静毛向动毛弯曲,但不要远离动毛

★答案与解析

(1)A。由于毛细胞周围内淋巴中的 $[K^+]_o$ 超过了静毛中的 $[K^+]_i$,因此,静毛中 K^+ 通道的开放使毛细胞去极化。

(2)A。位砂位于球囊和椭圆囊中,而不是3个半规管中,它们被重力拉向含有立体纤毛的凝胶帽。它们可以向动毛弯曲,也可以远离动毛。这种弯曲优先传递线性加速度,而不是角加速度(角加速度由半规管中的毛细胞传递)。

(四)卡尔曼综合征

女孩,19岁,因发育问题而就诊。患者从未有过月经或乳房发育,嗅觉也有问题,很难分辨垃圾等刺鼻难闻的气味和香水、鲜花等香甜味。经检查,有宫颈和子宫,但是性征不明显,没有腋毛、阴毛或乳房组织的发育。其余检查正常。随后被诊断为卡尔曼综合征(Kallmann syndrome)。

【基础理论思考】

(1)什么样的轴突构成嗅觉神经?

(2)什么神经支配舌头的后1/3?在那里可以感知到什么味道?

★ 答案与解析

(1)嗅觉神经的纤维类型是无髓 C 纤维(慢)。

(2)支配舌后1/3 的神经是脑神经Ⅸ(舌咽),感知酸味和苦味。

【临床应用分析】

嗅觉上皮受损、上皮受体或嗅觉神经通路受损均可引起嗅觉障碍。比如过敏性鼻炎、病毒性鼻炎、细菌性鼻炎、鼻息肉或肿瘤、鼻中隔偏曲和鼻腔手术等都可能导致嗅觉上皮受损。药物、感染、肿瘤、毒性、物质和辐射等均可引起受体功能紊乱。嗅觉神经障碍的范围更广,包括酒精中毒、阿尔茨海默病、药物、糖尿病、甲状腺功能减退、卡尔曼综合征、营养不良、创伤、帕金森病、维生素缺乏和亨廷顿病等。该患者表现为卡尔曼综合征。

Kallman 于 1944 年首次报道卡尔曼综合征,是最常见的继发性睾丸功能低下的遗传病,也称家族性嗅神经-性发育不全综合征,可通过常染色体显性、隐性、X 连锁遗传方式致病,属常染色体显性遗传或外显率不全性显性遗传。此病原因是在胚胎发育期,可以分泌促性腺激素释放激素(GnRH)的原始神经细胞在分化成熟时,由嗅基板向下丘脑的移行过程出现异常,造成先天性下丘脑缺乏 GnRH 细胞,同时也缺乏嗅神经细胞。所以患者在性方面是幼稚的,并且有嗅觉缺失。主要表现如下。①睾丸发育不全:性成熟障碍,青春期不出现第二性征,睾丸小,阴茎如幼童,女性无月经。②先天性嗅觉减退或缺失:部分患者脑部病检可发现大脑嗅叶缺损或发育不全。此外,还可出现其他先天性异常如隐睾、唇裂、腭裂、色盲、神经性耳聋、先天性肾异常等。实验室检查可见血中促性腺激素促黄体素(LH)和促卵泡素(FSH)均低下,睾酮含量明显低于正常,尿中 17-酮类固醇也减少,精液中无精子或无精液,垂体分泌的其他激素均正常。

【知识要点巩固练习】

(1)盐味觉受体细胞释放递质主要取决于 Ca^{2+} 的聚集,而 Ca^{2+} 的聚集是盐受体细胞发生以下哪种生理过程的结果

　　A. G 蛋白激活 IP_3 通路　　　　　B. Na^+ 阻断 K^+ 通道

　　C. Na^+ 与 Ca^{2+} 通道的结合　　　D. Na^+ 通过非电压门控的上皮 Na^+ 通道内流

(2)关于嗅觉受体细胞中的气味受体,下列陈述正确的是

　　A. 每个受体神经元只表达 1 000 个受体蛋白家族中的一个

　　B. 气味物质可直接刺激 G 蛋白

　　C. 气味受体蛋白在突触活跃区附近选择性表达

　　D. 气味激活 G 蛋白耦联受体只导致 K^+ 通道的开放

(3)下列是初级传入神经元的受体细胞是

　　A. 嗅觉受体细胞　　　　　　　B. 苦味细胞

　　C. 听觉毛细胞　　　　　　　　D. 感光细胞

★**答案与解析**

（1）D。在咸餐或咸饮期间，Na^+通过上皮性 Na^+ 通道扩散到盐味觉受体细胞，导致细胞去极化、电压门控 Ca^{2+} 通道开放，导致突触末梢钙依赖性神经递质释放，作用于味蕾初级传入神经元的末梢。

（2）A。每个嗅觉受体神经元只表达 1 000 种可能的受体蛋白中的一种。气味剂与其受体的结合通过 G 蛋白发挥作用，导致 cAMP 的合成，从而打开 cAMP 门控阳离子通道，允许 Na^+、Ca^{2+} 和 K^+ 扩散，产生去极化的净效应，并启动向中枢突触末梢传导的动作电位。

（3）A。嗅觉受体细胞是真正的初级传入神经元，它们沿着轴突将动作电位传导到中枢神经系统，在那里它们与嗅球内的二级神经元形成突触。其他选项的受体细胞是缺乏轴突的上皮源性细胞。来自这些细胞的感觉信息通过外周突触传递到初级传入神经元，然后投射（通常是超长距离）到中枢神经系统。

参考文献

［1］王庭槐.生理学［M］.9 版.北京:人民卫生出版社,2018.

［2］王建枝,钱睿哲.病理生理学［M］.9 版.北京:人民卫生出版,2018.

［3］杨宝峰,陈建国.药理学［M］.9 版.北京:人民卫生出版社,2018.

［4］葛均波,徐永健,王辰.内科学［M］.9 版.北京:人民卫生出版社,2018.

［5］贾建平,陈生弟.神经病学［M］.8 版.北京:人民卫生出版社,2013.

［6］SHIBANO M, KUBOTA T, KOKUBUN N, et al. Periodic paralysis due to cumulative effects of rare variants in SCN4A with small functional alterations［J］. Muscle Nerve, 2022,66(6):757-761.

［7］BUCCIARELLI G M, LECHNER M, FONTES A, et al. From poison to promise: the evolution of tetrodotoxin and its potential as a therapeutic［J］. Toxins(Basel),2021,13 (8):517.

［8］SAGRIS M, VARDAS E P, THEOFILIS P, et al. Atrial fibrillation: pathogenesis, predisposing factors, and genetics［J］. Int J Mol Sci,2021,23(1):6.

［9］ROSSIDES M, DARLINGTON P, KULLBERG S, et al. Sarcoidosis: epidemiology and clinical insights［J］. J Intern Med,2023,293(6):668-680.

［10］CATANZARO R, SCIUTO M, MAROTTA F. Lactose intolerance: an update on its pathogenesis, diagnosis, and treatment［J］. Nutr Res,2021,89:23-34.

［11］CHRIST-CRAIN M, WINZELER B, REFARDT J. Diagnosis and management of diabetes insipidus for the internist: an update［J］. J Intern Med,2021,290(1):73-87.

［12］NI Q, PHAM N B, MENG W S, et al. Advances in immunotherapy of type Ⅰ diabetes［J］. Adv Drug Deliv Rev,2019,139:83-91.

［13］CHEN X D, YONG C, YANG X, et al. Signaling pathways in Parkinson's disease: molecular mechanisms and therapeutic interventions［J］. Signal Transduct Target Ther,2023,8 (1):73.

［14］GILHUS N E, TZARTOS S, EVOLI A, et al. Myasthenia gravis［J］. Nat Rev Dis

Primers,2019,5(1):30.

[15]DAMAS M M, MOLENAAR P C, ULRICHTS P, et al. Novel treatment strategies for acetylcholine receptor antibody – positive myasthenia gravis and related disorders [J]. Autoimmun Rev,2022,21(7):103104.